# ÉLÉMENTS
# DE CHIMIE.

---

## FORMULAIRE

A L'USAGE DES ÉLÈVES EN PHARMACIE.

Paris, imp. de Paul Dupont.

# ÉLÉMENTS

# DE CHIMIE

CONTENANT

les Applications de cette Science à la Médecine et à la Pharmacie,

## FORMULAIRE

A L'USAGE DES ÉLÈVES EN PHARMACIE,

**Par P.-A. ALLAIN,**

Ancien Préparateur à l'École centrale.



Un fort volume in-8°, accompagné de Planches explicatives.

**Prix : franco, 3 francs.**

PARIS,

IMPRIMERIE ADMINISTRATIVE DE PAUL DUPONT,

Rue de Grenelle-Saint-Honoré, n° 45.

1857

# BUT DE L'OUVRAGE.

La Chimie devenant de plus en plus répandue, par les services qu'elle rend à l'industrie, nous nous sommes proposé de simplifier, autant que possible, la marche à suivre pour commencer l'étude de cette science avec facilité.

A cet effet, nous avons cru devoir n'admettre que la théorie équivalente, et rejeter la théorie atomique, attendu que c'est toujours une source de confusion pour l'élève, que de les exposer toutes les deux à la fois : d'autant plus qu'avec les équivalents, on explique parfaitement les phénomènes chimiques, et que dans quelques années la théorie équivalente, en France, sera la seule acceptée.

Nous nous sommes attaché, en outre, à détailler les formules, afin qu'elles ne laissent à l'élève aucun doute sur les réactions qui s'opèrent dans une expérience, et sur les résultats, prévus par la théorie, qu'on doit obtenir.

Enfin, nous avons suivi une marche, d'autant plus facile pour l'étude, qu'après avoir fait l'histoire de deux corps, par exemple, immédiatement après se trouve celle des composés qu'ils forment entre eux.

MM. les élèves sauront apprécier, nous en sommes persuadé d'avance, l'utilité d'avoir à leur disposition des documents leur permettant de suivre tous les cours de chimie, sans avoir besoin de prendre, comme cela a toujours lieu, une foule de notes plus ou moins confuses, par cela même qu'ils ne peuvent écrire aussi vite que la parole du professeur, et qui, pour la plupart du temps, ne servent qu'à les embarrasser pour faire ensuite leurs rédactions.

# TRAITÉ
DE
# CHIMIE ÉLÉMENTAIRE

D'APRÈS LES ÉQUIVALENTS

## AYANT L'HYDROGÈNE POUR UNITÉ.

---

## NOTIONS GÉNÉRALES.

La Chimie peut être définie ainsi : C'est la Science ayant pour but l'Étude de la Composition de toutes les Matières de la Nature.

Les Corps se présentent sous les trois États suivants : Gazeux, Liquides, Solides.

Ils ont été divisés en deux grandes Classes, savoir :

Corps Simples ou Éléments,
Corps Composés.

Les Corps Simples ou Éléments sont ceux qui ne peuvent être altérés qu'autant qu'on ajoute une Substance à leur propre Substance.

Les Corps Composés sont ceux formés de plusieurs Corps Simples : ils sont donc altérés par la perte d'un ou de plusieurs de leurs Éléments.

Deux Forces principales agissent sur la Matière : elles portent les noms

D'Affinité,
De Cohésion.

L'Affinité est la Force qui agit sur des Particules de nature différente.

La Cohésion, au contraire, s'exerce sur des Particules de même nature.

Donnons des exemples pour bien faire comprendre le différent mode d'agir de ces deux Forces.

Si l'on prend du Soufre et du Plomb et qu'on les combine, il en résulte un nouveau Corps appelé Sulfure de Plomb, qui n'a plus ni les propriétés du Soufre ni celles du Plomb. La Force qui réunit chaque Particule de Plomb avec chaque Particule de Soufre est l'Affinité.

Je prends un morceau de ce Sulfure de Plomb; je le réduis en plusieurs fragments sans nullement l'altérer. La Force qui réunissait préalablement ces divers fragments de Sulfure de Plomb en un seul est la Cohésion.

La Cohésion n'est point la même dans tous les Corps. Ainsi :

Elle est nulle dans les Gaz,<br>
faible dans les Liquides,<br>
plus ou moins forte dans les Solides.

La Cohésion est d'autant plus forte dans un Corps, qu'on éprouve plus de difficulté à séparer les diverses parties de ce Corps. Exemple :

Il est plus facile de briser un morceau de Soufre qu'un morceau de Fer. La Cohésion est donc plus grande dans le Fer que dans le Soufre.

Certains Agents modifient la Cohésion : la Chaleur, par exemple. En effet, on séparera plus facilement les diverses Particules de Plomb, en fondant ce dernier qu'en agissant sur lui à l'état solide.

Les Corps sont formés d'une foule de petites Masses réunies par la Cohésion : c'est entre elles que l'Affinité exerce son influence, et que les Combinaisons Chimiques s'opèrent.

L'Affinité, de même que la Cohésion, éprouve aussi des Modifications. Ainsi :

La Nature du Corps modifie l'Affinité. En voici un exemple :

Si l'on met en présence du Soufre, du Fer et du Mercure, le Fer se combinera de préférence au Soufre. Nous ajouterons que : Si l'on prend du Sulfure de Mercure (composé de Soufre et de Mercure), et si l'on vient à le chauffer avec du Fer, le Soufre s'unira à ce dernier et abandonnera le Mercure. Le Soufre a donc plus d'Affinité pour le Fer que pour le Mercure. Donc la Nature du Corps modifie l'Affinité.

Si l'on met en contact du Soufre et du Plomb, la Combinaison ne s'effectuera point si l'on agit à froid ; vient-on, par le concours de la Chaleur, à fondre le Soufre, la Combinaison s'opère. On voit donc, d'une part, que l'État du Corps modifie l'Affinité, puisqu'à l'état solide, il n'y avait point de réaction ; de l'autre, que l'Affinité est modifiée par la Chaleur, puisqu'il a fallu l'intervention du Calorique pour déterminer la Combinaison. Nous verrons, à mesure que nous avancerons, que d'autres Agents tels que : la Lumière, l'Électricité, etc., influent également sur l'Affinité.

## Des Combinaisons Chimiques.

Dans toute Combinaison Chimique, il y a développement de Chaleur, d'Électricité, quelquefois de Lumière.

Les Combinaisons Chimiques sont soumises à des règles invariables. Ainsi :

Les Corps se combinent en Proportions Définies.

Prenons, d'une part :

36 grammes de Chlore et 1 gramme d'Hydrogène, et nous obtiendrons 37 grammes d'un composé appelé Acide Chlorhydrique. D'autre part :

Si l'on met en contact 36 grammes de Chlore avec 3 grammes

d'Hydrogène, les 36 grammes de Chlore ne prendront jamais que 1 gramme d'Hydrogène : les 2 autres grammes de ce dernier n'entreront nullement en Combinaison : ils resteront seulement mélangés à l'Acide Chlorhydrique formé ; l'addition d'Eau enlèvera cet Acide, sans toucher aux 2 grammes d'Hydrogène en excès.

Ces deux exemples prouvent donc :

Que les Combinaisons ont lieu en Proportions Déterminées ; et de plus : Que le Poids d'un Composé égale toujours le Poids des Composants.

Les Combinaisons des Corps Composés suivent la même règle que celles des Corps Simples. Il résulte de là : Que, puisque le Poids d'un Corps Composé est toujours égal au poids des Composants, décomposant un Corps et recueillant les Produits de la Décomposition de ce dernier, la somme de ces produits égalera le Poids primitif de la Substance décomposée.

De là, se trouve déduit ce Principe Fondamental de la Chimie, que :

Rien ne se crée !
Rien ne se perd !

Ainsi : Des Corps s'associent, d'Autres se désunissent ; mais jamais une Substance ne se résout à rien.

L'Association et la Dissociation des Corps se fait toujours dans des Rapports Constants. Ainsi :

8 grammes d'Oxigène s'uniront toujours avec :

1 gramme d'Hydrogène,
16 grammes de Soufre,
104 d° de Plomb,
108 d° d'Argent.

De même :

40 grammes de Potassium seront toujours remplacés par :
20 grammes de Calcium,
34 d° de Zinc.

Enfin :

24 grammes de Sodium déplaceront toujours :
1 gramme d'Hydrogène,
34 grammes de Zinc,
27 d° de Fer.

Les Corps Simples ou Composés se déplacent et se remplacent donc toujours dans des Rapports Définis : aussi, tous les Phénomènes Chimiques sont-ils soumis à cette règle qui est invariable.

Un Corps combiné en plusieurs proportions avec un Autre, l'un étant pris pour Unité, l'autre est toujours un Multiple du premier. En voici plusieurs exemples :

104 gr. de Plomb + 8 gr. d'Oxigène = 112 gr. de Mon-Oxide de Plomb.......................................... Pb,O.

104 gr. de Plomb + 16 gr. d'Oxigène = 120 gr. de Bi-Oxide de Plomb.......................................... $Pb, O^2$.

16 gr. de Soufre + 16 gr. d'Oxigène = 32 gr. d'Acide Sulfureux.......................................... $S,O^2$.

16 gr. de Soufre + 24 gr. d'Oxigène = 40 gr. d'Acide Sulfurique.......................................... $S,O^3$.

Les nombres 16, 24 sont, en effet, des multiples par 2, 3, du nombre 8, représentant la quantité d'Oxigène.

## Des Équivalents Chimiques.

Les Corps doivent toujours être représentés en Équivalents!

L'Équivalent d'un Corps, X par exemple, est le poids qu'il faut de ce dernier, pour s'unir au poids d'un autre Corps Y, ou pour déplacer le poids de cet autre Corps Y, d'un de ses Composés.

Prenons, par exemple :

Un Corps renfermant 8 grammes d'Oxigène et 108 grammes d'Argent.

Il faudra employer 1 gramme d'Hydrogène pour déplacer les 108 grammes d'Argent. Ce poids d'Hydrogène, employé pour déplacer l'Argent, sera juste la quantité d'Hydrogène pouvant s'unir aux 8 grammes d'Oxigène préalablement combinés aux 108 grammes d'Argent. L'Hydrogène s'est donc substitué à ce dernier; mais, pour que la Substitution soit complète, il faut toujours 1 gramme d'Hydrogène pour 108 grammes d'Argent.

L'Équivalent de l'Hydrogène étant donc représenté par 1, celui de l'Argent sera 108. Mais 1 gramme d'Hydrogène déplace 108 grammes d'Argent et s'unit à 8 grammes d'Oxigène ; le nombre 108 étant l'Équivalent de l'Argent, 8 sera celui de l'Oxigène.

En effet : Prenons 9 grammes d'Eau, formés de 8 grammes d'Oxigène et de 1 gramme d'Hydrogène, mettons cette quantité d'Eau avec 36 grammes de Chlore ; ce dernier prendra le gramme d'Hydrogène qui s'y trouve et se substituera aux 8 grammes d'Oxigène qui étaient unis à l'Hydrogène.

Nous voyons donc que :

L'Équivalent de l'Hydrogène étant.................... 1
L'Équivalent de l'Argent est.......................... 108
Celui de l'Oxigène........................ 8
d° du Chlore.......................... 36

Il en est de même des Corps Composés :

| | | |
|---|---|---|
| 48 | est l'Équivalent | de la Potasse, |
| 116 | d° | de l'Oxide d'Argent, |
| 40 | d° | de l'Acide Sulfurique. |

Attendu que : 48 grammes de Potasse peuvent déplacer 116 grammes d'Oxide d'Argent, et s'unir à 40 grammes d'Acide Sulfurique, par exemple, auxquels les 116 grammes d'Oxide d'Argent étaient combinés.

Pour avoir les Équivalents des Corps Composés, il a donc fallu connaître ceux des Corps Simples. Pour obtenir ceux de ces derniers, on a dû en admettre Un, pour Point de Comparaison.

Quelques Chimistes ont pris l'Oxigène pour 100, et ont ramené tous les autres Équivalents à ce nombre 100.

M. Dumas a préféré dernièrement, pour Terme de Comparaison, l'Hydrogène représenté par l'Unité. Nous allons donner ici la liste des Corps Simples connus, en mettant en présence de chaque Élément, son Équivalent, l'Oxigène étant représenté par 100, et l'Équivalent de chaque Élément, comparativement à l'Hydrogène, ce dernier ayant pour Équivalent le nombre 1.

## LISTE DES ÉLÉMENTS.

| NOMS DES CORPS SIMPLES. | ÉQUIVALENTS, l'Hydrogène étant pris pour Unité. | ÉQUIVALENTS, l'Oxigène étant représenté par 100. |
|---|---|---|
| Hydrogène | 1 | 12.50 |
| Oxigène | 8 | 100. » |
| Bore | 11 | 137.50 |
| Silicium | 22 | 275. » |
| Carbone | 6 | 75. » |
| Phosphore | 32 | 400. » |
| Azote | 14 | 175. » |
| Arsenic | 76 | 950. » |
| Soufre | 16 | 200. » |
| Sélenium | 40 | 500. » |
| Tellure | 64 | 800. » |
| Fluor | 18 | 225. » |
| Chlore | 36 | 450. » |
| Brôme | 78 | 975. » |
| Iode | 126 | 1575. » |
| Potassium | 40 | 500. » |
| Sodium | 24 | 300. » |
| Lithium | 6 | 75. » |
| Barium | 68 | 850. » |
| Strontium | 44 | 550. » |
| Calcium | 20 | 250. » |
| Magnésium | 12 | 150. » |
| Thorinium (1) | 60 | 750. » |
| Zirconium | 68 | 850. » |
| Glucinium | 26 | 325. » |
| Yttrium | 32 | 400. » |

(1) Thorinium, appelé aussi Thorium.

| NOMS DES CORPS SIMPLES. | ÉQUIVALENTS, l'Hydrogène étant pris pour Unité. | ÉQUIVALENTS, l'Oxigène étant représenté par 100. |
|---|---|---|
| Aluminium............. | 14 | 175. » |
| Manganèse............. | 28 | 350. » |
| Fer................... | 27 | 337.50 |
| Cérium................ | 46 | 575. » |
| Uranium (1)........... | 60 | 750. » |
| Nickel................ | 30 | 375. » |
| Cobalt................ | 30 | 375. » |
| Zinc.................. | 34 | 425. » |
| Cadmium............... | 56 | 700. » |
| Cuivre................ | 32 | 400. » |
| Plomb................. | 104 | 1300. » |
| Étain................. | 58 | 725. » |
| Molybdène............. | 48 | 600. » |
| Tungstène............. | 96 | 1200. » |
| Chrôme................ | 28 | 350. » |
| Antimoine............. | 128 | 1600. » |
| Titane................ | 24 | 300. » |
| Tantale (2)........... | 92 | 1150. » |
| Vanadium.............. | 68 | 850. » |
| Bismuth............... | 108 | 1350. » |
| Mercure............... | 100 | 1250. » |
| Argent................ | 108 | 1350. » |
| Or.................... | 100 | 1250. » |
| Platine............... | 98 | 1225. » |
| Iridium............... | 98 | 1225. » |
| Palladium............. | 53 | 662.50 |
| Rhodium............... | 52 | 650. » |
| Osmium................ | 100 | 1250. » |

(1) Uranium, nommé d'abord Urane.
(2) Tantale, appelé aussi Colombium.

M. Dumas prend l'Hydrogène pour Unité, comme étant le plus léger de tous les Corps connus et pouvant être considéré comme l'Atome du Chimiste.

L'Atome, en Chimie, est une Molécule qui ne peut plus subir de division.

Nous rejetons la Théorie Atomique (1), attendu qu'elle est compliquée, et qu'à l'aide des Équivalents on peut expliquer tous les Phénomènes Chimiques.

L'Hydrogène étant donc regardé comme l'Atome du Chimiste, son Équivalent sera son Atome.

Soit 1 gramme le Poids de l'Équivalent de l'Hydrogène; admettant que son Équivalent est son Atome, le Poids de l'Atome de l'Hydrogène sera donc de 1 gramme.

Admettons, en outre, que :

L'Atome d'un Corps Simple quelconque pèse toujours 1 gramme (son volume, seulement, pouvant varier selon la Densité du Corps); nous verrons alors que l'Équivalent d'un Élément autre que l'Hydrogène est formé de plusieurs Atomes. Mais, supposons 1 gramme, le poids de l'Équivalent de l'Hydrogène, nous aurons :

8 grammes pour l'Équivalent de l'Oxigène. Mais comme chaque Atome est admis comme pesant 1 gramme, il en résulte que l'Équivalent de l'Oxigène contient 8 Atomes.

Nous pourrons dire :

1 gramme d'Hydrogène + 8 grammes d'Oxigène = 9 grammes d'Eau.

1 Atome d'Hydrogène + 8 Atomes d'Oxigène = 9 Atomes d'Eau.

---

(1) Nous entendons la Théorie Atomique ordinaire, suivie par certains Chimistes, et non celle dont nous allons parler plus bas, attendu que cette dernière rentre dans la Théorie Equivalente.

1 Équivalent d'Hydrogène + 1 Équivalent d'Oxigène = 1 Équivalent d'Eau.

D'après ce qui précède, l'Équivalent du Carbone, qui est 6, sera formé de 6 Atomes; celui du Chlore, égal à 36, contiendra 36 Atomes, etc.

Les Corps Simples ou Éléments ont été divisés en :

Métalloïdes,
Métaux.

Les Métalloïdes ou Corps non Métalliques sont ceux mauvais conducteurs de la Chaleur et de l'Électricité. En voici la liste avec la Formule de chacun :

## MÉTALLOIDES.

| | | |
|---|---|---|
| | Oxigène | O. |
| | Hydrogène | H. |
| Groupe... | Bore | B. |
| | Silicium | Si. |
| | Carbone | C. |
| Groupe... | Soufre | S. |
| | Sélénium | Se. |
| | Tellure | T. |
| Groupe... | Fluor | Fl. |
| | Chlore | Cl. |
| | Brôme | Br. |
| | Iode | I. |
| Groupe... | Phosphore | Ph. |
| | Azote | Az. |
| | Arsenic | As. |

Les Métaux ou Corps Métalliques sont ceux qui conduisent la

Chaleur et l'Électricité ; ils jouissent d'un aspect particulier appelé Éclat Métallique (1).

En voici les Noms et les Formules :

## MÉTAUX.

| | | |
|---|---|---|
| Groupe... | Potassium | K. |
| | Sodium | Na. |
| | Lithium | Li. |
| Groupe... | Barium | Ba. |
| | Strontium | St. |
| | Calcium | Ca. |
| | Magnésium | Mg. |
| Groupe... | Thorinium | Th. |
| | Zirconium | Zr. |
| | Glucinium | Gl. |
| | Yttrium | Y. |
| | Aluminium | Al. |
| | Cérium | Ce. |
| | Manganèse | Mn. |
| | Fer | Fe. |
| | Zinc | Zn. |
| Groupe... | Nickel | Ni. |
| | Cobalt | Cb. |
| | Vanadium | Vn. |
| | Cadmium | Cd. |
| | Chrôme | Cr. |
| | Étain | Sn. |

(1) Quelques Métalloïdes, l'Arsenic, le Tellure, par exemple, possèdent l'éclat métallique : ils font exception.

Uranium.................. U.
Osmium.................. Os.
Antimoine................ Sb.
Titane.................... Ti.
Molybdène (1)............ Mb.
Tungstène (2)............ Tg.
Tantale.................... Ta.
Cuivre..................... Cu.
Plomb..................... Pb.
Bismuth.................. Bi.
Mercure.................. Hg.
Rhodium.................. R.
Argent.................... Ag.
Or........................ Au.
Platine.................... Pt.
Palladium................ Pd.
Iridium.................... Ir.

La Chimie a été divisée en Chimie Inorganique et Chimie Organique.

La Chimie Inorganique comprend l'étude des Corps Inorganisés, tels que les Minéraux.

La Chimie Organique s'occupe des Corps Organisés, tels que les Matières Végétales et Animales: ces dernières étant formées par les Matières Minérales.

Occupons-nous, maintenant, de la Nomenclature Chimique, afin de connaître les Noms Conventionnels que portent les Corps Simples ou Composés.

---

(1) Il est préférable d'employer Mb, au lieu de Mo, comme le font quelques Chimistes, attendu qu'il y a confusion pour l'élève de voir deux O de suite, comme dans Mo,O : ne vaut-il pas mieux Mb,O ?

(2) Tg rappelle mieux Tungstène que Tu, formule employée quelquefois pour ce métal.

Deux Nomenclatures ont été établies : l'une, la Nomenclature de Guyton de Morveau ou Nomenclature Française, qui est celle généralement suivie ; l'autre, celle de Berzelius.

La Nomenclature est le langage particulier employé pour désigner les Corps Simples et Composés.

---

# NOMENCLATURE FRANÇAISE.

## DES CORPS INORGANIQUES.

### Corps Simples.

Les corps simples ont reçu des noms arbitraires de la part des Chimistes qui les ont découverts. Il n'y a pas d'autre règle à suivre, pour particulariser un élément que l'on découvre, que de lui donner le nom le plus court possible et de la prononciation la plus facile.

## COMBINAISONS DES CORPS SIMPLES ENTRE EUX.

### Corps Simples avec l'Oxigène.

Les corps simples, en se combinant avec l'oxigène, donnent deux séries de corps bien distincts.

Ces corps composés ont reçu les noms :

D'oxides,
D'acides.

Les métaux forment donc des :

Oxides métalliques,
Acides métalliques.

Les métalloïdes donnent donc naissance à des :

Oxides métalloïdiques,
Acides métalloïdiques.

Les oxides métalliques ayant la propriété de s'unir aux oxacides ont été appelés bases, alcalis. Tous les oxides métalliques alcalins, solubles dans l'eau, ont la propriété de :

Rougir la couleur jaune du curcuma;

Verdir celle de la violette;

Ramener au bleu la couleur du tournesol, préalablement rougie par un acide.

Les oxides métalloïdiques ne se combinent point aux acides : ce qui les distingue principalement des oxides métalliques.

Les acides à radical oxigène ont reçu les noms d'oxacides (1), pour les différencier d'autres acides qui ne contiennent pas d'oxigène, ce dernier étant remplacé par l'hydrogène, ces acides hydrogénés portant le nom d'hydracides (2).

Les oxacides ont la propriété de s'unir aux oxides métalliques et donnent naissance à des sels appelés oxisels (3).

Tous les acides, quels qu'ils soient, oxacides, hydracides, etc., solubles dans l'eau ou à l'état liquide d'une manière quelconque, ont la propriété de rougir la couleur bleue du tournesol.

## Oxides.

Lorsqu'un corps simple ne s'unit qu'en une proportion avec l'oxigène, on dit seulement : oxide, suivi du nom de l'élément.

Exemple : Oxide de carbone.

Quand, au contraire, un élément forme avec l'oxigène plusieurs oxides, on donne les noms de :

Proto-xide........... { pour le moins oxigéné : c'est-à-dire pour le 1er degré d'oxidation.

(1) Oxacides=Ox-Acides.
(2) Hydracides=Hydr-Acides.
(3) Oxisels=Oxi-Sels.

Deuto-xide............ pour le 2e degré d'oxidation.
Trito-xide............ pour le 3e degré d'oxidation.
Per-oxide............ pour le plus oxigéné de tous les oxides.

Et les noms de :

Mono-xide............ pour celui qui contient 1 équivalent d'oxigène, pour 1 équivalent de corps simple.

Sesqui-oxide.......... pour celui qui renferme 1 équivalent ½ d'oxigène, pour 1 équivalent de corps simple.

Bi-oxide............. pour celui qui est formé de deux équivalents d'oxigène, pour 1 équivalent de corps simple.

Tri-oxide............ pour celui composé de 3 équivalents d'oxigène, pour 1 équivalent de corps simple.

Dans l'état actuel de la science, les protoxides ne contiennent pas tous la même quantité d'oxigène. Il en est de même des deutoxides entre eux, des tritoxides entre eux, des peroxides également. En voici quelques exemples :

Proto-xide de cuivre.... $Cu^2, O.$ ou sous-mono-xide de cuivre, contenant 1 équivalent d'oxigène + 2 équivalents de cuivre.

Proto-xide..
- d'azote.. $Az, O.$ ou mono-xide d'azote, contenant 1 équivalent d'oxigène + 1 équivalent d'azote.
- de fer.... $Fe, O.$ ou mono-xide de fer, contenant 1 équivalent d'oxigène + 1 équiva-de fer.

Proto-xide de chrôme... $Cr^2, O^3.$ ou sesqui-oxide de chrôme, contenant 3 équivalents d'oxigène + 2 équivalents de chrôme.

| | |
|---|---|
| Proto-xide d'antimoine. | $Sb, O^3$. ou tri-oxide d'antimoine, contenant 3 équivalents d'oxigène + 1 équivalent d'antimoine. |

---

| | |
|---|---|
| Deuto-xide de cuivre... | $Cu, O$. ou mono-xide de cuivre, contenant 1 équivalent d'oxigène + 1 équivalent de cuivre. |
| Deuto-xide de cobalt... | $Cb^2, O^3$. ou sesqui-oxide de cobalt, contenant 3 équivalents d'oxigène + 2 équivalents de cobalt. |
| Deuto-xide d'azote..... | $Az, O^2$. ou bi-oxide d'azote, contenant 2 équivalents d'oxigène + 1 équivalent d'azote. |
| Deuto-xide de potassium | $K, O^3$. ou tri-oxide de potassium, contenant 3 équivalents d'oxigène + 1 équivalent de potassium. |

---

| | |
|---|---|
| Trito-xide de cuivre.... | $Cu, O^2$. ou bi-oxide de cuivre, contenant 2 équivalents d'oxigène + 1 équivalent de cuivre. |
| Trito-xide de manganèse | $Mn^3, O^4$. ou oxide de manganèse (particulier) contenant 4 équivalents d'oxigène + 3 équivalents de manganèse. |

---

| | |
|---|---|
| Per-oxide de fer....... | $Fe^2, O^3$. ou sesqui-oxide de fer, contenant 3 équivalents d'oxigène + 2 équivalents de fer. |
| Per-oxide de plomb.... | $Pb, O^2$. ou bi-oxide de plomb, contenant 2 équivalents d'oxigène + 1 équivalent de plomb. |

### Oxacides.

Lorsqu'un corps simple ne donne, avec l'oxigène, qu'un seul acide, on termine le nom du corps simple par la particule *ique*, en faisant précéder le nom de l'élément du mot générique *acide*. Exemple :

Chrôme + oxigène = acide chrôm-ique.

Un élément ne formant, avec l'oxigène, que deux acides, on donne au plus oxigéné la terminaison *ique*, et au moins oxigéné la terminaison *eux*. Exemple :

Arsenic + oxigène = acide arsen-ique;
Arsenic + oxigène = acide arseni-eux.

Quand, au contraire, un corps simple, en se combinant avec l'oxigène, donne plus de deux acides, on est convenu de donner à l'acide le plus oxigéné la terminaison *ique*. Exemples :

Phosphore = acide phosphor-ique;
Soufre (1) = acide sulfur-ique.

Pour l'acide moins oxigéné que l'acide en *ique* et qui vient immédiatement après lui, on dit : Acide *hypo-ique*. Exemples :

Phosphore = acide hypo-phosphor-ique;
Soufre = acide hypo-sulfur-ique.

Pour la combinaison qui est moins oxigénée que l'acide *hypo-ique*, on termine le nom du corps simple par la particule *eux*. Exemples :

Phosphore = acide phosphor-eux;
Soufre = acide sulfur-eux.

---

(1) Pour le soufre, on conserve le mot latin *sulfur*, sans quoi, on dirait : *acide soufr-ique*.

Enfin, celui qui est moins oxigéné que l'acide terminé en *eux* porte le nom d'acide *hypo-eux*. Exemples :

Phosphore = acide hypo-phosphor-eux;
Soufre = acide hypo-sulfur-eux.

Lorsqu'un oxacide d'un corps simple porte déjà la terminaison *ique* et que l'on vient à en découvrir, par la suite, un plus oxigéné que celui déjà terminé en *ique*, on donne au nouvel acide le nom d'acide *hyper-ique* ou simplement *per-ique*. Exemples :

Chlore = acide chlor-ique ; et :
Acide hyper-chlor-ique ou per-chlor-ique, pour celui plus oxigéné que l'acide chlor-ique.

### Des autres Corps Simples entre eux.

Pour former les noms des composés qui résultent de l'union des métalloïdes avec les métaux, on termine toujours le nom du métalloïde en *ure* et l'on fait suivre le nom du métal auquel il est combiné. Exemples :

Soufre + potassium = sulf-ure de potassium;
Phosphore + barium = phosph-ure de barium;
Chlore + fer = chlor-ure de fer;
Iode + mercure = iod-ure de mercure.

Et de même que pour les oxides, on dira :

Proto-sulf-ure = pour le premier degré de sulfuration du métal;

Deuto-chlor-ure = pour le deuxième degré de chloruration du métal;

Trito-sulf-ure = pour le troisième degré de sulfuration du métal;

Per-iod-ure = pour le composé métallique le plus ioduré.

Ainsi :

| | |
|---|---|
| Mono-sulf-ure......... | indiquera 1 équivalent de soufre, pour 1 équivalent de métal. |
| Sesqui-chlor-ure...... | pour le composé contenant 1 équivalent $\frac{1}{2}$ de chlore, pour 1 équivalent de métal. |
| Bi-iod-ure............ | pour le corps renfermant 2 équivalents d'iode, pour 1 équivalent de métal. |
| Tri-chlor-ure.......... | pour la combinaison de 3 équivalents de chlore, avec 1 équivalent de métal. |

Ainsi l'on dira :

Mono-sulf-ure de plomb = S, Pb ;
Sesqui-chlor-ure de fer = $Cl^3$, $Fe^2$ ;
Bi-chlor-ure de platine = $Cl^2$, Pt, etc.

On suit la même règle pour les composés résultant de l'union des métalloïdes entre eux : c'est-à-dire que l'un d'eux sera terminé en *ure*, suivi du nom de l'autre métalloïde. On a pour habitude de terminer en *ure* le nom du métalloïde le plus électronégatif. Exemple :

Chlor-ure de soufre.

Quant aux combinaisons des métaux entre eux, on les appelle généralement *alliages*. Ainsi l'on dira :

Cuivre + étain = alliage de cuivre et d'étain.

Cependant les alliages, contenant du mercure, portent le nom particulier d'*amalgames*. Exemple :

Mercure + étain = amalgame d'étain ;
Mercure + plomb + étain = amalgame de plomb et d'étain.

## Hydracides.

Les composés qui ont reçu les noms d'hydracides sont ceux qui résultent de la combinaison du :

| | |
|---|---|
| Soufre............... | avec l'hydrogène. |
| Sélénium............ | |
| Tellure............. | |
| Fluor............... | |
| Chlore.............. | |
| Brôme.............. | |
| Iode................ | |
| Cyanogène.......... | |
| Sulfo-cyanogène...... | |

Ces composés, d'après ce qui précède, devraient être appelés :

| | |
|---|---|
| Sulf-ure............ | d'hydrogène. |
| Séléni-ure.......... | |
| Tellur-ure.......... | |
| Fluor-ure........... | |
| Chlor-ure........... | |
| Brôm-ure........... | |
| Iod-ure............. | |
| Cyan-ure............ | |
| Sulfo-cyan-ure....... | |

On en forme les noms, en ajoutant le mot *hydrique*, au nom ou à une partie du nom du radical, ce dernier précédé du mot générique *acide*. Ainsi l'on dit :

Soufre + hydrogène = acide sulf-hydrique ;
Fluor + hydrogène = acide fluor-hydrique ;
Iode + hydrogène = acide iod-hydrique ;
Cyanogène + hydrogène = acide cyan-hydrique.

Les hydracides ont, comme les oxacides, la propriété de rougir la couleur bleue du tournesol, mais en différent en ce qu'ils ne se combinent jamais aux oxides métalliques. Ainsi : Un hydracide, mis en présence d'un oxide métallique, donne toujours de l'eau, ou protoxide d'hydrogène, et le radical (1) de l'hydracide se combine au radical (2) de l'oxide métallique pour donner naissance à un sel *haloïde* ou *amphide*. Exemple :

Acide sulf-hydrique (S, H.) + oxide de plomb (Pb, O.) donnent :

S, H... { S................ }
S, H... { H..... } H, O = Eau.
Pb, O.. { O..... } H, O = Eau.
Pb, O.. { Pb................ } S, Pb = Sulf-ure de plomb.

## Des Sels.

Il y a plusieurs espèces de sels, savoir :

Sels haloïdes,
— amphides,
Oxi-sels.

## Sels Haloïdes.

Les sels haloïdes sont ceux qui résultent de l'union du :

Fluor............... }
Chlore.............. }
Brôme............... } avec les métaux.
Iode................ }
Cyanogène........... }
Sulfo-cyanogène...... }

(1) Métalloïde combiné à l'hydrogène.
(2) Métal.

Pour les nommer, on termine en *ure* le nom du métalloïde ou du composé métalloïdique (1), et l'on fait suivre le nom du métal. Exemple :

Fluor + calcium = fluor-ure de calcium;
Cyanogène + argent = cyan-ure d'argent;
Sulfo-cyanogène + plomb = sulfo-cyan-ure de plomb.

On voit donc que les hydracides suivants :

Acides fluorhydrique,
chlorhydrique,
brômhydrique,
iodhydrique,
cyanhydrique,
sulfo-cyanhydrique, en se combinant avec les oxides métalliques, donnent des sels haloïdes et de l'eau. Exemple :

Acide chlor-hydrique (Cl, H.) + oxide d'argent (Ag, O.) donnent :

$$\left.\begin{array}{l} \text{Cl, H...}\left\{\begin{array}{l}\text{Cl}\ldots\ldots\ldots\ldots\ldots\ldots \\ \left.\begin{array}{l}\text{H.}\ldots\ldots \\ \text{O}\ldots\ldots\end{array}\right\}\text{H, O} = \text{Eau.}\end{array}\right. \\ \text{Ag, O..}\left\{\begin{array}{l} \\ \text{Ag}\ldots\ldots\ldots\ldots\ldots\ldots\end{array}\right. \end{array}\right\} \text{Cl, Ag} = \text{Chlor-ure d'argent (2).}$$

*Des différents genres de Sels Haloïdes.*

Les sels haloïdes sont dits sels *neutres* lorsqu'ils renferment 1 équivalent de métalloïde ou de composé métalloïdique pour 1 équivalent de métal : ce sont des mono-sels. Exemple :

---

(1) Cyanogène et sulfo-cyanogène se comportant, avec les métaux, comme le fluor, le chlore, le brôme, l'iode.
(2) Sel haloïde.

Fluorure de calcium = Fl, Ca ;
Cyanure de potassium = (Az, $C^2$) K ou Cy, K.

On les appelle *sur-sels*, lorsqu'ils contiennent plus de 1 équivalent de métalloïde ou de composé métalloïdique pour 1 équivalent de métal : ce sont des Sesqui, Bi, Tri-sels. Ainsi :

Bi-chlorure de platine = $Cl^2$, Pt.

La nomenclature des sels haloïdes est donc la même que celle des combinaisons résultant de l'union d'un métalloïde avec un métal dont nous avons parlé précédemment.

## Sels Amphides.

Les sels amphides sont ceux formés des éléments :

Soufre............ }
Sélénium.......... } avec un métal.
Tellure............ }

La règle suivie, pour les particulariser, est la même que pour les sels haloïdes. Exemple :

Soufre + fer = sulf-ure de fer ;
Sélénium + plomb = séléni-ure de plomb ;
Tellure + or = tellur-ure d'or.

Les hydracides suivants :

Acides sulfhydrique,
sélénhydrique,
tellurhydrique, en se combinant avec les oxides métalliques, donnent des sels amphides et de l'eau. Exemple :

Acide sélén-hydrique (Se, H.) + oxide de plomb (Pb, O.) donnent :

$$\left.\begin{array}{l} \text{Se, H}\ldots\begin{cases}\text{Se}\ldots\ldots\ldots\ldots\ldots\ldots \\ \text{H}\ldots\ldots\end{cases} \\ \text{Pb, O}\ldots\begin{cases}\text{O}\ldots\ldots \\ \text{Pb}\ldots\ldots\ldots\ldots\ldots\ldots\end{cases}\end{array}\right\} \text{H, O,} = \text{Eau}$$

Se, Pb Séléni-ure de plomb (1).

### *Des Différents genres de Sels Amphides.*

De même que pour les sels haloïdes, un sel amphide est dit *neutre*, quand il renferme 1 équivalent de soufre, sélénium, tellure, pour 1 équivalent de métal. Exemple :

Séléniure de sodium = Se, Na.

Le sel amphide est *sur-sel*, lorsqu'il contient plus de 1 équivalent de soufre, sélénium, tellure, pour 1 équivalent de métal. Exemple :

Bi-sulfure de calcium = $S^2$, Ca.

## **Oxisels.**

Les oxisels sont formés d'un oxacide et d'un oxide métallique. Les noms diffèrent selon l'acide du sel.

Tout oxisel contenant un acide en *ique*, son acide porte la terminaison *ate*. Exemples :

Acide carbon-ique + oxide de plomb = carbon-ate d'oxide de plomb ;

Acide sulfur-ique + oxide de zinc = sulf-ate d'oxide de zinc (2) ;

Acide hypo-sulfur-ique + oxide de barium = hypo-sulf-ate d'oxide de barium (2).

---

(1) Sel amphide.

(2) On n'a point l'habitude de dire : sulfur-ate, hypo-sulfur-ate, phosphorate : c'est sulf-ate, hypo-sulf-ate, phosph-ate.

Quand la terminaison de l'acide est en *eux*, on la change en *ite*. Exemples :

Acide arséni-eux + oxide de cuivre = arsen-ite d'oxide de cuivre ;

Acide phosphor-eux + oxide de calcium = phosph-ite d'oxide de calcium (1) ;

Acide hypo-phosphor-eux + oxide de plomb = hypo-phosph-ite d'oxide de plomb (1).

Comme un oxacide ne se combine jamais avec un métal, à moins que ce dernier ne soit préalablement oxidé, et, par conséquent, qu'avec l'oxide de ce métal, on néglige souvent de dire le mot *oxide* en nommant un sel. Ainsi, on dira :

Sulf-ate de zinc, *au lieu de* sulf-ate d'oxide de zinc ;

Hypo-phosph-ite de plomb, *au lieu de* hypo-phosph-ite d'oxide de plomb.

Enfin :

| | | | |
|---|---|---|---|
| Les Protoxides de | Potassium.. | ayant été appelés | Potasse, |
| | Sodium. .. | | Soude, |
| | Lithium... | | Lithine, |
| | Barium.... | | Barite, |
| | Strontium.. | | Strontiane, |
| | Calcium... | | Chaux, |
| | Magnésium. | | Magnésie, |
| | Thorinium. | | Thorine, |
| | Zirconium.. | | Zircône, |
| | Glucinium.. | | Glucine, |
| | Yttrium ... | | Yttria, |
| | Aluminium | | Alumine, |

(1) On ne dit jamais : phosphor-ite, hypo-phosphor-ite, sulfur-ite, hypo-sulfur-ite : c'est phosph-ite, sulf-ite, hypo-phosph-ite, hypo-sulf-ite.

on dit rarement, par exemple :

Sulfate d'oxide de potassium :

C'est, presque toujours, Sulfate de potasse.

Et de même :

| | |
|---|---|
| Carbonate de soude... | Acide carbonique,<br>Oxide de sodium. |
| Phosphate de chaux... | Acide phosphorique,<br>Oxide de calcium. |
| Sulfate de magnésie... | Acide sulfurique,<br>Oxide de magnésium. |

On pourrait aussi bien dire : Sulfate de potassium, Carbonate de calcium, comme on dit : Sulfate de fer, Carbonate de zinc ; mais cela n'est pas généralement adopté.

### *Des différents genres d'Oxisels.*

Les oxisels sont dits *neutres,* quand 1 équivalent d'oxacide est combiné à 1 équivalent d'oxide métallique. Ils sont généralement sans action sur la teinture de tournesol, soit bleue, soit préalablement rougie par un acide. (Nous ferons remarquer, cependant, que quelques sels neutres, qui ne devraient aucunement agir sur la teinture de tournesol, rougissent, ou ramènent au bleu cette dernière préalablement rougie par un acide. Ces réactions ont lieu, lorsqu'un oxide faible est combiné à un acide fort (les propriétés de ce dernier n'étant pas complétement masquées), ou quand un oxide fort est uni à un acide trop faible pour anéantir complétement les effets de la base (à laquelle il est combiné) sur les matières colorantes.)

Ils sont appelés *sous-sels* ou sels *basiques*, quand ils contiennent plus de 1 équivalent d'oxide métallique pour 1 équivalent d'oxacide.

Les sels appelés Sesqui, Bi, Tri-Basiques, indiquent qu'ils renferment 1 $\frac{1}{2}$, 2, 3 équivalents d'oxide pour 1 équivalent d'acide. Exemple :

Phosphate de chaux Tri-Basique = Ph, $O^5$ (3 Ca, O).

Enfin, on appelle *sur-sels* ou sels *acides* ceux formés de 1 $\frac{1}{2}$, 2, 3 équivalents d'acide pour 1 équivalent d'oxide. Exemple :

Bi-phosphate de chaux = (2 Ph, $O^5$) Ca, O.

## Des autres Corps Composés entre eux.

Un corps composé peut s'unir à un, deux, trois autres corps composés, et donner naissance à des combinaisons doubles, triples, quadruples.

## Des Sels Haloïdes et Amphides doubles.

Certains sels haloïdes ou amphides peuvent s'unir à d'autres sels haloïdes ou amphides. Ainsi, un composé formé de sulfure de fer et de sulfure de cuivre, porte le nom de *Sulfure double de fer et de cuivre* (1). Le composé formé, par exemple, de chlorure d'or et de chlorure de sodium, porte le nom de *Chlorure double d'or et de sodium :* évitant de dire : chlorure d'or et chlorure de sodium, qui semblerait annoncer qu'on parle du chlorure d'or et du chlorure de sodium séparément, tandis que le mot chlorure double d'or et de sodium indique la combinaison du

(1) On évite la répétition du mot sulfure.

chlorure d'or avec le chlorure de sodium, formant un seul corps composé distinct.

### Des Oxisels doubles.

Il en est de même pour les oxisels doubles. Ainsi, on dira : *Sulfate double de potasse et d'alumine* (1), pour indiquer un sel (vulgairement appelé *alun*), doué de caractères particuliers, composé de sulfate de potasse et de sulfate d'alumine.

### Combinaison des Sels Haloïdes et Amphides avec les Oxides Métalliques.

Un sel haloïde ou amphide peut se combiner avec un oxide métallique correspondant. Pour former les noms des composés qui en résultent, on place le mot *oxi* devant le nom du sel haloïde ou amphide. Exemple :

Oxide de bismuth + chlorure de bismuth = oxi-chlorure de bismuth ;

Oxide d'antimoine + sulfure d'antimoine = oxi-sulfure d'antimoine.

### Combinaisons de Sels Haloïdes et Amphides avec les Hydracides.

Les sels haloïdes ou amphides peuvent se combiner aux hydracides correspondants. Pour les nommer on a l'habitude de terminer le nom de l'hydracide en *ate*, et de faire suivre le nom du sel haloïde ou amphide. Exemples :

---

(1) Sans répéter le mot sulfate.

Acide iodhydr-ique + iodure de potassium = iodhydr-ate d'iodure de potassium ;

Acide sulfhydr-ique + sulfure de sodium = sulfhydr-ate de sulfure de sodium.

Il serait préférable de ne point admettre d'hydro-sels (1), puisque ce sont de véritables composés doubles (2), analogues aux sels haloïdes ou amphides doubles. En effet, l'iodhydr-ate d'iodure de potassium est une combinaison de l'iodure d'hydrogène avec l'iodure de potassium ; le sulfhydr-ate de sulfure de sodium est du sulfure d'hydrogène uni au sulfure de sodium. On dirait, alors :

Iodure double d'hydrogène et de potassium,
Sulfure double d'hydrogène et de sodium.

## Combinaisons des Corps Simples ou Composés avec l'Eau.

Les corps, en se combinant avec l'eau, donnent naissance à des composés appelés *hydrates*.

Pour la combinaison de l'eau avec les acides et les sels, quels qu'ils soient, on est convenu de placer, après le nom chimique, le mot *hydraté*. Exemples :

Acide sulfurique + eau = acide sulfurique hydraté ;
Sulfate de soude + eau = sulfate de soude hydraté.

Pour certains corps simples ou composés, tels que : chlore,

---

(1) *Hydro-sels*, tels que sulfhydr-ates, fluorhydr-ates, etc.

(2) De cette manière, tous les sels en *ate* seraient des *oxi-sels* : ce qui éviterait la confusion à l'égard des sels haloïdes ou amphides, qui ne sont nullement des *hydro-sels*, puisqu'ils ne renferment pas d'hydracides, comme nous l'avons démontré précédemment. Ex. : Cl, H + Na, O = Cl, Na + H, O ; et non (Cl, H, Na, O).

potasse, soude, lithine, barite, strontiane, chaux, magnésie, thorine, zircône, glucine, yttria, alumine, on fait généralement précéder le nom du corps simple ou composé, du mot *hydrate*. Exemple :

Hydrate de chlore,
de potasse,
de chaux,
de zircône,
d'alumine.

Pour les autres hydrates, aucune règle n'est suivie. Ainsi, on dira aussi bien :

Hydrate d'oxide de fer, que :

Oxide de fer hydraté.

Un corps est dit *anhydre*, lorsqu'il ne contient pas d'eau. L'eau, dans les hydrates, s'y rencontre sous deux états différents :

1° A l'état d'eau de composition ;
2° A celui de cristallisation.

L'eau, à l'état d'eau de composition, fait partie essentielle de l'*hydrate :* c'est-à-dire qu'on ne peut enlever cette eau, au corps auquel elle est combinée, qu'en y substituant un autre corps plus énergique qu'elle. Exemple :

Acide sulfurique hydraté : on ne pourra nullement chasser cette eau par la simple action de la chaleur ; il faudra faire intervenir une base plus puissante que l'eau (1), la barite, par exemple : il y aura formation de sulfate de barite, et l'eau pourra être éliminée par la chaleur seule, ce qui ne pouvait avoir lieu avant, tant l'hydrate d'acide sulfurique est stable.

(1) L'eau, dans ce cas, joue le rôle de base : c'est-à-dire, d'oxide métallique, vis-à-vis de l'acide sulfurique : c'est un véritable sulfate d'eau, (d'oxide d'hydrogène).

On verrait de même que l'hydrate de barite est aussi stable que celui d'acide sulfurique, puisqu'il faudrait l'intervention de l'acide sulfurique, par exemple, pour décomposer cet hydrate de barite (1) : il y aurait formation de sulfate de barite, et, comme dans le cas précédent, l'eau de l'hydrate de barite pourrait être chassée par la chaleur seule.

L'eau, à l'état d'eau de cristallisation, dans les hydrates, fait également partie essentielle du corps cristallisé ; mais elle diffère de l'état où elle se trouve dans l'eau de composition, en ce qu'elle peut être volatilisée par la chaleur (2).

L'eau d'interposition ne constitue réellement pas un hydrate proprement dit : elle se trouve interposée accidentellement entre les diverses molécules d'un corps anhydre ou hydraté.

## DES CORPS ORGANIQUES.

La plupart des noms donnés aux corps organiques sont plus ou moins arbitraires, leur composition étant trop compliquée et ne pouvant servir de base à leur nomenclature.

Quatre séries de corps seulement se présentent dans les corps organiques, ce sont :

1° Les substances neutres ou indifférentes,
2° Les acides,
3° Les bases,
4° Les sels.

(1) L'eau, dans ce cas, joue le rôle d'acide par rapport à la barite.
(2) Quelques corps, quoique cristallisés, sont anhydres.

### Substances neutres ou indifférentes.

Leurs noms rappellent assez souvent la matière première qui les fournit.

### Des Acides organiques.

Les acides organiques ont, comme les acides minéraux, la propriété de rougir la couleur bleue du tournesol, et peuvent comme eux se combiner aux oxides métalliques, aux bases organiques, pour donner naissance à des sels.

Tous les noms des acides organiques sont terminés par *ique*. Aucune règle n'est suivie pour leur nomination; seulement, on place toujours le mot générique *acide* devant le nom du corps organique. Ainsi, l'acide tartrique (*tartr-ique*) a été ainsi nommé parce qu'on l'extrait du tartre.

Le citron contient un acide auquel on a donné le nom d'acide citrique (*citr-ique*).

En distillant le succin, on obtient un acide qui porte le nom d'acide succinique (*succin-ique*).

### Des Bases organiques.

Les bases organiques portent les noms :

D'alcalis végétaux ou alcaloïdes.

Elles ont la propriété de ramener au bleu la teinture de tournesol préalablement rougie par un acide, de verdir la couleur de la violette, de rougir celle du curcuma, propriétés qu'elles partagent avec les bases minérales : elles ont, comme ces dernières, la propriété de se combiner aux acides et donnent naissance à des sels. Leurs noms ont la terminaison *ine* (1). Ainsi, on appelle :

Strychnine (*strychn-ine*), l'alcaloïde que l'on retire de la noix vomique (2);

Vératrine (*vératr-ine*), l'alcaloïde que l'on extrait de la cévadille (3);

Quinine (*quin-ine*), l'alcaloïde contenu dans l'écorce des quinquinas.

## Des Sels organiques.

On connaît trois espèces de sels organiques :

1° Sels à acide et base organiques;
2° Sels à acide minéral;
3° Sels à oxide métallique.

Les sels organiques sont soumis aux mêmes règles que les sels minéraux (*oxisels*).

## Des Sels organiques à acide et base organiques.

Les noms se forment en terminant le nom de l'acide en *ate*, et en ajoutant à la suite le nom de l'acaloïde. Exemples :

Acide citr-ique + morphine = Citr-ate de morphine.
Acide acét-ique + strychnine = Acét-ate de strychnine.

## Des Sels organiques à acide minéral.

Dans l'état actuel de la science, on est obligé d'admettre que

(1) Certains corps, sans être regardés comme des alcaloïdes, n'en ont pas moins la propriété de se combiner avec les acides.

(2) Noix vomique (*graine du strychnos nux vomica*).

(3) Cévadille (*graine du vératrum sabadilla*).

les hydracides (1), aussi bien que les oxacides minéraux, se combinent aux alcaloïdes. Si l'acide est terminé en *ique* on le termine en *ate*, et l'on fait suivre le nom de l'alcaloïde. Si le nom de l'acide a pour terminaison *eux*, on le change en *ite*, et l'on fait suivre le nom de l'alcaloïde. Exemples :

Acide sulfur-ique + quinine = sulf-ate de quinine ;

Acide chlorhydr-ique + morphine = chorhydr-ate de morphine ;

Acide sulfur-eux + quinine = sulf-ite de quinine.

## Des Sels organiques à base d'Oxide métallique.

La règle, pour en former les noms, est très-simple ; c'est-à-dire que l'acide organique étant terminé en *ate*, on le fait suivre du nom de l'oxide métallique, ou simplement du nom du métal de l'oxide. Exemples :

Acide tartr-ique + potasse = tartr-ate de potasse ;
Acide citr-ique + oxide de fer = citr-ate de fer (2).

L'étude de la chimie comprend donc : les corps minéraux ou inorganiques et les corps organiques ou matières végétales et animales. (Ce Traité ayant pour but spécial l'étude de la chimie inorganique, après avoir étudié cette dernière, nous nous occuperons des quelques matières organiques employées en chimie minérale, et, par cela même, indispensables à connaître.)

(1) On arrivera, peut-être par la suite, à prouver que les alcaloïdes sont des oxides de radicaux composés organiques : c'est-à-dire, que la morphine, par exemple, est de l'oxide de morphium : dans ce cas, un hydracide (acide chlorhydrique, par exemple), en s'unissant à la morphine, ne donnerait pas du chlorhydrate de morphine, mais bien du chlorure de morphium et de l'eau : c'est-à-dire que les alcaloïdes se comportent, avec les hydracides, comme les oxides métalliques : la strychine serait de l'oxide de strychnium ; la vératrine de l'oxide de vératrinium, etc.

(2) Se rappelant qu'un métal ne se combine avec un acide, quel qu'il soit, que lorsqu'il a été préalablement oxidé.

# CHIMIE INORGANIQUE OU MINÉRALE.

La chimie minérale comprend :

1° Les métalloïdes et les composés métalloïdiques;

2° Les métaux et les composés métalliques.

## DES MÉTALLOÏDES

## ET DES COMPOSÉS MÉTALLOÏDIQUES.

### Oxigène.

$O = 8$.

L'oxigène a été découvert par MM. Priestley et Schéele (1); il fut appelé d'abord, air déphlogistiqué; ensuite, air du feu; puis air vital; enfin, M. Lavoisier lui donna le nom d'oxigène.

*(Propriétés.)* L'oxigène, à la température et à la pression ordinaires de l'air, est un gaz incolore, inodore, insipide; sa densité est égale à 1,106, celle de l'air étant représentée par l'unité :

(1) Priestley découvrit l'oxigène en 1774; Schéele en fit la découverte, de son côté, vers 1777.

c'est-à-dire que 1 litre d'air pesant 1 gramme 2991, 1 litre d'oxigène pèse 1 gramme 4368046.

Ce gaz est peu soluble dans l'eau : 100 litres de ce liquide ne dissolvent que 4 litres d'oxigène. Il est permanent : c'est-à-dire que dans l'état actuel de la science, par un froid excessif, par une pression considérable, et même par la pression et le froid réunis, on n'est pas encore parvenu à le liquéfier et encore moins à le solidifier. C'est un des éléments les plus répandus dans la nature : aussi est-il un des principes constituants de l'eau, de l'air, de beaucoup de minéraux et de la plupart des matières végétales ou animales. C'est à l'oxigène que l'air que nous respirons doit ses propriétés : aussi l'oxigène étant le principe vital de l'air atmosphérique, est-il l'élément essentiel à la respiration et à la combustion ; non-seulement, sans oxigène, les animaux ne pourraient vivre, mais il n'y aurait pas de combustion possible.

Le caractère distinctif de l'oxigène est de rallumer les matières organiques ne présentant plus que quelques points en ignition : non-seulement, il rallume une bougie incomplétement éteinte, mais la combustion s'opère avec une grande énergie. Que l'on prenne un cône de charbon incandescent à son extrémité, et qu'on le laisse dans l'air, bientôt il s'éteindra ; mais, vient-on à le mettre en contact avec l'oxigène, le charbon s'enflammera, brûlera rapidement, et disparaîtra en totalité, si la quantité d'oxigène est suffisante. L'oxigène entretient la combustion ; mais, de plus, l'active. Prenons un fragment de phosphore, préalablement enflammé ; sa combustion, dans l'air, sera vive, il est vrai ; mais, au sein du gaz oxigène, il brûlera avec une intensité telle, que les yeux pourront à peine supporter l'éclat de la lumière produite dans cette combustion. Enfin, une spirale de fer, échauffée à son extrémité par un corps organique enflammé (1), brûlera, dans

(1) De l'amadou, par exemple.

l'oxigène, avec une rapidité et un éclat des plus intenses, avec un immense développement de chaleur.

*(Usages.)* L'oxigène est un des corps qui joue le plus grand rôle dans les phénomènes chimiques, etc.

*(Préparation.)* Plusieurs procédés peuvent être employés pour avoir l'oxigène (1).

Le premier consiste à décomposer l'eau (corps composé d'oxigène et d'hydrogène) par le fluide électrique : les deux gaz, séparés par cet agent, peuvent être recueillis facilement.

Le second est de chauffer, dans une cornue, de l'oxide rouge de mercure (corps composé d'oxigène et de mercure). Ce dernier se décompose en oxigène qui se dégage et que l'on recueille (*fig.* n° 1, *pl.* 1 ), et en mercure qui se condense dans l'appareil, lequel se compose d'une cornue, d'un tube de Velter (dit de sûreté) plongeant dans l'eau, et sur l'orifice duquel on place des vases pleins d'eau et renversés où l'oxigène se rend, en déplaçant le liquide, vu qu'il est plus léger que ce dernier et gagne constamment la partie supérieure des vases. Ces deux procédés ne sont point généralement employés, parce qu'ils fournissent peu d'oxigène. On préfère substituer du chlorate de potasse, $\mathrm{Cl, O^5 K, O}$, (fondu pour plus de précaution) à l'oxide de mercure, lequel donne beaucoup de gaz oxigène pur et à peu de frais.

$$\mathrm{Cl, O^5, K, O}\left\{\begin{array}{l}\mathrm{Cl, O^5}\ldots\ldots\left\{\begin{array}{l}\mathrm{O^5.}\\ \mathrm{Cl.}\ldots\ldots\end{array}\right.\\ \\ \mathrm{K, O}\ldots\ldots\ldots\left\{\begin{array}{l}\mathrm{K}\ldots\ldots\ldots\\ \mathrm{O.}\end{array}\right.\end{array}\right. \quad \left.\begin{array}{l}\mathrm{Cl}\\ \mathrm{K}\end{array}\right\}\mathrm{Cl, K.}$$

1 équivalent de chlorate de potasse, $\mathrm{Cl, O^5, K, O}$, donne 6 équivalents d'oxigène, $\mathrm{O^6}$, et il reste 1 équivalent d'un nouveau sel appelé chlorure de potassium : Cl, K.

---

(1) L'oxigène ne peut être extrait de l'air atmosphérique (corps composé d'azote et d'oxigène), attendu qu'on ne connaît pas de corps capable de s'emparer de l'azote et d'isoler l'oxigène.

Lorsqu'on ne tient pas à avoir de l'oxigène chimiquement pur, on calcine du bi-oxide de manganèse, $Mn, O^2$, en morceaux, dans un canon de fusil (*fig.* n° 2, *pl.* 1).

$$3\ (Mn,\ O^2) = Mn^3,\ O^6 = \begin{cases} Mn^3,\ O^4. \\ O^2. \end{cases}$$

Pour 3 équivalents de bi-oxide de manganèse 3 $(Mn, O^2)$, on obtient 2 équivalents d'oxigène, $O^2$, et 1 équivalent d'un oxide de manganèse particulier, ayant pour formule $Mn^3, O^4$, pour résidu.

Dans ces derniers temps, on a employé un nouveau procédé pour obtenir de l'oxigène : il consiste à chauffer, dans un ballon, muni d'un tube à gaz, un mélange de bichromate de potasse pulvérisé et d'acide sulfurique concentré, en ayant soin d'élever la température graduellement, et de placer le ballon sur un bain de sable, dans une marmite, si l'on agit sur une grande quantité de matière, de peur d'accident, en cas de rupture du ballon pendant l'opération.

Enfin, pour obtenir plus d'oxigène avec la même quantité de bi-oxide de manganèse que celle qui peut être employée plus haut dans la calcination de ce dernier, dans le canon de fusil, on le chauffe dans un ballon, après l'avoir préalablement pulvérisé, avec de l'acide sulfurique concentré, de la même manière que si c'était du bi-chromate de potasse.

## Hydrogène.

$$H = 1.$$

C'est M. Cavendish qui, vers 1777, fit connaître les propriétés de l'hydrogène.

*(Propriétés.)* L'hydrogène est un gaz incolore, inodore; le plus insoluble dans l'eau : 100 litres de ce liquide ne dissolvent que 1 litre $\frac{1}{2}$ d'hydrogène; c'est le gaz le plus léger que l'on

connaisse : il est environ quatorze fois et demie plus léger que l'air ; sa densité est égale à 0,069,125, et 1 litre pèse 0 gramme 0,898. Mis en contact avec les corps en ignition, il les éteint en s'enflammant, et brûle avec une flamme pâle. L'hydrogène, en s'unissant avec l'oxigène, donne de l'eau ; si l'on fait un mélange d'hydrogène et d'oxigène, il ne se passe rien à la température ordinaire ; mais, vient-on à approcher un corps enflammé, à l'instant même, la combinaison s'effectue avec détonation (due à la brusque réduction en vapeur de l'eau formée et à la rentrée de l'air, par la liquéfaction subite de cette vapeur d'eau : deux détonations qui se succèdent avec une rapidité telle qu'on entend qu'une explosion).

L'électricité produit le même effet que la chaleur sur un mélange de gaz oxigène et hydrogène. Le rapport dans lequel on fait le mélange est le suivant :

1 équivalent d'hydrogène ou 1 gramme,

1 équivalent d'oxigène ou 8 grammes, qui donnent 1 équivalent d'eau ou 9 grammes d'eau ; ce qui revient à employer en volumes :

2 volumes d'hydrogène,
1 volume d'oxigène.

La combinaison s'effectue sans résidu, si le mélange de gaz est chimiquement fait dans ce rapport. La pression brusque peut aussi opérer la combinaison de l'hydrogène avec l'oxigène ; mais nous verrons, par la suite, que cette dernière n'agit point par elle-même, et que c'est seulement la chaleur produite par cette pression brusque qui détermine la combinaison (1). Si, au lieu

---

(1) Remarquons que l'électricité ne détermine l'union de l'oxigène avec l'hydrogène que dans certaines circonstances, puisque nous avons vu, à l'article oxigène, que l'eau est décomposée, en ses éléments oxigène et hydrogène, par un courant électrique.

d'oxigène, on fait seulement un mélange d'air et d'hydrogène, la combinaison et la détonation ont encore lieu (cette dernière est moins forte qu'avec l'oxigène) ; dans ce cas, on prend généralement 2 volumes d'air pour 1 volume d'hydrogène : le résidu est de l'azote accompagné d'un peu d'hydrogène en excès. Certaines substances peuvent encore déterminer la combinaison de l'hydrogène avec l'oxigène. Exemple : le noir de platine.

L'hydrogène pur (1), introduit dans les poumons, n'est nullement délétère : il diminue seulement l'intensité de la voix (le son se propageant d'autant moins que les gaz sont d'une faible densité). Si l'on dégage de l'hydrogène dans une fiole munie d'un tube de verre effilé à son extrémité, et qu'on enflamme l'hydrogène (après avoir attendu, toutefois, que l'air soit expulsé de l'appareil, pour éviter une explosion), on obtient des sons, en abaissant sur la flamme soit des tubes de verre ou de porcelaine, dont la gravité varie avec le diamètre du tube employé.

L'hydrogène, en brûlant, donne une chaleur excessive : elle est telle, qu'en présentant du platine à la flamme du chalumeau à gaz oxigène et hydrogène, ce métal entre en fusion, quoiqu'il soit impossible de le fondre à l'aide de la chaleur de nos hauts-fourneaux.

*(De la flamme.)* La flamme, quelle qu'elle soit, n'est autre chose que des gaz portés à une température assez élevée pour être lumineux ; son éclat ne provient que de la présence d'un corps solide dans son milieu.

*(Usages.)* L'hydrogène est fréquemment employé en chimie. Dans les arts, on l'emploie pour enlever les aérostats (2).

---

(1) Si l'hydrogène n'était pas pur, il y aurait des dangers à expérimenter.

(2) Depuis ces derniers temps, on préfère les hydrogènes carbonés, de très-faible densité, attendu que le gaz hydrogène traverse, trop facilement, les moindres fissures, et que bientôt un aérostat n'est plus apte à servir, à moins de renouveler le gaz : ce qui n'a point lieu avec les hydrogènes carbonés.

*(Préparation.)* L'hydrogène s'extrait toujours de l'eau. Le premier moyen est de décomposer ce liquide par la pile. Le second, et c'est celui toujours employé, consiste à faire réagir sur l'eau le zinc et l'acide sulfurique, dans un flacon à deux tubulures (*fig.* n° 3, *pl.* 1) muni d'un tube de sûreté et d'un tube propre à recueillir les gaz. Quoique le zinc seul soit sans action sur l'eau à la température ordinaire, et l'acide sulfurique de même, l'eau est décomposée en faisant réagir sur elle le zinc et l'acide ensemble :

$$\left.\begin{array}{l}\left.\begin{array}{l} H, O \ldots\ldots \begin{cases} H. \\ O \ldots\ldots\ldots \end{cases} \\ Zn \ldots\ldots\ldots\ldots\ldots\ldots \end{array}\right\} Zn, O \ldots \\ S, O^3 \ldots\ldots\ldots\ldots\ldots\ldots\ldots\ldots \end{array}\right\} S, O^3, Zn, O.$$

Pour 1 équivalent d'eau, H, O, 1 équivalent de zinc, 1 équivalent d'acide sulfurique, on obtient un équivalent d'hydrogène et 1 équivalent d'oxide de zinc, Zn, O, lequel se combine à l'équivalent d'acide employé pour donner naissance à 1 équivalent de sulfate de zinc, $S, O^3$, Zn, O, qui reste dissous dans l'eau non décomposée. L'Hydrogène, ainsi obtenu, a besoin, pour être pur, de passer dans une dissolution de chlorure d'or, d'abord, puis sur de la chaux : le chlorure d'or enlève l'hydrogène arseniqué, etc., qu'il pourrait contenir ; la chaux l'acide carbonique, etc., qu'il pourrait renfermer.

---

## DES OXIDES D'HYDROGÈNE.

L'hydrogène, en se combinant avec l'oxigène, donne naissance à deux composés bien distincts : le protoxide d'hydrogène ou eau, H, O, et le bi-oxide d'hydrogène ($H, O^2 = 17$), appelé aussi eau oxigénée, per-oxide d'hydrogène. Nous n'étudierons que le protoxide d'hydrogène.

## Eau ou Protoxide d'Hydrogène.

$$H, O = 9.$$

Le protoxide d'hydrogène, vulgairement appelé eau, nommé quelquefois monoxide d'hydrogène, oxide hydrique, acide oxhydrique, est un corps très-abondamment répandu dans la nature, sous trois états différents : à l'état solide ou de glace ; à l'état liquide, qui est son état le plus fréquent ; enfin, à l'état gazeux : c'est-à-dire à l'état de vapeur.

*(Propriétés.)* L'eau s'offre le plus souvent à nos yeux à l'état d'un liquide d'un bleu clair, lorsqu'on le considère en masse (1) ; les autres couleurs que présente l'eau quelquefois n'étant dues qu'à la présence de matières organiques : ainsi, l'eau paraît quelquefois verte : cela provient de ce qu'elle tient en dissolution des matières organiques jaunes qui, avec la couleur bleue de l'eau, offrent du vert à l'œil.

L'eau est inodore ; sa saveur est légèrement désagréable, lorsqu'elle est pure.

L'eau, chauffée sous la pression de 0,76, c'est-à-dire sous la pression ordinaire de l'air, entre en ébullition à 100 degrés centigrades et se réduit totalement en vapeur ; sa dilatation est telle, dans cet état, qu'elle occupe 1,700 fois plus de volume qu'à l'état liquide : c'est-à-dire que 1 litre d'eau donne 1,700 litres de vapeur d'eau. Un fait remarquable, c'est que les aspérités ou les pointes favorisent l'ébullition de l'eau : si l'on chauffe de l'eau à 95 ou 96 degrés et que l'on retire le vase du feu, l'eau n'étant point, par conséquent, en ébullition, et qu'on y fasse tomber des pointes en fer, par exemple, au lieu que ces dernières

---

(1) L'eau, à l'état solide, c'est-à-dire à l'état de glace, offre même cette couleur.

abaissent la température de l'eau, elles en déterminent, au contraire, l'ébullition instantanément; de même, l'eau bout avant 100 degrés, si on la chauffe dans un vase rugueux.

L'eau n'est nullement altérée par la chaleur : ainsi l'on peut faire passer ce liquide à travers un tube incandescent sans le décomposer.

Quoique l'eau se réduise totalement en vapeur à la température de 100 degrés, M. Boutigny a remarqué, dans ces derniers temps, qu'à la température de 171 degrés, l'eau prend la forme globulaire et l'ébullition n'a plus lieu. Il résulte de ce fait que : lorsque l'eau est mise en contact avec un vase fortement chauffé, elle prend la forme globulaire, et, ne touchant plus, par cela même, les parois du vase, sa température ne s'élève pas au delà de 96 à 98 degrés, et, par conséquent, l'ébullition n'a plus lieu ; l'expérience peut s'exécuter comme il suit : On chauffe fortement un creuset de platine, et l'on y projette de l'eau, en petite quantité, afin de ne pas abaisser la température du creuset au-dessous de 171 degrés ; l'eau y reste à l'état globulaire ; mais, vient-on à refroidir le creuset, dès que ce dernier a atteint une température moindre de 171 degrés, l'état globulaire de l'eau cesse, et, étant alors en contact avec les parois chaudes du vase, se volatilise à l'instant même. Ces faits démontrent clairement les explosions des machines à vapeur : en effet, dès que la chaudière est fortement chauffée, l'eau prend l'état globulaire et ne se réduit plus en vapeur ; le feu diminuant, la chaudière éprouve un abaissement de température, l'eau se réduit en vapeur de nouveau, et la quantité en est si grande que, les parois de la chaudière ne pouvant plus supporter la pression intérieure, il y a explosion. La pression atmosphérique agit sur le point d'ébullition de l'eau. En effet, plus la pression atmosphérique augmente, plus le point d'ébullition de l'eau s'élève. Ainsi, si l'on place de l'eau dans le digesteur de Papin, où elle est fortement comprimée, on peut élever la température au rouge, sans qu'elle entre en ébullition : par conséquent, plus la pression atmosphérique diminue, moins le point d'ébullition de l'eau s'élève. Enfin, dans le vide, l'eau entre en ébullition à + 21 degrés.

Il résulte de ce qui précède, que, sous la pression de :

| | | |
|---|---|---|
| 1 atmosphère, | l'eau bout à | + 100 degrés, |
| 2 atmosphères, | d° | + 121 d°, |
| 3 d°, | d° | + 135 d°, |
| 4 d°, | d° | + 145 d°, |
| 5 d°, | d° | + 153 d°, |
| 6 d°, | d° | + 160 d°, |
| 7 d°, | d° | + 166 d°, |
| 8 d°, | d° | + 172 d°, |
| 9 d°, | d° | + 177 d°, |
| 10 d°, | d° | + 180 d°, |

Certains corps ont aussi la propriété de retarder le point d'ébullition de l'eau. Ainsi, l'eau saturée (1) de chlorure de sodium bout à 108 degrés ; de chlorure de calcium à 179.

L'eau peut éprouver un abaissement de température sans être altérée. Ainsi, le froid le plus intense ne la décompose pas. L'eau se congèle sous l'influence du froid ; c'est toujours à zéro qu'elle prend l'état solide, pourvu que l'on opère dans des lieux ou l'eau est en mouvement ; car, si l'on agit dans un lieu parfaitement tranquille et dans des vases bien polis, on peut abaisser la température jusqu'à — 12 degrés sans qu'elle se congèle. De même que par la chaleur, l'eau se dilate par le froid ; seulement la dilatation est loin d'être aussi considérable : l'eau se dilate de 1/14 par le froid ; la force qui résulte de cette dilatation est immense, au point que rien n'y saurait résister. Ainsi, que l'on remplisse d'eau un canon de pistolet et qu'on le bouche ensuite herméti-

(1) L'eau est saturée d'un corps, lorsqu'elle ne peut plus en dissoudre.

quement, si on le place dans un mélange de glace et de sel, pour abaisser la température, l'eau se congèlera, et la dilatation sera telle qu'elle fera éclater le canon. Cette dilatation, par la congélation de l'eau, explique la rupture, en hiver, des vases qui la contiennent; le soulèvement des pavés des rues, les pierres qui se fendent, les végétaux et les animaux qui meurent (les cellules de ces derniers étant déchirées par la dilatation des liquides qu'elles contiennent).

La densité de l'eau change avec la température: son maximum de densité est à + 4 degrés; à cette température, 1 litre d'eau pèse 1 kilogramme; c'est à la densité de l'eau, prise pour unité et représentée par 1 ou par 1,000, qu'on rapporte celles des liquides et des solides. La densité de l'eau, à l'état liquide, étant de 1,000, celle de la glace est de 914.

L'eau peut être comprimée; mais sa compressibilité est minime. Lorsqu'on soumet l'eau à un choc subit et rapide, il y a développement de lumière. La lumière n'a pas d'action sur l'eau. Quant à l'électricité, son action sur l'eau pure est faible, attendu que cette dernière n'est pas bonne conductrice du fluide électrique; mais, vient-on à la rendre conductrice, par l'addition de quelques gouttes d'acide, elle est décomposée en ses éléments oxigène et hydrogène, par un courant électrique (1).

L'eau, dans l'état naturel où on la rencontre, n'est pas pure;

---

(1) Nous voyons donc, déjà, que la plupart des phénomènes chimiques sont en raison des circonstances; car l'électricité décompose l'eau, et, cependant, la formation de l'eau a lieu en mettant un mélange d'oxigène et d'hydrogène en contact avec le fluide électrique. Notre persuasion est que l'électricité n'est qu'un agent de décomposition; que si la combinaison de l'oxigène avec l'hydrogène a lieu par l'étincelle électrique, ce fluide n'agit, sur le mélange gazeux, qu'en raison du calorique qui se développe pendant l'étincelle, et que ce n'est que par l'élévation de température qui se produit, que la combinaison s'effectue, et non par l'influence électrique réellement.

d'abord, elle renferme toujours de l'air : c'est même à ce gaz que l'eau doit sa potabilité ; sans lui, elle ne pourrait servir à la vie; il est essentiel à notre existence. L'air que l'eau renferme est même plus riche en oxigène que l'air atmosphérique. Pour constater l'air dans l'eau, on adapte un tube propre à recueillir les gaz à un ballon de verre, et, après avoir rempli complétement l'appareil d'eau et engagé le tube sous une éprouvette, sur la cuve à mercure, on chauffe : bientôt l'air se dégage et se rassemble dans l'éprouvette. En faisant l'analyse de cet air, on trouve qu'il contient environ 33 pour 0/0 d'oxigène : c'est-à-dire, environ 13 pour 0/0 de plus que dans l'air atmosphérique ordinaire; cel provient de ce que l'oxigène est plus soluble dans l'eau qu l'azote, et le premier se dissout de préférence au dernier.

C'est cet air qui rend l'eau potable. Examinons donc les cir constances où l'eau n'est plus potable ; c'est-à-dire où l'air, prin cipe essentiel à la potabilité de l'eau, se dégage de cette der nière.

L'air se dégage de l'eau sous l'influence du vide, de l'ébullition du passage d'un gaz, de la congélation, de la dissolution d'u sel, des matières organiques ; dans ces circonstances, l'azote, étan moins soluble que l'oxigène, se dégage le premier. Quant aux ma tières organiques, c'est sous l'influence du repos et du manqu d'air que ces matières rendent l'eau non potable, en absorban l'oxigène qu'elle renferme : de là la formation des eaux stagna tes, telles que celles des citernes, etc. L'eau devenue non potabl par la perte de son air, exposée de nouveau au contact de l'a mosphère, le reprend avec une force excessive et redevie potable.

Les diverses eaux qu'on rencontre dans la nature sont les suivantes :

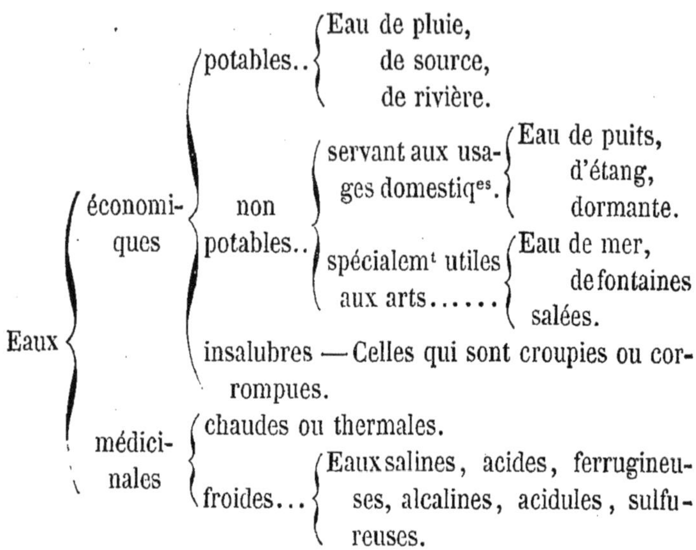


L'eau de pluie est, de toutes les eaux, la plus pure. Quant aux autres eaux potables, c'est-à-dire de source, de rivière, elles renferment généralement, outre de l'air, les substances suivantes :

Acide carbonique,
Carbonate de chaux (en dissolution à la faveur de l'acide carbonique (1)),
Chlorure de sodium,
Chlorure de magnésium,
Sulfate de soude,
Matières organiques, en proportions variables.

Les eaux non potables, de puits, par exemple, outre ces sub-

(1) On sait qu'en faisant bouillir de l'eau dans un vase, de verre par exemple, elle se trouble par l'ébullition : c'est le carbonate de chaux, que contient l'eau, qui la trouble en se précipitant, attendu que, par l'ébullition, on chasse l'acide carbonique qui le tenait en dissolution.

stances que nous venons d'énumérer comme existant dans les eaux potables, renferment du sulfate de chaux. C'est ce sulfate de chaux, en dissolution dans certaines eaux, et les sulfates de soude, de magnésie, que toute eau, excepté celle de pluie, renferme, qui, sous l'influence des matières organiques, se transforment (ces dernières absorbant l'oxigène de ces composés) en sulfures de calcium, sodium, magnésium, et donnent naissance à des eaux sulfureuses.

Le sulfate de chaux, dans l'eau, est, de toutes les substances étrangères que l'on rencontre dans ce liquide, la plus nuisible : aussi, lorsqu'il est en proportion notable, doit-on le transformer en sulfate de soude par un peu de carbonate de cette base (1).

Les matières que l'eau de mer renferme en plus grande abondance sont les suivantes :

Chlorure de sodium,
Sulfate de soude,
Chlorure de magnésium,
Sulfate de magnésie,
Carbonate de chaux,
Chlorure de calcium,
Iodure de potassium,
Brômure de magnésium,
Matières organiques.

La densité moyenne des eaux du Grand-Océan est de 1,0286 à + 8 degrés; la quantité moyenne des sels est de 3,65 p. 0/0.

(*Usages.*) Les usages de l'eau sont trop connus pour que nous nous y arrêtions.

(*Purification.*) Dans les laboratoires et dans certaines indus-

---

(1) Il y a formation de carbonate de chaux, insoluble par lui-même, et de sulfate de soude soluble.

tries, on a besoin d'eau chimiquement pure; il est donc nécessaire de purifier l'eau, puisque celle que nous offre la nature, même celle de pluie, contient des matières étrangères. C'est par la distillation qu'on purifie l'eau. Cette opération consiste à réduire ce liquide en vapeur dans un appareil convenable, appelé *alambic*, à la condenser et à la recueillir dans des vases convenables pour la conserver à l'abri du contact de l'air. La distillation de l'eau offre les phénomènes suivants :

La première eau qui passe à la distillation est alcaline : son alcalinité est due à la présence d'ammoniaque.

L'eau qui distille au milieu de l'opération est neutre.

Enfin, l'eau qui passe en dernier a une réaction acide : elle doit cette acidité à la présence de l'acide chlorhydrique. (Disons, toutefois, que ces réactions alcalines ou acides sont excessivement faibles dans la distillation des eaux potables, et que c'est dans celle de l'eau de mer qu'elles sont surtout très-sensibles). L'eau distillée ne contenant pas d'air, puisque nous savons que ce gaz est chassé par l'ébullition, n'est point potable, et ne peut le devenir que par son exposition à l'air ; sans cela elle est lourde et indigeste.

(*Composition.*) L'eau, en poids, est formée de 1 équivalent d'oxigène et de 1 équivalent d'hydrogène : c'est-à-dire que 1 étant l'équivalent de l'hydrogène et 8 celui de l'oxigène, 1 gramme d'hydrogène se combine avec 8 grammes d'oxigène, pour donner 9 grammes d'eau.

L'eau est formée, en volume, de 2 volumes d'hydrogène et de 1 volume d'oxigène : c'est-à-dire qu'en mettant 2 litres d'hydrogène avec 1 litre d'oxigène, par la combinaison, il y a formation d'eau, sans excès de l'un des deux gaz.

Pour connaître la composition de l'eau, deux marches se présentent : l'analyse et la synthèse.

(*Analyse.*) Pour connaître la composition de l'eau, en poids, on fait passer un courant de vapeur d'eau sur du fer, préalablement pesé et porté au rouge dans un tube de porcelaine : l'eau est décomposée : son oxigène se porte sur le fer, et de l'augmentation de poids de ce dernier, on déduit le poids de l'oxigène ; quant à l'hydrogène, qui se dégage, on le recueille et l'on en prend le poids, soit en le pesant, soit en en mesurant le volume.

Pour l'analyse de l'eau, en volume, il suffit de mettre ce liquide en contact avec le fluide électrique : on obtient, dans une éprouvette, 2 volumes d'hydrogène ; dans l'autre, 1 volume d'oxigène.

(*Synthèse.*) Quant à la composition de l'eau, en volume, par la synthèse, on fait un mélange de 2 volumes d'hydrogène et de 1 volume d'oxigène, et on l'introduit dans un appareil, appelé *eudiomètre* (lequel est une espèce d'éprouvette) ; on enflamme le mélange, à l'aide d'une étincelle électrique : il y a formation d'eau, sans excès de gaz.

Enfin, pour connaître la composition de l'eau, en poids, par la synthèse, il suffit de prendre un poids connu d'oxide noir de cuivre ; de le décomposer par un courant d'hydrogène pur et sec ; de peser l'eau formée et recueillie dans un tube contenant de la pierre ponce imprégnée d'acide sulfurique concentré : l'augmentation de poids de ce dernier indique la quantité d'eau formée ; la perte de poids de l'oxide de cuivre indique la quantité d'oxigène contenue dans l'eau formée ; la différence entre le poids de l'eau recueillie et la perte de poids de l'oxide de cuivre indique la quantité d'hydrogène combinée à l'oxigène, de l'oxide de cuivre, pour former l'eau condensée dans le tube contenant l'acide sulfurique (*fig.* n° 4, *pl.* 1).

## Bore.

B = 11.

Le bore a été découvert par MM. Gay-Lussac et Thénard ; il est peu répandu dans la nature.

(*Propriétés.*) Ce métalloïde est brun verdâtre, inodore, insipide, plus dense que l'eau, infusible, fixe (c'est-à-dire qu'il ne se volatilise point, quelle que soit la haute température à laquelle on l'expose), difficilement oxidable. Insoluble dans tous les acides : n'est attaqué que par un mélange d'acides fluorhydrique et azotique : il y a formation de fluorure de bore, d'eau, etc.

(*Usages.*) Le bore est sans usages.

(*Préparation.*) On l'obtient en chauffant, dans un tube de cuivre, de l'acide borique, fondu et pulvérisé, avec du potassium ; traitant la masse par l'eau ; puis terminant les lavages par de l'eau aiguisée d'acide chlorhydrique ; faisant sécher le résidu, qui est le bore.

$$\left.\begin{array}{l} 4(B,O^3).\left\{\begin{array}{l} 3\,(B,O^3)\ldots\ldots\ldots\ldots\ldots\ldots \\ B,O^3=\left\{\begin{array}{l} O^3. \\ B. \end{array}\right. \end{array}\right. \\ 3\,K\ldots\ldots\ldots\ldots\ldots\ldots \end{array}\right\} K^3,O^3=3\,(K,O) \quad \left.\right\} \begin{array}{c} 3\,(B,O^3)+3\,(K,O) \\ \text{ou} \\ 3\,(B,O^3,K,O). \end{array}$$

## Acide borique.

$$B,O^3 = 35.$$

Il a été découvert par M. Homberg ; c'est la seule combinaison oxigénée du bore que l'on connaisse ; elle fut appelée : sel sédatif ou narcotique, acide boracique.

(*Propriétés.*) Cet acide est solide, incolore, inodore, d'une saveur légèrement acide ; rougissant faiblement la teinture bleue de tournesol ; nullement altéré par la chaleur ; il est fusible : coule en un liquide visqueux, peut être obtenu en fils comme du verre et de la plus grande finesse : sa densité est alors de 1,83 ; il est fixe, difficilement décomposé par l'électricité, peu soluble dans l'eau froide, plus soluble dans l'eau bouillante, et cristallisant, par le refroidissement, en prismes hydratés contenant 3 équivalents d'eau, ayant par cela même pour formule : $B,O^3,3(H,O)$. Quoique fixe, l'acide borique a la propriété de se volatiser, sous l'influence de la vapeur d'eau. Cet acide est un peu soluble dans l'alcool, dans l'esprit de bois : ces dissolutions brûlent avec une flamme verte, caractère distinctif de l'acide borique. Une des propriétés les plus remarquables de cet acide est de prendre diverses couleurs, lorsqu'on le fond avec certains oxides métalliques. Ainsi, avec l'oxide de cobalt, il prend une couleur bleue; l'oxide de cuivre lui communique une couleur verte; l'oxide de manganèse le colore en rouge violacé.

(*Usages.*) L'acide borique est employé dans l'analyse de certaines pierres; on s'en sert pour faire les borates, etc.

(*Préparation.*) On l'obtenait autrefois, en décomposant le borate de soude naturel par l'acide sulfurique.

$$\left.\begin{array}{l} B, O^3, Na, O. \left\{\begin{array}{l} B, O^3. \\ Na, O \ldots\ldots \end{array}\right. \\ S, O^3 \ldots\ldots\ldots\ldots\ldots\ldots \end{array}\right\} S, O^3, Na, O.$$

Maintenant, on se contente de purifier, par la calcination et la cristallisation, l'acide borique naturel. On extrait ce dernier de petits lacs boueux, appelés *lagonis*, que l'on rencontre dans certaines parties de la Toscane. L'acide borique s'y trouve amené par des jets de vapeur souterrains.

## Silicium.

Si = 22.

Le silicium a été découvert par M. Berzélius; il est très-répandu dans la nature.

(*Propriétés.*) Ce corps est solide, brun noisette sombre, inodore, insipide, infusible, fixe, difficilement oxidable, insoluble dans presque tous les véhicules, soluble dans un mélange d'acides fluorhydrique et azotique : il y a formation de fluorure de silicium, d'eau, etc.

(*Usages.*) Il est sans usages.

(*Préparation.*) On l'obtient en décomposant, de la même manière que pour la préparation du bore, du fluorure double de silicium et de potassium, par du potassium.

$$3\,(Fl, K)\,2\,(Fl^3, Si)\ldots\begin{cases}3\,(Fl, K).\\ 2\,(Fl^3, Si)=\begin{cases}Si^2.\\ 2\,(Fl^3)=Fl^6.\end{cases}\end{cases}$$
$$6\,K\ldots\ldots\ldots\ldots\ldots\ldots \quad Fl^6, K^6 \text{ ou } 6\,(Fl, K).$$

On traite la masse par l'eau ; puis, après avoir mis le résidu en contact avec de l'acide fluorhydrique, on lave de nouveau à grande eau, et l'on fait sécher le silicium.

## Acide silicique.

$$Si, 0^3 = 46.$$

On ne connaît, jusqu'à présent, qu'un composé de silicium et d'oxigène : c'est l'acide silicique ou silice. L'acide silicique est très-répandu dans la nature : il constitue : le cristal de roche (1), l'améthyste, l'agathe, la cornaline, l'opale, les pierres à fusil et meulières, le sable, etc.

(*Propriétés.*) La silice est solide, blanche, inodore, insipide, infusible aux plus grands feux de forge, fusible et même volatile à la chaleur du chalumeau à gaz oxigène et hydrogène, indécomposable par la chaleur, difficilement décomposée par l'électricité, d'une densité égale à 2,66, insoluble dans l'eau, sans action sur la teinture de tournesol, insoluble dans tous les véhicules, lorsqu'elle a été calcinée (à l'exception de l'acide fluorhydrique) ; soluble, à l'état d'hydrate, dans l'acide chlorhydrique (ce dernier n'agit que comme dissolvant : c'est-à-dire à la manière de l'eau, et non en

---

(1) Appelé quartz, lorsqu'il est opaque.

formant du chlorure de silicium et de l'eau); l'acide fluorhydrique, au contraire, ne dissout la silice qu'en donnant de l'eau et du fluorure de silicium. L'acide silicique, calciné avec de la potasse, de la soude, ou les carbonates de ces bases, constitue alors un silicate, connu sous le nom de verre.

(*Usages.*) La silice sert à la fabrication du verre, des poteries, des émaux; on l'emploie aussi en métallurgie.

(*Préparation.*) On l'obtient en calcinant le sable blanc avec de la potasse ou de la soude; traitant par l'eau; précipitant la silice du silicate, par de l'acide chlorhydrique;

$$
\begin{array}{l}
\mathrm{Si,O^3,K,O}\left\{\begin{array}{l}\mathrm{Si,\ O^3.}\\ \mathrm{K,\ O}\ldots\left\{\begin{array}{l}\mathrm{O}\ldots\ldots\ldots\ldots\ldots\ldots\\ \mathrm{K}\ldots\ldots\end{array}\right.\end{array}\right.\\
\mathrm{Cl,\ H}\ldots\left\{\begin{array}{l}\mathrm{Cl.}\ \ldots\ldots\ldots\ldots\\ \mathrm{H}\ldots\ldots\ldots\ldots\ldots\ldots\ldots\end{array}\right.
\end{array}
\quad \mathrm{Cl,\ K.} \quad \mathrm{H,\ O.}
$$

lavant le précipité, et le faisant sécher.

## Carbone.

$C = 6.$

Le carbone était connu de toute antiquité; il se présente à nous sous différents aspects; il constitue : le diamant, le graphite, la houille, le charbon artificiel.

(*Diamant.*) Tantôt il est incolore; tantôt il est coloré en rose, en jaune, en vert, en brun, et même en noir : ce dernier porte le nom de diamant *enfumé*. La forme cristalline du diamant est le tétraèdre, l'octaèdre, le cube; sa densité est de 3,5; c'est le corps le plus dur que l'on connaisse : il ne peut être poli que par *sa propre* poussière : cette opération, la principale de l'art du lapidaire, porte le nom de *clivage*. Chauffé dans l'air ou dans l'oxigène, le diamant brûle et se transforme en acide carbonique.

(*Extraction du diamant.*) Le diamant est toujours un produit de la nature : il n'a pu encore être produit artificiellement. On le rencontre dans l'Inde, aux environs de Golconde, au Brésil, à Bornéo, dans les monts Ourals. Son extraction est basée sur l'opération de la *lévigation*. Les ouvriers séparent, avec beaucoup d'habileté, les diamants qui se trouvent dans les petites pierres que l'eau, à cause de leur pesanteur, n'a pu enlever en lévi-guant.

(*Graphite.*) Le graphite se rencontre principalement dans l'île de Ceylan. Il se présente à l'état écailleux ou compacte, d'une couleur gris d'acier noirâtre ; son aspect est un peu métallique ; sa densité est égale à 2,4 ; il est doux au toucher ; tache le papier (c'est du carbone presque pur). Il brûle difficilement ; il sert à la fabrication des crayons de mine de plomb, à faire des creusets : dans ce cas, on y ajoute de l'argile.

(*Houille.*) La houille est du carbone contenant plus ou moins de matières étrangères ; elle porte vulgairement le nom de *charbon de terre*. La houille, calcinée en vase clos, constitue le *coke*. Il y a beaucoup d'espèces de houille : la houille schisteuse est la plus commune de l'Angleterre et de l'Écosse ; une des variétés de cette dernière est la houille schisteuse éclatante, appelée *anthracite*.

(*Charbon artificiel* (1).) Le charbon, obtenu artificiellement, se présente sous différentes formes : ainsi, le charbon de bois, d'os, possède celle des matières que l'on a calcinées ; celui de sucre, de viande, est caverneux ; celui provenant de la combustion des huiles est en poudre : il constitue le charbon connu sous le nom de *noir de fumée*. La densité du charbon artificiel est de 1,8. Certains charbons artificiels ont la propriété d'absorber les

(1) Le charbon, obtenu avec des matières hydrogénées, contient toujours de l'hydrogène.

matières colorantes sans les détruire. Ainsi, le charbon d'os, qui est celui qui jouit de cette propriété au plus haut degré (1), mis en contact avec du vin, de la teinture de tournesol, d'indigo, décolore ces liquides en quelques instants. Le charbon artificiel a la propriété d'absorber les gaz (2); cette absorption est plus ou moins grande, selon la nature du gaz avec lequel on le met en contact et selon la manière dont le charbon a été obtenu. Ainsi, un volume de charbon de bois rougi, puis refroidi sous le mercure, absorbe :

| | | |
|---|---|---|
| Ammoniaque | 90 | volumes, |
| Acide chlorhydrique | 85 | d°, |
| Acide sulfureux | 65 | d°, |
| Acide sulfhydrique | 55 | d°, |
| Protoxide d'azote | 40 | d°, |
| Acide carbonique | 35 | d°, |
| Hydrogène carboné | 35 | d°, |
| Oxide de carbone | 9,42 | d°, |
| Oxigène | 9 | d°, |
| Azote | 7,50 | d°, |
| Hydrogène | 1,75 | d°. |

Ainsi, le charbon absorbe d'autant plus les gaz, que ces derniers sont plus solubles dans l'eau.

(*Propriétés du carbone en général.*) Le carbone, quel qu'il soit, est toujours solide, inodore, d'une couleur variable, d'une densité variable, infusible, fixe, insoluble dans tous les véhicules connus; combiné à l'oxigène, il donne deux composés principaux : l'oxide de carbone, l'acide carbonique; le premier se forme toujours lorsque le charbon est en excès par rapport à l'oxigène; le deuxième, au contraire, prend toujours naissance quand il y a

(1) Les charbons brillants décolorent mal.
(2) Aussi le charbon est-il employé comme désinfectant.

un excès d'oxigène. Le carbone n'est point altéré par son contact avec l'air : l'encre de Chine en est un exemple (1); seulement, il en absorbe l'humidité avec rapidité : l'absorbtion est telle que, quelquefois, l'inflammation a lieu et qu'il en résulte des incendies.

1 kilogramme de carbone, en brûlant, donne assez de chaleur pour fondre 104 kilogrammes de glace, ou porter à l'ébulition 79 kilogrammes d'eau.

(*Usages du carbone.*) Ses usages sont trop connus pour que nous en parlions.

(*Préparation.*) Pour avoir du charbon chimiquement pur, mais terne et noir, on calcine du noir de fumée dans un tube en porcelaine, sous l'influence d'un courant de chlore, qui lui enlève son hydrogène en formant de l'acide chlorhydrique; on laisse refroidir l'appareil, et l'on chauffe le carbone dans un creuset pour chasser le gaz qu'il peut contenir. On obtient également le carbone pur, mais avec éclat métallique, en faisant passer de l'essence de térébenthine, à travers un tube de porcelaine incandescent : ce carbone brillant, ainsi obtenu, est appelé *carbonium* par quelques Chimistes.

Le carbone forme, avec l'oxigène, les composés suivants :

Oxide de carbone, C, O,
Acide carbonique, C, $O^2$,
Acide oxalique, $C^2$, $O^3$,
Acide croconique, $C^5$, $O^4$,
Acide mellitique, $C^4$, $O^3$; mais nous n'étudierons que les trois premiers : l'oxide de carbone, l'acide carbonique, immédiatement; quant à l'acide oxalique, sa place est à l'article acides organiques.

---

(1) L'encre de Chine n'est que du noir de fumée avec de la gélatine et un peu de musc.

## Oxide de Carbone.

C, O = 14.

L'oxide de carbone n'est connu que depuis le commencement du dix-neuvième siècle.

(*Propriétés.*) Ce corps est un gaz incolore, inodore, peu soluble dans l'eau, indécomposable par la chaleur, plus léger que l'air, d'une densité égale à 0,974; son action sur l'économie est des plus vénéneuses; il est d'autant plus dangereux, qu'il ne possède aucun caractère pouvant indiquer sa présence (1). Mis en contact avec un corps enflammé, il l'éteint et brûle avec une flamme bleue caractéristique, et se transforme en acide carbonique. Il est sans action sur la teinture de tournesol, l'eau de chaux. Mis en contact avec l'oxigène, sous l'influence d'un corps enflammé ou d'une étincelle électrique, il y a détonation, formation d'acide carbonique. Si l'on introduit dans l'eudiomètre 100 volumes d'oxide de carbone, 50 volumes d'oxigène, il reste, après l'inflammation, 100 volumes de gaz; traitant par lapotasse, ce résidu gazeux, qui n'est plus que de l'acide carbonique, est absorbé en totalité : d'où l'on voit que 100 volumes d'oxide de carbone, en s'unissant à 50 volumes d'oxigène, donnent 100 volumes d'acide carbonique.

(*Usages.*) Il est sans usages.

(*Préparation.*) On l'obtient en calcinant, dans une cornue de porcelaine munie d'un tube à recueillir les gaz, soit un mélange de fer et de carbonate de barite, soit un mélange d'oxide de zinc et de charbon; la théorie de ces opérations est la suivante :

---

(1) Le seul remède à porter à quelqu'un, en cas d'asphyxie par ce gaz, est de faire respirer le grand air. Un air, contenant $\frac{1}{20}$ de son volume d'oxide de carbone, est mortel pour tous les animaux, quoiqu'une bougie y reste allumée.

$C, O^2, Ba, O \ldots \begin{cases} Ba,\ O. \\ C,\ O^2 \ldots\ldots \begin{cases} C,\ O. \\ O \ldots\ldots \end{cases} \end{cases}$

$Fe \ldots\ldots\ldots\ldots\ldots\ldots$ } Fe, O.

---

$Zn,\ O \ldots\ldots \begin{cases} Zn. \\ O \ldots\ldots \end{cases}$

$C \ldots\ldots\ldots\ldots\ldots$ } C, O.

On peut encore obtenir ce gaz, en chauffant l'acide oxalique ou un oxalate avec de l'acide sulfurique : il se dégage volumes égaux d'oxide de carbone et d'acide carbonique ; on absorbe ce dernier par la potasse ou la soude.

## Acide carbonique.

$$C,\ O^2 = 22.$$

C'est M. Lavoisier qui a fait connaître la nature de l'acide carbonique. Cet acide fut appelé d'abord : gaz méphytique, acide crayeux. Ce corps existe abondamment dans la nature, surtout à l'état de combinaison : il se rencontre dans l'air ; il est le produit de la respiration de tous les animaux, de la combustion de toutes les substances contenant du carbone, et par conséquent du carbone lui-même sous l'influence de l'oxigène.

(*Propriétés.*) L'acide carbonique est gazeux, incolore, d'une odeur piquante, d'une saveur aigrelette ; la chaleur est sans action sur lui ; l'électricité ne le décompose que partiellement ; il est plus lourd que l'air : sa densité est de 1,529. Mis en contact avec un corps en ignition, il l'éteint sans s'enflammer ; son action sur l'économie est moins délétère que celle de l'oxide de carbone : il serait cependant dangereux de respirer un air qui contiendrait 15 p. 0/0 (en volumes) de ce gaz (1). D'après les expériences de Davy, 100 volumes d'acide carbonique renferment 100 volumes d'oxigène. Il rougit la teinture de tournesol et lui communique une teinte vineuse. L'acide carbonique est soluble dans l'eau : ce liquide, à la température et à la pression ordinaires de l'air, en dissout un volume égal au sien ; sous la pression de plusieurs atmosphères, l'eau peut en dissoudre plusieurs fois son volume : la dissolution constitue alors l'*eau de seltz*, laquelle est chargée ordinairement, lors de sa fabrication, à 5 ou 6 atmosphères.

Agité avec l'eau de chaux, le gaz acide carbonique trouble cette dissolution : il y a formation de carbonate de chaux insoluble dans l'eau, mais soluble dans un excès de gaz ou de dissolution aqueuse d'acide carbonique.

L'acide carbonique est décomposé par l'hydrogène, le carbone : dans le premier cas, il y a formation d'eau et d'oxide de carbone ; dans le deuxième, il se produit seulement de l'oxide de carbone.

$$\left.\begin{array}{l} C,O^2 .. \left\{\begin{array}{l} C,\ O. \\ O.... \end{array}\right. \\ H.......... \end{array}\right\} H,\ O. \qquad \left.\begin{array}{l} C,\ O^2 .. \left\{\begin{array}{l} C,\ O. \\ O.... \end{array}\right. \\ C.......... \end{array}\right\} C,\ O.$$

Soumis à une forte pression, le gaz acide carbonique peut être liquéfié : c'est M. Faraday qui, le premier, a opéré la liquéfaction de ce gaz. Dans ces derniers temps, M. Thilorier a construit un appareil à l'aide duquel on peut obtenir une assez grande quantité

(1) Aussi est-il imprudent de descendre dans les caves, les puits, sans bougie allumée : cette dernière s'éteignant, par la présence d'un air contenant beaucoup d'acide carbonique, et indiquant que la mort serait inévitable pour celui qui tenterait d'y pénétrer.

C'est aussi la grande quantité d'acide carbonique qui se dégage dans les cuves de vendangeur, de brasseur, qui occasionne l'asphyxie des ouvriers qui y descendent pour ranimer la fermentation.

de cet acide à l'état liquide et même solide ; mais cette opération présente quelques dangers, attendu que la pression, dans l'appareil de fonte dont on se sert, est telle qu'il peut y avoir rupture et les fragments blesser l'opérateur ; car, en agissant à la température de zéro, la pression est de 36 atmosphères ; à + 10 degrés, elle est de 45 ; à + 20 degrés, elle est de 56 ; enfin, à + 30 degrés, elle s'élève à 73 atmosphères. Avec de pareilles pressions, il est impossible de répondre de la solidité d'un appareil, quelque bien construit qu'il soit. L'acide carbonique liquéfié, en s'évaporant dans l'air, produit un froid de — 92 à — 100 degrés : aussi, en recevant dans un appareil convenable cet acide carbonique liquide, une partie de ce dernier se solidifie : il a alors l'aspect de la neige. Pour faire cette expérience avec moins de danger, il faudrait abaisser la température à — 20 degrés ; sous l'influence de ce froid, l'acide carbonique n'exigerait qu'une pression de 26 atmosphères ; à — 10 degrés seulement, il faudrait 30 atmosphères pour liquéfier ce gaz. Mis sur l'épiderme, l'acide carbonique, ainsi liquéfié ou solidifié, produit une vésication instantanée. On peut se servir d'acide carbonique solide pour obtenir des froids immenses, et liquéfier et même solidifier certains corps : le mercure, par exemple.

(*Usages.*) L'acide carbonique est fréquemment employé en chimie.

(*Préparation.*) Dans les arts, on l'obtient ou en brûlant du charbon, ou en décomposant la craie (qui est du carbonate de chaux) soit par la chaleur ou l'acide sulfurique.

$$\begin{array}{l} C, O^2, Ca, O \ldots \left\{ \begin{array}{l} C, O^2. \\ Ca, O \ldots \end{array} \right. \\ S, O^3 \ldots\ldots\ldots\ldots\ldots\ldots \end{array} \Big\} S, O^3, Ca, O.$$

Dans les laboratoires, on décompose le carbonate de chaux, connu sous le nom de *marbre*, par l'acide azotique ou chlorhydrique.

$$\begin{array}{ll} C, O^2, Ca, O. & \left\{\begin{array}{l} C, O^2. \\ Ca, O = \left\{\begin{array}{l} O \ldots\ldots\ldots\ldots\ldots\ldots \\ Ca \ldots\ldots \end{array}\right. \end{array}\right. \\ Cl, H \ldots\ldots & \left\{\begin{array}{l} Cl \ldots\ldots\ldots\ldots\ldots\ldots \\ H \ldots\ldots\ldots\ldots\ldots\ldots\ldots\ldots \end{array}\right. \end{array} \quad \begin{array}{l} Ca + Cl \rightarrow Cl, Ca. \\ O + H \rightarrow H, O. \end{array}$$

Dans ces deux derniers cas, l'acide carbonique obtenu a une saveur désagréable.

---

Le carbone, en s'unissant à l'hydrogène, donne naissance à une foule de corps. Les principaux composés gazeux résultant de l'union de ces deux métalloïdes sont : hydrogène proto-carboné ou gaz des marais, des houllières (1) $= H^4, C^2 = 16$ ; hydrogène bi-carboné (1) $= H^4, C^4$.

Nous étudierons seulement ce dernier.

### Hydrogène Bi-Carboné.

$$H^4, C^4 = 28.$$

L'hydrogène bi-carboné, appelé aussi gaz oléfiant (parce qu'il a la propriété de donner un composé huileux avec le chlore), constitue en grande partie le gaz de l'éclairage.

(*Propriétés.*) Ce gaz est incolore, insipide, d'une odeur empyreumatique, très-peu soluble dans l'eau ; d'après les dernières expériences faites sur ce corps, sa densité est de 0,9816. Il est décomposé, par la chaleur, en charbon, hydrogène, hydrogène proto-carboné. En contact avec un corps en ignition, il l'éteint, s'enflamme et brûle avec une flamme blanche et comme fuligineuse. Il est sans action sur la teinture de tournesol et l'eau de chaux, avant sa combustion. Si l'on fait un mélange de ce gaz

---

(1) On a l'habitude, malgré leur composition, de les appeler ainsi.

avec trois parties d'oxigène et qu'on l'enflamme, il y a une violente détonnation, et toujours rupture du flacon où l'on opère : de là la nécessité de l'envelopper, afin qu'il n'y ait aucun danger pour celui qui expérimente. On arrive facilement à connaître sa composition de la manière suivante :

On introduit, dans l'eudiomètre à mercure, 10 volumes d'hydrogène bi-carboné et 50 volumes d'oxigène ; on fait passer l'étincelle électrique : il reste, après l'inflammation, un résidu égal à 40 volumes ; ajoutant une dissolution de potasse ou de soude, on enlève l'acide carbonique formé ; après le traitement, le résidu, qui n'est plus que de l'oxigène, est égal à 20 volumes : il y a donc eu formation de 20 volumes d'acide carbonique ; sachant que cet acide renferme 1 volume d'oxigène égal au sien, on voit que 20 volumes d'oxigène ont servi à brûler tout le carbone du gaz oléfiant. Quant aux autres 10 volumes d'oxigène disparus, puisque 20 volumes résidu + 20 volumes absorbés, pour former l'acide carbonique, égalent 40 volumes, et que l'on en a employé 50 volumes, ces 10 volumes d'oxigène, disons-nous, se sont unis à l'hydrogène pour former de l'eau ; or, pour former le protoxide d'hydrogène, 1 volume d'oxigène s'unit à 2 volumes d'hydrogène ; donc les 10 volumes d'oxigène qui ont disparu se sont combinés à 20 volumes d'hydrogène que contenaient les 10 volumes de gaz oléfiant employés. Un litre d'hydrogène bi-carboné contient donc 2 litres d'hydrogène.

(*Usages.*) Le gaz hydrogène bi-carboné impur, c'est-à-dire mélangé à des matières étrangères, constitue le gaz de l'éclairage.

(*Préparation.*) Il prend toujours naissance dans la décomposition, par la chaleur, des matières organiques très-peu oxigénées. Il se prépare en chauffant graduellement dans une cornue de verre munie d'un tube propre à recueillir les gaz, un mélange de 1 partie d'alcool et de 6 parties d'acide sulfurique concentré la réaction peut s'expliquer de la manière suivante :

$$C^4, H^6, O^2 \ldots \left\{ \begin{array}{l} C^4 \ldots\ldots\ldots\ldots\ldots \\ H^6 \ldots\ldots \left\{ \begin{array}{l} H^4 \ldots\ldots \\ H^2 \ldots\ldots \end{array} \right. \\ O^2 \ldots\ldots\ldots\ldots\ldots \end{array} \right. \begin{array}{l} \} H^4, C^4. \\ \\ \} H^2, O^2 \text{ ou } 2\,(H, O). \end{array}$$

## Soufre.

S = 16.

Le soufre était connu de toute antiquité; il est très-répandu dans la nature, soit à l'état de liberté, soit à l'état de combinaison.

(*Propriétés.*) Ce corps est solide, jaune, inodore, insipide, cristallisable, fusible vers 109 degrés; pouvant être encore liquide à une température bien inférieure à ce degré; mais le thermomètre remonte à 109 degrés environ, lors de sa solidification. Il entre en ébullition vers 440 degrés; il est friable, mauvais conducteur de la chaleur; s'électrise par le frottement; il est insoluble dans l'eau, peu soluble dans l'alcool, plus soluble dans l'éther, soluble dans l'essence de térébenthine, les huiles; mais son meilleur dissolvant est le sulfure de carbone. Sa densité est égale à 2 environ. Si l'on fond du soufre et qu'on le laisse refroidir lentement, il cristallise en prismes rhomboïdaux. Si l'on dissout du soufre dans de la sulfure de carbone et qu'on laisse cette dissolution à l'air, ce dernier se volatilise, et le soufre cristallise en octaèdres à base rhomboïdale. Chauffé à + 150 degrés, il commence à se colorer; maintenu vers + 250 degrés il devient rouge hyacinthe en s'épaississant; si on le laisse alors refroidir lentement, il redevient liquide et reprend les caractères du soufre ordinaire; mais, refroidi alors brusquement, en le projetant dans l'eau, il devient élastique, en conservant sa couleur rouge. Le soufre mou est du soufre qui, quoique froid, a conservé une certaine quantité de chaleur latente; car, chauffé de 95 à 100 degrés, il entre en fusion. Au bout de quelques jours, le soufre mou reprend les propriétés du soufre ordinaire : c'est-à-dire qu'il redevient cassant, etc. Chauffé dans l'air ou dans l'oxigène, il brûle avec une flamme bleue, en répandant une odeur particulière due à l'acide sulfureux qui se forme.

Le soufre s'unit très-bien à l'hydrogène, au bore, au silicium, au carbone, etc. : il en résulte des sulfures de ces métalloïdes.

(*Usages.*) Le soufre est fréquemment employé dans les laboratoires et dans les arts. On s'en sert, en outre, pour mouler des médailles, pour désinfecter le gaz de l'éclairage et lui enlever le sulfure de carbone qu'il contient.

(*Préparation.*) Le soufre s'extrait, soit du sulfure de fer, en calcinant ce dernier, soit en distillant, dans des appareils convenables, le soufre natif, pour le séparer des matières étrangères qui l'accompagne : par la chaleur, le soufre se volatilise et se rend dans une chambre en maçonnerie, ou, rencontrant du froid, il se condense sous la forme de poudre très-fine : il constitue, dans cet état, la *fleur de soufre*. Cette dernière est toujours acide et doit être lavée avant de s'en servir. Le soufre, arrivant constamment dans cette chambre, préalablement froide, finit par l'échauffer au point que le soufre, au lieu de rester en poudre, se liquéfie et gagne la partie inférieure de la chambre, d'où on le fait couler pour l'introduire dans des moules en bois, afin d'avoir le soufre en morceaux, dit soufre en canon.

---

Le soufre forme, avec l'oxigène, six composés définis ; mais quatre d'entre eux seulement seront étudiés.

### Acide Hypo-Sulfureux.

$$S^2, O^2 = 48.$$

L'acide hypo-sulfureux ne peut exister à l'état de liberté ; vient-on à le séparer d'un hyposulfite, à l'instant même il est décomposé en soufre qui se précipite et en acide sulfureux qui se dégage :

$$S^2, O^2 \ldots\ldots \begin{cases} S. \\ S, O^2. \end{cases}$$

### Acide Sulfureux.

$$S, O^2 = 32.$$

La distinction de l'acide sulfureux, comme corps particulier, remonte à Stahl. Il se produit toutes les fois que du soufre brûle dans l'oxigène ou dans l'air.

*(Propriétés.)* L'acide sulfureux est un gaz incolore, d'une odeur suffocante, d'une saveur désagréable; éteignant les corps en combustion, rougissant la teinture de tournesol et la décolorant ensuite; il décolore aussi les matières animales : la soie, la laine, par exemple. Sa densité est de 2,234. Un volume d'acide sulfureux renferme 1 volume d'oxigène. Il est soluble dans l'eau : 1 volume de ce dernier absorbe 37 volumes de gaz sulfureux. Soumis à un froid de — 20 degrés, il se liquéfie, à la pression ordinaire (*fig.* n° 5, *pl.* 1) ; son évaporation, alors, donne un froid de — 57 degrés dans l'air, et de — 68 degrés dans le vide. Il est indécomposable par la chaleur; mais, sous l'influence du calorique, il est décomposé par l'hydrogène, le carbone.

La dissolution d'acide sulfureux, en contact avec le fer, le zinc, donne de l'hyposulfite de fer, de zinc. A chaud, le fer, le zinc, décomposent l'acide sulfureux sec : il y a formation de sulfure et d'oxide :

$$\left.\begin{array}{l} S, O^2 \ldots\ldots \begin{cases} O^2 \ldots\ldots\ldots\ldots\ldots \\ S \ldots\ldots\ldots \end{cases} \\ 3\ Zn \ldots\ldots \begin{cases} Zn \ldots\ldots\ldots \\ Zn^2 \ldots\ldots\ldots\ldots\ldots \end{cases} \end{array}\right\} \begin{array}{l} \\ S, Zn. \\ \\ \end{array} \quad Zn^2, O^2 = 2\ (Zn, O).$$

Le gaz acide sulfureux sec ne se combine point, à froid, avec l'oxigène sec ; mais, sous l'influence de l'eau, il y a formation d'acide sulfurique : d'où il résulte que la dissolution aqueuse de gaz sulfureux doit être conservée à l'abri du contact de l'air (1).

En contact avec une dissolution aqueuse de barite, l'acide sulfureux donne du sulfite de barite insoluble dans l'eau, mais soluble dans l'acide chlorhydrique (c'est même un moyen de reconnaître si l'acide sulfureux contient de l'acide sulfurique, le sulfate de barite n'étant pas soluble dans l'acide chlorhydrique).

(*Usages.*) L'acide sulfureux est très-employé en chimie : c'est comme désoxidant qu'on en fait usage.

(*Préparation.*) On l'obtient en chauffant le mercure avec l'acide sulfurique concentré : il est alors chimiquement pur. On peut également le préparer en substituant au mercure, le cuivre, le soufre. Dans les arts, on chauffe l'acide sulfurique avec du charbon : il en résulte un mélange d'acide sulfureux et d'acide carbonique. Ce dernier n'est nullement nuisible dans la plupart des expériences industrielles que l'on fait avec le gaz sulfureux. Mieux vaut, cependant, l'emploi du soufre qui donne plus de gaz sulfureux :

$$\left.\begin{array}{l} 2\,(S, O^3) = S^2, O^6 = \left\{\begin{array}{l} O^2 \ldots\ldots\ldots\ldots\ldots\ldots \\ S^2, O^4 = 2\,(S, O^2). \end{array}\right. \\ S \ldots\ldots\ldots\ldots\ldots\ldots\ldots\ldots\ldots\ldots\ldots \end{array}\right\} S, O^2.$$

## Acide Hypo-Sulfurique.

$$S^2, O^5 = 72.$$

Cet acide a été découvert par MM. Welter et Gay-Lussac, depuis quelques années seulement.

(*Propriétés.*) L'acide hyposulfurique, à l'état de liberté, n'existe

(1) A cet effet, le flacon étant complétement plein, on le bouche et l'on fait plonger le goulot dans un verre rempli d'eau.

point à l'état anhydre; le moins d'eau qu'il puisse contenir est 1 équivalent de ce liquide: aussi a-t-il, dans cet état, $S^2, O^5, H, O$, pour formule. Il est liquide, incolore, inodore, d'une saveur acide; rougissant fortement la teinture de tournesol; sa densité est égale à 1,347. Il passe, peu à peu, sous l'influence de l'air ou de l'oxigène, à l'état d'acide sulfurique. Les corps qui cèdent facilement leur oxigène, agissent de la même manière sur cet acide.

Il est décomposé, par la chaleur, en acides sulfureux et sulfurique. Cette décomposition a lieu également lorsqu'on soumet l'acide hypo-sulfurique sous le vide de la machine pneumatique. En contact avec le fer, le zinc, il y a dégagement d'hydrogène, formation d'hypo-sulfate.

Il a pour caractère distinctif, de ne point donner de précipité par l'eau de barite, l'hypo-sulfate de cette base étant soluble dans l'eau : ce qui le différencie parfaitement des acides sulfureux, sulfurique.

(*Usages.*) Il est sans usages.

(*Préparation.*) On l'obtient en décomposant l'hypo-sulfate de barite par l'acide sulfurique :

$$\begin{matrix} S^2, O^5, Ba, O \left\{ \begin{matrix} S^2, O^5. \\ Ba, O \ldots\ldots \end{matrix} \right. \\ S, O^3 \ldots\ldots\ldots\ldots\ldots\ldots\ldots \end{matrix} \Big\} S, O^3, Ba, O.$$

### Acide Sulfurique.

$$S, O^3 = 40.$$

L'acide sulfurique a été découvert par M. Basile Valentin, vers la fin du quinzième siècle. On le rencontre dans la nature, à l'état de combinaison. Cet acide se présente sous deux états : à l'état anhydre, à l'état d'hydrate.

(*Propriétés de l'acide sulfurique anhydre.*) L'acide sulfurique anhydre, $S, O^3$, est un corps solide, en cristaux cotonneux, déliquescent, c'est-à-dire attirant fortement l'humidité de l'air; répendant d'abondantes fumées au contact de ce dernier; il est fusible à 25 degrés environ; il entre en ébullition et distille vers 30 degrés. Sa densité est égale à 1,97. Mis en contact avec la barite, il y a production de lumière et grand développement de chaleur. En contact avec l'eau, il s'y combine avec bruissement. La vapeur d'acide sulfurique anhydre charbonne le papier. Il doit être conservé dans des vases bien bouchés et mieux encore scellés à la lampe. Il est sans usages.

(*Préparation de l'acide anhydre.*) L'acide sulfurique anhydre se préparait encore, il y a peu d'années, en calcinant du sulfate de protoxide de fer desséché dans une cornue de terre; l'acide sulfurique anhydre était reçu dans de l'acide sulfurique ordinaire où il se dissolvait. On obtenait ainsi un liquide connu sous le nom d'acide sulfurique de Nordhausen (1). Chauffant cet acide de Nordhausen, l'acide sulfurique anhydre se volatilisait et on le recueillait dans des vases convenables.

Maintenant, on prépare l'acide sulfurique anhydre par le procédé de M. Kulmann, lequel consiste à faire passer un mélange d'acide sulfureux et d'oxigène secs, sur de la mousse de platine légèrement chauffée; l'acide anhydre se rend dans un tube en U refroidi (*fig.* n° 6, *pl.* 1).

(*Propriétés de l'acide sulfurique hydraté.*) L'acide sulfurique anhydre, combiné à $\frac{1}{2}$ équivalent d'eau, donne l'acide sulfurique demi hydraté : il ressemble beaucoup à l'acide anhydre ; il se distingue de ce dernier, en ce qu'il est moins fusible, et qu'il cristallise en fibres soyeuses prismatiques. Comme l'acide anhydre, il est fumant, et développe beaucoup de chaleur par son contact avec l'eau, la barite; du reste, on le confond souvent avec l'acide anhydre.

---

(1) C'est dans la ville de Nordhausen où, pour la première fois, on prépara cet acide.

L'acide sulfurique ordinaire ou mono-hydraté, $S, O^3, H, O$, appelé huile de vitriol, est le plus important ; ses propriétés sont les suivantes :

L'acide à 1 équivalent d'eau est liquide, non fumant, d'une consistance oléagineuse, incolore, inodore ; attirant fortement l'humidité de l'air ; d'une saveur très-caustique ; charbonnant promptement les matières organiques en les détruisant ; rougissant fortement la teinture de tournesol ; entrant en ébullition à + 326 degrés ; d'une densité égale à 1, 842 : dans cet état il marque 66 degrés à l'aréomètre de Baumé. Il se congèle par un froid de — 34 degrés. En contact avec l'eau, il développe beaucoup de chaleur. En effet, 1 partie d'eau et 1 partie d'acide sulfurique, à 1 équivalent d'eau, produisent une chaleur de 97 à 100 degrés (1). Mélangé avec de la glace, il produit du froid ou de la chaleur, selon les proportions employées. En effet : 1 partie de glace et 4 parties d'acide sulfurique produisent une chaleur de 30 à 40 degrés ; avec le contraire, c'est-à-dire avec 4 parties de glace et 1 partie d'acide sulfurique, un froid de — 17 à — 20 degrés. Il est décomposé par une chaleur rouge. Étant mauvais conducteur du fluide électrique, l'acide sulfurique à 1 équivalent d'eau, n'est point décomposé par l'électricité ; mais, vient-on à l'étendre d'eau, il devient conducteur et est décomposé par cet agent.

Il est transformé, par l'hydrogène, à la température ordinaire, en acide sulfureux et en eau (2) :

$$S, O^3, H, O \ldots \begin{cases} H, O. \\ S, O^3 \ldots \begin{cases} S, O^2. \\ O \ldots\ldots \end{cases} \end{cases}$$

$$\left. \begin{array}{l} O \ldots\ldots \\ H \ldots\ldots\ldots\ldots\ldots\ldots\ldots\ldots \end{array} \right\} H, O.$$

(1) Il faut avoir la précaution de verser l'acide dans l'eau ; dans le cas contraire, il pourrait y avoir projection du liquide.

(2) Ce genre de décomposition a lieu dans la préparation de l'hydrogène par le zinc et l'acide sulfurique.

A chaud, il y aurait formation d'eau et de sulfure d'hydrogène :

$$\left.\begin{array}{l} S, O^3, H, O \left\{\begin{array}{l} H, O. \\ S, O^3 = \left\{\begin{array}{l} O^3 \ldots\ldots\ldots\ldots \\ S. \ldots \end{array}\right. \end{array}\right. \\ 4\ H \ldots\ldots \left\{\begin{array}{l} H \ldots\ldots\ldots\ldots \\ H^3 \ldots\ldots\ldots\ldots\ldots\ldots \end{array}\right. \end{array}\right\} S, H. \quad H^3, O^3 = 3\,(H, O).$$

L'acide sulfurique, à 1 équivalent d'eau, est décomposé par le fer, sous l'influence de la chaleur : il y a formation d'acide sulfureux et d'oxide de fer. Si, au contraire, l'acide sulfurique, à 1 équivalent d'eau, est additionné d'une certaine quantité de ce dernier liquide, le fer ne décompose plus l'acide sulfurique : l'eau seule est décomposée : il se dégage de l'hydrogène, et il y a formation de sulfate de fer. Si l'on ajoute à l'acide sulfurique, à 1 équivalent d'eau, un autre équivalent d'eau, on obtient de l'acide sulfurique bi-hydraté, $S, O^3, 2\,(H, O)$, lequel, soumis à un froid de — 10 degrés, se congèle et cristallise en prismes énormes ; par l'ébullition, il perd 1 équivalent d'eau et redevient acide sulfurique ordinaire ou mono-hydraté.

(*Usages.*) L'acide sulfurique, à 1 équivalent d'eau, est un des acides dont les usages sont les plus répandus.

(*Préparation.*) On obtient l'acide sulfurique, à 1 équivalent d'eau, en faisant arriver, dans de grandes chambres en plomb, un mélange d'acide sulfureux, de bi-oxide d'azote et de vapeur d'eau. Le bi-oxide d'azote, $Az, O^2$, sous l'influence de l'air des chambres, passe à l'état d'acide hypo-azotique, $Az, O^4$; l'acide sulfureux $S, O^2$, prend 1 équivalent d'oxigène à ce dernier, de sorte qu'il en résulte : $S, O^2 + Az, O^4 = S, O^3 + Az, O^3$ : c'est-à-dire 1 équivalent d'acide sulfurique, $S, O^3$, et 1 équivalent d'acide azoteux, $Az, O^3$. Ensuite : 3 équivalents d'acide azoteux, c'est-à-dire $3\,(Az, O^3)$ ou $Az^3, O^9$, se transforment, sous l'influence de l'eau, en 2 équivalents de bi-oxide d'azote et 1 équivalent d'acide azotique $Az, O^5$. En effet, $Az^3, O^9 = Az^2, O^4$ ou $2\,(Az, O^2)$

$+ Az, O^5$. Ces 2 équivalents de bi-oxide d'azote, en contact avec l'air des chambres, repassent à l'état d'acide hypo-azotique, sur lequel l'acide sulfureux agit de nouveau, etc., etc.

Le bi-oxide d'azote s'obtient en chauffant, soit de la fécule avec de l'acide azotique, soit un mélange d'azotate de potasse et de soufre. L'acide sulfureux se prépare en brûlant le soufre sous l'influence de l'air. Dans quelques fabriques, on substitue l'acide azotique au bi-oxide d'azote. Dans des circonstances convenables, l'acide sulfureux ramène l'acide azotique à l'état d'acide azoteux, et passe à l'état d'acide sulfurique :

$$\begin{array}{l} Az,\ O^5 \ldots\ldots\ldots \left\{ \begin{array}{l} Az,\ O^3. \\ O^2 \ldots\ldots \end{array} \right. \\ 2\ (S,\ O^2) = S^2,\ O^4 \ldots\ldots\ldots \end{array} \left. \begin{array}{l} \\ \\ \end{array} \right\} S^2,\ O^6 = 2\ (S,\ O^3).$$

L'acide sulfurique, en sortant des chambres de plomb, est étendu d'eau ; on le concentre dans des chaudières en plomb, jusqu'à ce qu'il marque 45 degrés à l'aréomètre de Beaumé ; de là on l'introduit dans des vases en platine (1) ou on termine la concentration : c'est-à-dire jusqu'à 66 degrés. L'acide obtenu n'est point pur : il contient de l'acide sulfureux, de l'acide azotique, du sulfate de plomb, etc. Pour le purifier, on le distille de nouveau, en y ajoutant un peu de sulfate d'ammoniaque (lequel transforme l'acide azotique, sous l'influence de la chaleur, en eau et en protoxide d'azote qui se dégage). Les sels, que l'acide contient, restent dans l'appareil distillatoire. Quant à l'acide sulfureux, on l'enlève par le chlore en dissolution dans l'eau : il y a formation d'acide sulfurique, d'acide chlorhydrique ; on chasse ce dernier à l'aide d'une douce chaleur ; on ramène ensuite l'acide sulfurique à 66 degrés de concentration.

---

(1) Les vases de plomb seraient attaqués, si l'on poussait plus loin la concentration.

Le soufre, en se combinant avec l'hydrogène, donne naissance à deux composés, savoir : mono-sulfure d'hydrogène, S, H, bi-sulfure d'hydrogène, $S^2, H = 33$. Ce dernier correspond au bi-oxide d'hydrogène ; ses propriétés sont aussi analogues à H, $O^2$ ($O^2$, H). Nous n'étudierons que le mono-sulfure, le seul important à connaître.

## Mono-Sulfure d'Hydrogène ou Acide Sulfhydrique.

$$S, H = 17.$$

Ce corps, appelé aussi acide hydrosulfurique, hydrogène sulfuré, a été découvert par M. Schéele.

(*Propriétés.*) Le mono-sulfure d'hydrogène est un gaz incolore; d'une odeur et d'une saveur analogues à celles des œufs pourris ; sa densité est égale à 1,1912 ; il éteint les corps en combustion, et brûle en laissant déposer du soufre et en dégageant de l'acide sulfureux. Il rougit la teinture de tournesol et lui communique une teinte vineuse ; un volume d'eau dissout environ trois volumes de ce gaz. Son action sur l'économie est des plus vénéneuses : de l'air, contenant 1/1500 de son volume d'acide sulfhydrique, suffit pour faire périr un oiseau ; 1/800 est assez pour tuer un chien ; un cheval périrait infailliblement dans un air contenant 1/200 de son volume de mono-sulfure d'hydrogène (1).

Soumis à une pression de 17 à 18 atmosphères, il se liquéfie : le liquide incolore qui en résulte a une densité d'environ 0,9.

L'hydrogène sulfuré est décomposé par la chaleur, l'électricité ; il l'est également par l'oxigène (2), l'air atmosphérique : il en résulte de l'eau et un dépôt de soufre :

(1) Le chlore est l'antidote de ce poison.
(2) Il y a détonnation, si l'on opère à chaud.

$$\begin{array}{l} \text{S, H} \ldots\ldots \left\{ \begin{array}{l} \text{S.} \\ \text{H} \ldots\ldots\ldots \end{array} \right. \\ \text{O} \ldots\ldots\ldots\ldots\ldots\ldots\ldots\ldots \end{array} \Big\} \text{H, O.}$$

Aussi, faut-il conserver la dissolution aqueuse de ce gaz dans des flacons bien bouchés et renversés dans des vases pleins d'eau. A froid, il est absorbé par le carbone; mais à chaud, il est décomposé par ce métalloïde. En contact avec l'acide sulfureux, sous l'influence de l'humidité, il y a décomposition complète des deux gaz: formation d'eau et dépôt de soufre :

$$\begin{array}{l} \text{S, O}^2 \ldots\ldots\ldots\ldots \left\{ \begin{array}{l} \text{S.} \\ \text{O}^2 \ldots\ldots \end{array} \right. \\ 2\,(\text{S, H}) = \text{S}^2,\ \text{H}^2 = \left\{ \begin{array}{l} \text{H}^2 \ldots\ldots \\ \text{S}^2. \end{array} \right. \end{array} \Big\} \text{H}^2,\ \text{O}^2 = 2\ (\text{H, O}).$$

Un volume de mono-sulfure d'hydrogène contient un volume d'hydrogène : on le reconnaît facilement en chauffant, dans une petite cloche courbe (*fig.* n° 7, *pl.* 1), du gaz sulfhydrique avec de l'étain: il y a formation de sulfure d'étain, et l'hydrogène est mis en liberté. Il résulte de cette composition que, mettant en contact 1 volume d'acide sulfhydrique et 1/2 volume d'oxigène, tout l'hydrogène sera brûlé, et tout le soufre qu'il contenait se déposera. Sachant que 1 volume d'acide sulfureux contient 1 volume d'oxigène, on verra que, mettant en contact 1 volume d'acide sulfhydrique avec 1 volume 1/2 d'oxigène, il y a formation d'eau, d'acide sulfureux, et nul dépôt de soufre. L'acide sulfhydrique a pour caractère distinctif, de précipiter les sels de plomb, d'argent, etc., en noir : il y a formation de sulfures de plomb, d'argent insolubles, et d'eau:

$$\begin{array}{l} \overline{\text{Ac}},\ \text{Pb, O} = \left\{ \begin{array}{l} \overline{\text{Ac}}. \\ \text{Pb, O} \ldots \left\{ \begin{array}{l} \text{Pb} \ldots\ldots\ldots\ldots\ldots \\ \text{O} \ldots\ldots \end{array} \right. \end{array} \right. \\ \text{S, H} \ldots\ldots \left\{ \begin{array}{l} \text{H} \ldots\ldots\ldots\ldots\ldots\ldots \\ \text{S} \ldots\ldots\ldots\ldots\ldots\ldots\ldots\ldots \end{array} \right. \end{array} \quad \begin{array}{l} \text{O} + \text{H} \to \text{H, O.} \\ \text{Pb} + \text{S} \to \text{S, Pb.} \end{array}$$

(*Usages.*) Le mono-sulfure d'hydrogène est un des gaz les plus employés en chimie.

(*Préparation.*) Pour l'obtenir pur, on chauffe, dans un ballon, muni d'un flacon de lavage et terminé par un tube à gaz, du sulfure d'antimoine (que la nature offre assez abondamment) avec de l'acide chlorhydrique : il y a formation de chlorure d'antimoine, $Cl^3, Sb$, et de mono-sulfure d'hydrogène qui se dégage :

$$\begin{array}{l} S^3\,Sb \ldots\ldots\ldots\ldots \left\{\begin{array}{l} S^3 \ldots\ldots\ldots\ldots\ldots \\ Sb \ldots\ldots \end{array}\right. \\ 3\,(Cl, H) = Cl^3, H^3 = \left\{\begin{array}{l} Cl^3 \ldots\ldots \\ H^3 \ldots\ldots\ldots\ldots\ldots \end{array}\right. \end{array} \quad \begin{array}{l} Sb \ldots\ldots \\ Cl^3 \ldots\ldots \end{array}\Big\} Cl^3, Sb. \quad \begin{array}{l} S^3 \\ H^3 \end{array}\Big\} S^3, H^3 = 3\,(S, H).$$

Un autre procédé, généralement employé quand on ne tient point à avoir de l'acide sulfhydrique pur, consiste à traiter le sulfure de fer par de l'acide sulfurique étendu d'eau :

$$\begin{array}{l} S, Fe \ldots\ldots \left\{\begin{array}{l} Fe \ldots\ldots\ldots\ldots\ldots\ldots \\ S \ldots\ldots\ldots\ldots \end{array}\right. \\ S, O^3 + H, O = \left\{\begin{array}{l} H, O. \left\{\begin{array}{l} H \ldots\ldots \\ O \ldots\ldots\ldots\ldots \end{array}\right. \\ S, O^3 \ldots\ldots\ldots\ldots\ldots\ldots\ldots \end{array}\right. \end{array} \quad \begin{array}{l} S \\ H \end{array}\Big\} S, H. \quad \begin{array}{l} Fe \\ O \end{array}\Big\} Fe, O. \quad \begin{array}{l} Fe, O \\ S, O^3 \end{array}\Big\} S, O^3\,Fe, O.$$

Souvent par ce procédé, attendu que presque toujours le fer n'est point complétement sulfuré, le gaz sulfhydrique obtenu contient de l'hydrogène libre : on reconnaîtra la présence de ce dernier dans le gaz sulfhydrique, en traitant le mono-sulfure d'hydrogène par un sel de plomb : l'hydrogène restera isolé après la décomposition du sulfure d'hydrogène :

$$\begin{array}{l} S, H + H = \left\{\begin{array}{l} H \text{ libre.} \\ S, H \ldots \left\{\begin{array}{l} S \ldots\ldots\ldots\ldots\ldots \\ H \ldots\ldots \end{array}\right. \end{array}\right. \\ \overline{Ac}, Pb, O \ldots \left\{\begin{array}{l} Pb, O \ldots \left\{\begin{array}{l} O \ldots\ldots \\ Pb \ldots\ldots\ldots\ldots\ldots \end{array}\right. \\ \overline{Ac}. \end{array}\right. \end{array} \quad \begin{array}{l} H \\ O \end{array}\Big\} H, O. \quad \begin{array}{l} S \\ Pb \end{array}\Big\} S, Pb.$$

## Bi-Sulfure de Carbone.

$S^2, C = 38.$

Le bi-sulfure de carbone, le seul sulfure de ce dernier métalloïde qui soit bien connu, appelé aussi carbure de soufre, acide sulfo-carbonique, a été découvert par M. Lampadius. On le rencontre dans le gaz de l'éclairage obtenu par la calcination de la houille.

(*Propriétés.*) Le sulfure de carbone est liquide, incolore; d'une odeur de choux pourris; d'une saveur âcre; très-fluide, volatil; entre en ébullition à 45 degrés; exposé à l'air, il se volatilise et produit un froid excessif: ce froid n'est pas moindre de 57 degrés. Sa densité est égale à 1,26. Le sulfure de carbone est de l'acide carbonique où deux équivalents de soufre se sont substitués aux deux équivalents d'oxigène: de là le nom d'acide sulfo-carbonique que quelques Chimistes lui donnent. Il est insoluble dans l'eau; soluble dans l'alcool, l'éther, les huiles. Il dissout parfaitement le soufre, le phosphore. En contact avec un corps en ignition, il s'enflamme et brûle avec une flamme bleuâtre, en se transformant en acides carbonique et sulfureux. La vapeur de sulfure de carbone, mélangée avec du gaz oxigène, produit une détonnation, lorsqu'on l'approche d'un corps enflammé.

(*Usages.*) On l'emploie quelquefois en chimie.

(*Préparation.*) On l'obtient en faisant passer de la vapeur de soufre sur du charbon chauffé au rouge (*fig.* n° 8, *pl.* 1) (il faut avoir le soin de n'introduire que de très-petits morceaux de soufre à la fois); on reçoit le sulfure de carbone dans de l'eau. Ainsi obtenu, on le distille pour le purifier; on le conserve généralement sous l'eau, vu sa grande volatilité.

## Sélénium.

$Se = 40.$

Le sélénium, découvert par M. Berzélius, est peu répandu dans la nature.

(*Propriétés.*) Ce corps est solide, brun foncé à éclat presque métallique, tendre, cassant, inodore, insipide, difficilement cristallisable; réduit en poudre, il est rouge; il est insoluble dans l'eau; fusible un peu au-dessus de 100 degrés; d'une densité égale à 4,3; chauffé au rouge obscur, il entre en ébullition et se volatilise: sa vapeur est jaune. Il est mauvais conducteur de la chaleur et de l'électricité; il diffère du soufre en ce qu'il ne s'électrise point par le frottement. Le sélénium brûle dans l'oxigène avec une flamme bleue, en répandant une odeur forte de choux pourris. Ce corps a la plus grande analogie avec le soufre; ainsi, avec l'oxigène, il forme les acides sélénieux, $Se, O^2$, sélénique, $Se,O^3$, correspondant aux acides sulfureux, sulfurique. Avec l'hydrogène, il donne du séléniure d'hydrogène Se,H analogue à l'acide sulfhydrique. Enfin, il forme avec les métaux des séléniures métalliques, ayant une grande analogie avec les sulfures métalliques.

(*Usages.*) Il est sans usages.

(*Préparation.*) On traite le minerai de sélénium par le chlore; le séléniure métallique est décomposé et transformé en chlorure de sélénium et chlorure métallique. Le chlorure de sélénium étant volatil est reçu dans de l'eau, où, sous l'influence de l'excès de chlore, il se transforme en acides sélénieux et chlorhydrique; versant d'abord un peu d'acide chlorhydrique, puis du sulfite d'ammoniaque, l'acide sélénieux est désoxidé et le sélénium se précipite; on le lave, et on le fond.

## Séléniure d'Hydrogène ou Acide Sélénhydrique.

$$Se, H = 41.$$

Le mono-séléniure d'hydrogène, appelé aussi hydrogène sélénié, acide hydro-sélénique, a été découvert par M. Berzélius.

(*Propriétés.*) Ce corps est un gaz incolore, combustible; d'une odeur infecte et irritante, un peu analogue à celle de l'acide sulfhydrique ; c'est un des plus violents poisons ; sa densité est égale à 2, 8 ; il est plus soluble dans l'eau que l'acide sulfhydrique ; sa dissolution aqueuse, exposée à l'air, se décompose peu à peu : il y a formation d'eau et précipitation de sélénium en poudre rouge. Il est décomposé par la chaleur. Il a pour caractère de précipiter les sels de plomb, d'argent, en noir : il y a formation de séléniures de plomb, d'argent, insolubles, et d'eau. Il a le plus grand rapport, par ses propriétés, avec le mono-sulfure d'hydrogène.

(*Usages.*) Il est sans usages.

(*Préparation.*) On l'obtient en traitant le séléniure de fer par l'acide chlorhydrique : il y a formation de chlorure de fer et de séléniure d'hydrogène.

## Tellure.

T = 64.

Le tellure est rare : on le rencontre dans les mines d'or, de bismuth.

(*Propriétés.*) Il est solide, blanc bleuâtre, brillant, très-cassant ; sa texture est lamelleuse. Il fond vers 350 degrés et se volatilise au rouge ; sa densité est égale à 6, 1. Chauffé à l'air, il brûle avec une flamme bleue, et répand des fumées blanches, etc. Ce corps a la plus grande analogie avec le soufre, le sélénium ; analogue à ces derniers, il forme, avec l'hydrogène, du gaz tellurhydrique ; avec les métaux, des tellurures métalliques, etc.

(*Usages.*) Il est sans usages.

(*Préparation.*) Elle varie selon le minerai de tellure (voir les travaux de M. Berthier sur les minerais de tellure).

## Tellurure d'Hydrogène ou Acide Tellurhydrique.

T, H = 65.

Il porte également les noms de : hydrogène telluré, acide hydro-tellurique.

(*Propriétés.*) Le tellurure d'hydrogène est un gaz incolore, inflammable, d'une odeur infecte ; d'une densité égale à 4, 6 ; il est soluble dans l'eau ; sa dissolution aqueuse, abandonnée à l'air, laisse déposer du tellure noir. Il a beaucoup d'analogie avec les acides sulfhydrique, sélénhydrique : comme ces derniers il précipite les dissolutions de plomb, d'argent : c'est du tellurure de plomb, d'argent, qui se forme.

(*Usages.*) Il est sans usages.

(*Préparation.*) On le prépare en décomposant les tellurures métalliques (celui d'étain, par exemple) par l'acide chlorhydrique.

## Fluor (1).

Fl = 18.

Le fluor, dans l'état actuel de la science, n'existe qu'en combinaison ; toutes les tentatives qui ont été faites pour isoler ce corps ont été infructueuses : il attaque tous les vases dans lesquels on opère.

Ce corps est regardé comme un métalloïde vu l'analogie des propriétés que possèdent ses composés avec ceux du chlore, du brôme, de l'iode, etc. Il existe assez abondamment, dans la na-

(1) Quelques Chimistes formulent le fluor par F seulement : Fl, selon nous, rappelle mieux fluor.

ture, à l'état de fluorure de calcium. On ne lui connaît point de composés oxigénés; mais, s'il a peu d'affinité pour l'oxigène, il en a une très-grande pour l'hydrogène, le bore, le silicium. C'est d'après la composition du fluorure d'hydrogène qu'on a calculé l'équivalent du fluor.

## Fluorure d'Hydrogène ou Acide Fluorhydrique.

Fl, H = 19.

Le fluorure d'hydrogène, appelé également acide hydrofluorique, a été découvert par M. Schéele.

(*Propriétés.*) Cet acide est liquide, incolore, incristallisable; répandant d'épaisses fumées à l'air; d'une odeur vive et piquante; d'une saveur caustique et brûlante; c'est l'un des plus violents corrosifs que l'on connaisse; il ne se congèle point par un froid de — 40 degrés; il est volatil; il entre en ébullition à 30 degrés; il est soluble dans l'eau en toutes proportions, et produit, par son contact avec ce liquide, un bruissement semblable à celui qui résulte d'un fer rouge plongé dans l'eau; il rougit fortement la teinture de tournesol; il est indécomposable par la chaleur; décomposé par l'électricité en hydrogène qui se dégage, et en fluor qui se combine avec le métal du pôle de la pile où il se rend. Le fluorure d'hydrogène est sans action sur les métalloïdes. En contact avec presque tous les métaux, il y a formation de fluorure métallique, dégagement d'hydrogène : le plomb, l'argent, l'or, le platine font exception. En présence des acides borique, silicique, il y a formation d'eau et de fluorures de bore, de silicium : aussi possède-t-il la propriété d'attaquer le verre : de là, aussi, la nécessité de le préparer dans des vases de plomb, d'argent, de platine. Ses caractères distinctifs sont les suivants : Avec la chaux, formation d'eau et de fluorure de calcium insoluble; avec l'oxide d'argent, formation d'eau et de fluorure d'argent soluble.

(*Usages.*) On s'en sert, soit à l'état liquide, soit à l'état de vapeur, pour graver le verre.

(*Préparation.*) On l'obtient en chauffant légèrement le fluorure de calcium, réduit en poudre, avec deux fois son poids d'acide sulfurique concentré, dans des vases en plomb, en argent ou en platine :

$$\text{Fl, Ca}\ldots\begin{cases}\text{Ca}\ldots\ldots\ldots\ldots\ldots\\ \text{Fl}\ldots\ldots\ldots\end{cases}\qquad \text{S, O}^3\text{, H, O}\begin{cases}\text{H, O}=\begin{cases}\text{H}\ldots\\ \text{O}\ldots\ldots\end{cases}\\ \text{S, O}^3\ldots\ldots\ldots\ldots\end{cases}$$

$$\text{Fl}+\text{H} = \text{Fl, H.} \qquad \text{Ca}+\text{O} = \text{Ca, O.} \qquad \text{Ca, O.}+\text{S, O}^3 = \text{S, O}^3\text{ Ca, O.}$$

Étendu d'eau, on peut le conserver dans des vases en plomb; mais, s'il est anhydre, il faut le mettre dans des vases d'argent, ceux de plomb ne pouvant être bouchés hermétiquement.

## Fluorure de Bore ou Acide Fluo-Borique.

$$\text{Fl}^3\text{, B} = 65.$$

Ce corps a été découvert par MM. Gay-Lussac et Thénard.

(*Propriétés.*) Le fluorure de bore est un gaz incolore, le plus fumant de tous les gaz connus, d'une odeur piquante, très-acide, éteignant les corps en combustion, en colorant la flamme en vert; c'est le gaz le plus soluble dans l'eau que l'on connaisse : ce liquide dissout 700 fois son volume de gaz fluoborique : aussi, mis en contact avec les matières organiques, il les carbonise instantanément, en déterminant l'hydrogène et l'oxigène qu'elles contiennent à former de l'eau, pour se combiner avec ce dernier. Sa densité est égale à 2, 3. Il est indécomposable par la chaleur. En contact avec le potassium, le sodium, il y a formation de fluorure métallique, et le bore est mis en liberté.

(*Usages.*) Il est employé quelquefois en chimie pour constater la présence de l'humidité dans certains gaz, par la propriété qu'il a de répandre d'épaisses fumées par son contact avec la vapeur d'eau.

*(Préparation.)* On l'obtient en chauffant, dans un petit ballon bien sec, muni d'un tube à gaz, 1 partie d'acide borique fondu et pulvérisé, 1 partie de fluorure de calcium en poudre, et 6 parties d'acide sulfurique concentré :

$$\left.\begin{array}{l} 3\,(Fl,\ Ca)\ldots \\ \quad Fl^3,\ Ca^3\ldots \\ B,\ O^3\ldots\ldots \\ 3\,(S,\ O^3)\ldots \end{array}\right. \begin{array}{l} \left\{\begin{array}{l} Ca^3,\ \ldots\ldots\ldots \\ Fl^3\ldots \end{array}\right. \\ \left\{\begin{array}{l} B\ldots \\ O^3\ldots\ldots\ldots \end{array}\right. \end{array} \left.\begin{array}{l} \left.\begin{array}{l} Fl^3\ldots \\ B\ldots \end{array}\right\} Fl^3,\ B. \\ \left.\begin{array}{l} Ca^3,\ldots \\ O^3\ldots \end{array}\right\} Ca^3,\ O^3 = 3\,(Ca,\ O). \end{array}\right\} \begin{array}{l} 3\,(S,O^3)\ 3\,(Ca,O) = \\ 3\,(S,\ O^3,\ Ca,\ O). \end{array}$$

On peut encore l'obtenir en calcinant, dans un canon de fusil et à une température élevée, un mélange d'acide-borique et de fluorure de calcium : il y a formation de fluorure de bore et de borate de chaux. Bien entendu que, comme tous les gaz solubles dans l'eau, à moins qu'ils n'attaquent le mercure, on le recueille sous ce dernier métal.

## Fluorure de Silicium ou Acide Fluo-Silicique.

$$Fl^3,\ Si = 76.$$

Le fluorure de silicium se rencontre, dans la nature, combiné au fluorure d'aluminium.

*(Propriétés.)* Cet acide est un gaz incolore, fumant, d'une odeur piquante ; éteignant les corps en combustion ; sa densité est égale à 3, 6 ; il ne charbonne point les matières organiques ; il est soluble dans l'alcool : ce dernier, à l'état anhydre, peut absorber 400 fois son volume de fluorure de silicium, et acquiert une odeur éthérée. En contact avec l'eau, une portion de gaz est décomposée : il y a précipitation d'acide silicique, et formation de fluorure

double de silicium et d'hydrogène, appelé fluorhydrate de fluorure de silicium :

$$\begin{array}{l} 3\,(Fl^3, Si) \ldots \left\{ \begin{array}{l} 2\,(Fl^3, Si) \ldots\ldots\ldots\ldots\ldots\ldots \\ Fl^3, Si \left\{ \begin{array}{l} Fl^3 \ldots\ldots\ldots \\ Si. \,. \end{array} \right. \end{array} \right. \\ 3\,(H, O) = H^3, O^3 \left\{ \begin{array}{l} O^3 \ldots\ldots\ldots \\ H^3 \ldots\ldots\ldots\ldots\ldots \end{array} \right. \end{array} \quad \begin{array}{l} Si., O^3 \\ Fl^3, H^3 = 3\,(Fl, H) \end{array} \quad \left. \right\} 3\,(Fl, H) + 2\,(Fl^3, Si).$$

Ce fluorure double reste en dissolution dans l'eau. L'acide borique forme également un précipité de silice : sans aucun doute, l'acide borique cède son oxigène au silicium, et il y a formation de fluorure de bore. Le fluorure de silicium est indécomposable par la chaleur ; il est décomposé par le potassium, le sodium : il se forme du fluorure métallique, le silicium est mis en liberté.

(*Usages.*) Il n'a d'usages que dans les laboratoires : on l'emploie pour obtenir l'acide silicique dans un état de division extrême.

(*Préparation.*) On le prépare en chauffant 1 partie de sable ou de silice, 1 partie de fluorure de calcium, et 6 parties d'acide sulfurique concentré. L'opération est la même que pour le fluorure de bore.

## Chlore (1).

$$Cl = 36.$$

Le chlore a été découvert par M. Schéele ; il fut d'abord appelé : acide marin déphlogistiqué, acide muriatique oxigéné, acide oximuriatique. Il est très-répandu dans la nature, à l'état de combinaison.

(1) Quelques Chimistes donnent à ce corps la formule Ch. Nous préférons Cl, attendu que certains élèves, en commençant l'étude de la chimie, attribuent quelquefois au chrôme la formule Ch.

(*Propriétés.*) Le chlore est gazeux, d'une couleur jaune verdâtre, d'une odeur suffocante, d'une saveur forte et désagréable; c'est un violent poison. Il décolore les couleurs végétales telles que : celles du tournesol, de l'indigo, etc. Il est beaucoup plus dense que l'air : sa densité est représentée par 2, 47 : aussi peut-on le recueillir, tout simplement, dans des vases plein d'air : le chlore gagne la partie inférieure et déplace ce dernier. On ne peut le recueillir sur le mercure, car il attaque ce métal. En contact avec une bougie allumée, la flamme de cette dernière prend une teinte rouge, puis s'éteint. L'eau, à la température ordinaire, dissout environ une fois et demie son volume de chlore : la dissolution possède la couleur du gaz. Si l'on fait passer un courant de chlore dans de l'eau, entourée de glace, cette dernière se prend en masse : il en résulte de l'hydrate de chlore, formé de 28 parties de chlore et de 72 parties d'eau. Si on le dessèche rapidement sur du papier buvard, et qu'après l'avoir introduit dans un tube, que l'on scelle ensuite à la lampe, on le chauffe, il se volatilise; mais, n'étant point très-soluble dans l'eau, une portion seule se dissout, l'autre se liquéfie par la pression qu'elle éprouve; étant plus dense que l'eau, elle gagne la partie inférieure du tube. Le chlore, à l'état anhydre, ne se liquéfie point même par un froid de —50 degrés, à la pression ordinaire de l'air; il faut le refroidir, sous la pression de plusieurs atmosphères, pour le liquéfier. Le chlore ne s'unit à l'oxigène qu'à l'état naissant : aussi, par cela même qu'il a peu de tendance avec lui, les composés oxigénés du chlore sont-ils facilement décomposés. En contact avec l'hydrogène, le chlore s'y combine à la température ordinaire, surtout sous l'influence des rayons solaires. Une violente explosion en résulte : il y a formation de chlorure d'hydrogène. De tous les métalloïdes, c'est pour l'hydrogène que le chlore a le plus d'affinité; elle est telle que la dissolution aqueuse de chlore, sous l'influence des rayons solaires, se transforme en acide chlorydrique et en oxigène : l'eau est décomposée. Le chlore, surtout sous l'influence de la chaleur, se combine avec le bore, le silicium : il en résulte du chlorure de bore, $Cl^3, B$ (1), du chlorure de silicium, $Cl^3, Si$ (2). Il ne se combine au carbone que par des voies détournées. En contact avec l'oxide de carbone, il donne naissance, à froid, à du chlorure d'oxide de carbone ou acide chloro-carbonique, Cl, C, O (3).

En présence du soufre, il y a formation de chlorures de soufre : $Cl, S^2$ et Cl, S.

Le chlore, avec l'hydrogène bi-carboné, donne naissance à une liqueur huileuse, connue sous le nom de liqueur des Hollandais, laquelle a pour formule $Cl, H^3, C^4$. Si l'on fait un mélange de chlore et d'hydrogène bi-carboné, et qu'on approche un corps enflammé, le mélange s'enflamme : il se dépose du carbone, et il y a formation d'acide chlorhydrique. Le chlore, en contact avec l'acide sulfhydrique, décompose ce dernier : il y a formation de chlorure d'hydrogène, dépôt de soufre, et même formation de chlorure de soufre, si le gaz chlore est en excès.

Le chlore se combine facilement avec les métaux : il y a formation de chlorure métallique. L'action du chlore sur les matières organiques est très-remarquable : il les détruit en leur enlevant leur hydrogène : ainsi, les matières colorantes sont décolorées, les matières putrides sont décomposées : de là son emploi pour la désinfection, etc.

Le chlore donne avec l'argent du chlorure d'argent insoluble ; avec le calcium, du chlorure de ce métal soluble dans l'eau ; ce sont ses principaux caractères.

(*Usages.*) Le chlore est un des gaz les plus fréquemment employés. Dans les arts, à l'état de combinaison, on s'en sert pour le blanchiment du fil, du coton, des vieilles gravures.

---

(1) Chlorure de bore ou acide chloro-borique.
(2) Chlorure de silicium ou acide chloro-silicique.
(3) Appelé aussi acide chloroxi-carbonique.

(*Préparation.*) On l'obtient en chauffant du bi-oxide de manganèse avec de l'acide chlorhydrique, ou un mélange, à parties égales, de chlorure de sodium, de bi-oxide de manganèse, d'acide sulfurique, d'eau (*fig.* n° 9, *pl.* 2, pour le gaz chlore sec) :

$$
\begin{array}{ll}
\text{Cl, Na} \ldots \left\{ \begin{array}{l} \text{Cl.} \\ \text{Na} \ldots\ldots \end{array} \right. & \\
 & \left.\begin{array}{l} \text{Na} \ldots\ldots \\ \text{O} \ldots\ldots \end{array}\right\} \text{Na, O.} \ldots\ldots \\
\text{Mn, O}^2 \ldots \left\{ \begin{array}{l} \text{O} \ldots\ldots \\ \text{Mn, O} \ldots \end{array} \right. & \\
 & \left.\begin{array}{l} \text{Mn, O} \ldots \\ \text{S, O}^3 \ldots \end{array}\right\} \text{S, O}^3\text{, Mn, O.} \\
2\ (\text{S, O}^3) \ldots \left\{ \begin{array}{l} \text{S, O}^3 \ldots \\ \text{S, O}^3 \ldots\ldots \end{array} \right. & \\
 & \left.\begin{array}{l} \text{Na, O} \ldots \\ \text{S, O}^3 \ldots\ldots \end{array}\right\} \text{S, O}^3\text{, Na, O.}
\end{array}
$$

## Acide Hypo-Chloreux.

$$\text{Cl, O} = 44.$$

Les Chimistes qui se sont occupés de cet acide sont MM. Balard, Gay-Lussac, etc.

(*Propriétés.*) L'acide hypo-chloreux est liquide, rouge de sang, d'une odeur analogue à celle du chlore ; il est gazeux, à la température de + 2 degrés ; l'eau en dissout 200 fois son volume : la dissolution est jaune. Il fait explosion par son contact avec le phosphore, l'arsenic, le potassium.

Il détonne par la chaleur ; il décolore, comme le chlore, les matières organiques. En contact avec le sulfure de plomb, il y a formation de sulfate ; c'est un corps dangereux à manier.

(*Usages.*) Il est sans usages.

(*Préparation.*) Pour l'avoir anhydre, on fait passer un courant de chlore sec sur de l'oxide rouge de mercure légèrement chauffé. L'acide vient se rendre dans un vase refroidi à — 15 degrés (par un mélange de glace et de sel marin). Quant à l'obtenir à l'état d'hydrate, on fait passer un courant de chlore sur de l'oxide rouge de mercure, en excès, en suspension dans l'eau ; on décante la liqueur ; puis on la distille dans un appareil où l'on a fait le vide : l'acide hypo-chloreux passe dans le récipient, sous l'influence d'une chaleur de 25 degrés environ.

### Acide Chloreux.

$Cl, O^3 = 60.$

L'acide chloreux a été découvert par M. Milon.

*(Propriétés.)* L'acide chloreux est gazeux, d'une couleur jaune verdâtre, d'une odeur irritante ; sa densité est égale à 2,646, il décolore l'indigo, le tournesol ; non liquéfiable, d'après M. Milon, par un froid de — 20 degrés. Il est soluble dans l'eau ; il tache la peau ; il est décomposé par le soufre, le sélénium, le phosphore, l'arsenic : il y a détonnation. En contact avec la potasse, il y a formation de chlorite de potasse. Il est absorbé par le mercure ; décomposé instantanément par l'oxide d'argent ; il est dangereux de manier ce corps.

*(Usages.)* Il est sans usages.

*(Préparation.)* On l'obtient en chauffant, à 40 degrés, un mélange d'acide arsénieux, de chlorate de potasse, d'acide azotique, d'eau, dans les proportions suivantes :

| | | |
|---|---|---|
| Mélange primitif. | Acide arsenieux........... | 15, |
| | Chlorate de potasse........ | 20. |

| | | |
|---|---|---|
| Acide azotique............ | 60 | Mélange primitif. |
| Eau...................... | 20 | |

### Acide Hypo-Chlorique.

$Cl, O^4 = 68.$

*(Propriétés.)* L'acide hypo-chlorique est gazeux, jaune verdâtre, d'une odeur suffocante ; par un froid de — 20 degrés, il se liqué-

fie en un liquide rouge. Ce gaz est soluble dans l'eau : 1 volume de ce liquide dissout 20 volumes d'acide hypo-chlorique. Soumis à une chaleur de 60 degrés, il détonne avec violence, et peut même faire explosion par le moindre ébranlement. La plupart des matières organiques le font détonner.

En contact avec la potasse, il y a formation de chlorite et de chlorate de cette base :

$$\begin{array}{ll}
2\,(Cl,\ O^4) = Cl^2,\ O^8 \left\{ \begin{array}{l} Cl,\ O^3 \ldots\ldots\ldots\ldots\ldots \\ Cl,\ O^5 \ldots \end{array} \right. & \left. \begin{array}{l} \\ \end{array} \right\} Cl,\ O^5,\ K,\ O. \quad \left\{ Cl,\ O^3,\ K,\ O. \right. \\
2\,(K,\ O) \ldots\ldots\ldots \left\{ \begin{array}{l} K,\ O \ldots \\ K,\ O \ldots\ldots\ldots\ldots\ldots\ldots \end{array} \right. &
\end{array}$$

C'est un corps dont le maniement et la préparation sont dangereux.

(*Usages.*) Il est sans usages.

(*Préparation.*) On le prépare en chauffant légèrement, dans un tube, 15 parties de chlorate de potasse et 100 parties d'acide sulfurique ; la température ne doit pas être élevée au delà de 35 degrés ; on le recueille dans l'air.

## Acide Chlorique.

$$Cl,\ O^5 = 76.$$

Cet acide a été découvert par M. Berthollet.

(*Propriétés.*) L'acide chlorique est liquide ; incolore, lorsqu'il est étendu ; d'une couleur jaunâtre, lorsqu'il est concentré : dans cet état, il a une odeur d'acide azotique, et enflamme le papier bien sec en se carbonisant ; sa saveur est très-acide. En contact, à l'état concentré, avec l'alcool, il y a souvent inflammation, explosion ; toujours formation d'acide acétique. Il est transformé, par la chaleur, en chlore et oxigène ; il est décomposé par les acides sulfureux, sulfhydrique, chlorhydrique, etc. En contact avec les oxides métalliques, il donne des chlorates. Les deux caractères qui le distinguent du chlore sont : de ne point décolorer l'indigo, et de ne point précipiter les sels d'argent : le chlorate d'argent étant soluble dans l'eau : ce dernier sel possède la propriété de détonner violemment par le choc.

(*Usages.*) Il n'est employé qu'à l'état de combinaison.

(*Préparation.*) On l'obtient en décomposant le chlorate de barite, dissout dans l'eau, par de l'acide sulfurique étendu d'eau : il y a formation de sulfate de barite, qui se précipite, et qu'on sépare à l'aide d'un filtre. On évapore la liqueur avec précaution, sous le vide de la machine pneumatique, pour avoir l'acide chlorique concentré :

$$\left.\begin{array}{l} Cl,\ O^5,\ Ba,\ O \ldots \left\{\begin{array}{l} Cl,\ O^5. \\ Ba,\ O \ldots\ldots \end{array}\right. \\ S,\ O^3 \ldots\ldots\ldots\ldots\ldots\ldots\ldots\ldots \end{array}\right\} S,\ O^3,\ Ba,\ O.$$

On obtient l'acide chloreux-chlorique, $Cl^3$, $O^{13}$, en chauffant, au bain marie et dans un tube, du chlorate de potasse rendu pâteux par de l'acide chlorhydrique.

## Acide Per-Chlorique.

$$Cl,\ O^7 = 92.$$

L'acide per-chlorique ou hyper-chlorique est le plus stable de tous les oxacides du chlore. Il a été découvert par M. le comte Stadion.

(*Propriétés.*) L'acide per-chlorique est généralement liquide, incolore, inodore, etc.; il entre en ébullition et se volatilise, sans altération, à 140 degrés. Il se distingue de l'acide chlorique, en ce qu'il n'est point décomposé par les acides sulfureux, sulfhydrique, chlorhydrique. Il forme, avec les oxides métalliques, des sels appelés per-chlorates, analogues aux chlorates. Comme l'acide chlorique, l'acide perchlorique ne précipite point les sels d'argent. Il a pour caractère distinctif, lorsqu'il est concentré, de donner avec la potasse ou les sels de cette base, en dissolution concentrée également, du per-chlorate de potasse, lequel est très-peu soluble dans l'eau. L'acide per-chlorique, le plus concentré possible, chauffé avec un grand excès d'acide sulfurique concentré, passe à l'état anhydre : c'est le moyen d'avoir l'acide per-chlorique solide et cristallisé.

(*Usages.*) L'acide per-chlorique est le réactif de la potasse et des sels de cette base.

(*Préparation.*) On chauffe du per-chlorate de potasse avec un grand excès d'acide sulfurique concentré ; on traite le produit distillé par du carbonate de plomb, et l'on filtre la liqueur pour séparer le sulfate de plomb (attendu qu'il passe de l'acide sulfurique pendant l'opération) et l'excès de carbonate employé. Dans la liqueur filtrée, on ajoute un excès d'oxide d'argent qui enlève le chlore qu'elle peut contenir ; on filtre de nouveau ; on fait passer dans le liquide un courant de gaz sulfhydrique ; on filtre de nouveau pour séparer le sulfure de plomb ; on évapore ensuite doucement, pour chasser l'excès de gaz sulfhydrique : la liqueur n'en contient plus, lorsqu'elle ne noircit pas par l'acétate de plomb.

---

En exposant l'acide chloreux à 20 degrés, sous l'influence des rayons solaires, on obtient, au bout de quelque temps, un liquide brun rouge, fumant : c'est de l'acide chloreux-perchlorique dont la formule est : $Cl^3, O^{17}$ ; ce corps est dangereux à manier.

## Chlorure d'Hydrogène ou Acide Chlorhydrique.

Cl, H = 37.

Cet acide, appelé aussi acide hydro-chlorique, a été découvert par M. Priestley. Il porta d'abord les noms de : esprit de sel, acide muriatique.

(*Propriétés.*) L'acide chlorhydrique est un gaz incolore, fumant, d'une odeur piquante, d'une saveur acide, éteignant les corps en combustion ; indécomposable par la chaleur ; décomposé, partiellement par l'électricité ; sa densité est égale à 1,2698. Il est liquéfiable par une forte pression ; soumis à un froid de — 50 degrés, à la pression ordinaire, il ne se liquéfie point. Un litre de chlorure d'hydrogène est formé de $\frac{1}{2}$ litre de chlore et de $\frac{1}{2}$ litre d'hydrogène. Il est soluble dans l'eau : ce liquide, à la température de + 4 degrés et sous la pression de 0,76, dissout 480 fois son volume de gaz chlorhydrique : la densité de la dissolution qui en résulte est de 1,21. Si l'on met une éprouvette de ce gaz en contact avec l'eau, ce dernier liquide, vu la grande solubilité du chlorure d'hydrogène, s'y précipite et la remplit avec une telle rapidité, qu'elle est toujours brisée, si le gaz est chimiquement pur. Les dissolutions d'acide chlorhydrique, ayant les densités suivantes, contiennent sur 100 parties, savoir :

| | | | | | | |
|---|---|---|---|---|---|---|
| Densité 1,21 | = | 73 gr | de gaz | = | 27 gr | d'eau, |
| 1,19 | = | 59 | d° | = | 41 | d°, |
| 1,16 | = | 45 | d° | = | 55 | d°, |
| 1,13 | = | 33 | d° | = | 67 | d°, |
| 1,11 | = | 27 | d° | = | 73 | d°. |

La glace se liquéfie rapidement, lorsqu'on la met en contact avec le gaz chlorhydrique.

La composition de l'acide chlorhydrique peut être démontrée

de plusieurs manières ; mais la suivante est la meilleure. On introduit dans une petite cloche courbe, sur le mercure, un volume connu de chlorure d'hydrogène, et on y fait passer un fragment de potassium ; on chauffe à la lampe à alcool : le gaz diminue et se réduit à $\frac{1}{2}$ volume : c'est de l'hydrogène qui est le résidu ; il s'est formé du chlorure de potassium.

Le chlorure d'hydrogène est sans action sur les métalloïdes ; mais, en contact avec la plupart des métaux, il y a formation de chlorure métallique, et dégagement d'hydrogène. Il a pour caractère distinctif de précipiter les sels d'argent en blanc : c'est du chlorure d'argent insoluble dans l'eau, l'acide azotique, soluble dans l'ammoniaque. Il précipite également les sels de protoxide de mercure : c'est du proto-chlorure de mercure blanc qui se précipite.

(*Usages.*) Ses usages sont des plus nombreux.

(*Préparation.*) Pour obtenir le gaz chlorhydrique sec, on chauffe du chlorure de sodium fondu avec de l'acide sulfurique concentré ; on le recueille sur le mercure. Quant à l'avoir en dissolution dans l'eau ou à l'état liquide, on traite le chlorure de sodium (ou sel marin ordinaire) par de l'acide sulfurique concentré ; on fait rendre le gaz dans un flacon contenant peu d'eau, où il se lave, puis dans un second flacon d'eau entouré de ce liquide, où la dissolution d'acide chlorhydrique s'effectue (*fig.* n. 10, *pl.* 2).

Dans les arts, la décomposition du sel marin, par l'acide sulfurique, a lieu dans des fours ; le gaz se rend dans des vases en grès ou tourilles, contenant de l'eau. Celui du commerce n'est jamais pur : il contient du chlorure de fer, qui lui communique une couleur jaune, de l'acide sulfureux, etc.

## Brôme.

Br = 78.

Le brôme a été découvert par M. Balard, en 1826. On ne le rencontre dans la nature qu'à l'état de combinaison.

(*Propriétés.*) Le brôme est liquide, rouge noirâtre, d'une odeur forte et désagréable, d'une saveur brûlante, d'une densité égale à 3 ; il se solidifie par un froid de — 18 degrés ; il entre en ébullition à + 47 degrés : sa vapeur éteint les corps en combustion. Il est un peu soluble dans l'eau ; il se dissout dans l'alcool et l'éther ; il est insoluble dans l'acide sulfurique. C'est un violent poison. Il a la plus grande analogie avec le chlore : il agit comme lui sur les matières colorantes et organiques, en général, en leur enlevant de l'hydrogène. Il ne se combine point directement avec l'oxigène. Il forme avec l'hydrogène (1), le soufre, etc., des brômures de ces métalloïdes.

Il forme, avec le chlore, à froid, du chlorure de brôme. En contact avec le gaz sulfhydrique, il y a formation de brômure d'hydrogène, et dépôt de soufre.

En contact avec les métaux, il y a formation de brômures métalliques : ainsi, il attaque le mercure à froid.

(*Usages.*) On l'emploie pour le daguerréotype.

(*Préparation.*) C'est en traitant les brômures métalliques, et principalement le brômure de potassium, par l'acide sulfurique et le bi-oxide de manganèse que l'on obtient le brôme :

$$
\begin{array}{llll}
\text{Br, K}\ldots\ldots & \left\{\begin{array}{l}\text{Br.}\\ \text{K}\ldots\ldots\ldots\end{array}\right. & & \\
 & & \left.\right\}\text{K, O}\ldots\ldots\ldots\ldots & \\
\text{Mn, O}^2\ldots & \left\{\begin{array}{l}\text{O}\ldots\ldots\ldots\\ \text{Mn, O}\ldots\end{array}\right. & & \\
 & & \left.\right\}\text{S, O}^3\text{, Mn, O.} & \left.\right\}\text{S, O}^3\text{, K, O.} \\
2\,(\text{S, O}^3)\ldots & \left\{\begin{array}{l}\text{S, O}^3\ldots\ldots\\ \text{S, O}^3\ldots\ldots\ldots\ldots\ldots\ldots\ldots\ldots\end{array}\right. & &
\end{array}
$$

Ces brômures métalliques se rencontrent dans l'eau de la mer, et dans certaines eaux salines de la Méditerranée. Après avoir

---

(1) Il est difficile de combiner le brôme et l'hydrogène, directement.

extrait de ces eaux salées tous les sels susceptibles de cristalliser, les avoir traitées par le chlore (qui met le brôme à nu), et avoir agité la liqueur avec de l'éther (qui dissout le brôme libre), on traite le brôme, que contient l'éther, par de la potasse, et l'on chauffe pour transformer tout le brôme en brômure de potassium. C'est ce sel que l'on décompose ensuite, comme nous venons de le dire, pour obtenir le brôme.

On le conserve sous l'eau, vu sa facile volatilisation.

## Acide Brômique.

$$Br, O^5 = 118.$$

Cet acide a été découvert par M. Balard.

(*Propriétés.*) L'acide brômique est liquide, incolore, d'une saveur acide; il a des propriétés analogues à l'acide chlorique: c'est-à-dire qu'il transforme l'alcool en acide acétique. Il est transformé par la chaleur en brôme et oxigène. Il se distingue de l'acide chlorique, en ce qu'il précipite l'azotate d'argent en blanc, le brômate d'argent étant insoluble dans l'eau. En contact avec l'acide sulfureux, il y a formation d'acide sulfurique, et le brôme est mis en liberté. L'acide brômique est décomposé par les acides sulfhydrique, chlorhydrique.

(*Usages.*) Il est sans usages.

(*Préparation.*) On l'obtient en décomposant le brômate de barite par l'acide sulfurique étendu d'eau, etc. (comme pour l'acide chlorique).

## Brômure d'Hydrogène ou acide Brômhydrique.

$$Br, H = 79.$$

Cet acide porte aussi le nom d'acide hydro-brômique.

(*Propriétés.*) Le brômure d'hydrogène est un gaz incolore, fumant; éteignant les corps en combustion; d'une odeur piquante, d'une saveur caustique; sa densité est égale à 2,73. Il est indécomposable par la chaleur; il est soluble dans l'eau. Cet acide a la plus grande analogie avec l'acide chlorhydrique; il se distingue de ce dernier, en ce qu'il est décomposé par le chlore: il y a formation de chlorure d'hydrogène et le brôme est mis en liberté. En contact avec l'acide brômique, les deux acides du brôme sont décomposés. Il donne, avec les sels d'argent, du brômure d'argent insoluble dans l'eau, assez soluble dans l'ammoniaque, lequel a la plus grande analogie avec le chlorure d'argent. L'acide brômhydrique, en contact avec les métaux, est décomposé: il y a formation de brômure métallique et dégagement d'hydrogène.

(*Usages.*) Il est sans usages.

(*Préparation.*) On peut obtenir ce gaz, soit en chauffant les brômures de potassium ou de sodium fondus avec l'acide sulfurique, soit en faisant réagir le brôme et le phosphore (1) sous l'influence de l'eau. Quant à avoir le brômure d'hydrogène en dissolution dans l'eau, on fait passer un courant de gaz sulfhydrique dans de l'eau contenant du brôme: il y a formation d'acide brômhydrique et dépôt de soufre:

$$\left.\begin{array}{l}\text{Br} \ldots\ldots\ldots\ldots\ldots\ldots \\ \text{S, H} \ldots\ldots \left\{\begin{array}{l}\text{H.} \ldots\ldots \\ \text{S.}\end{array}\right.\end{array}\right\} \text{Br, H.}$$

On chasse, par la chaleur, l'excès de gaz sulfhydrique.

## Iode.

I = 126.

L'iode a été découvert par M. Courtois, en 1813. On le rencontre dans la nature à l'état d'iodure métallique.

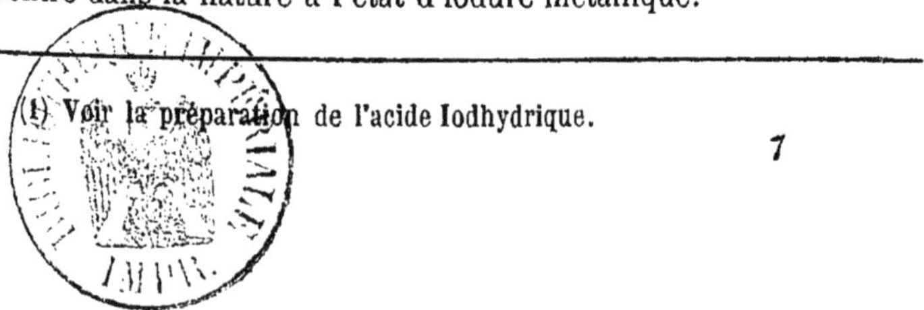

(1) Voir la préparation de l'acide Iodhydrique.

(*Propriétés.*) Ce corps est solide, gris noir à aspect métallique; il cristallise en lames, qui sont des octaèdres rhomboïdaux; son odeur est analogue à celle du chlore; sa saveur est âcre; il tache fortement la peau; sa densité est égale à 5; il fond à 107 degrés; entre en ébullition à 175 degrés, et donne naissance à une vapeur violette; il est analogue au chlore et au brôme: comme eux c'est un violent poison. L'eau ne dissout que $\frac{1}{7000}$ de son poids d'iode. Il est très-soluble dans l'alcool, l'éther. Il a plus d'affinité pour l'oxigène que le chlore, le brôme, quoique ne s'y unissant pas directement; mais il a moins d'affinité que ces derniers pour l'hydrogène. Il forme avec l'hydrogène, le soufre, etc., des iodures métalloïdiques. Il donne, avec le chlore, le brôme, des chlorures, brômures d'iode. En contact avec les métaux, il y a formation d'iodures métalliques; ainsi, de même que le chlore, le brôme, l'iode attaque le mercure. Ses caractères sont les suivants : Si l'on prend un litre d'eau bouillante, et qu'après y avoir projeté deux grammes de fécule, et avoir laissé quelques instants cette dernière dans l'eau bouillante, on filtre le liquide, on obtient une liqueur qui, avec de l'iode en dissolution dans l'eau (1), par exemple, prend une belle couleur bleue: c'est de l'iodure d'amidon, lequel est bleu, qui se forme.

(*Usages.*) L'iode est assez souvent employé en chimie. On s'en sert, en médecine, contre les goîtres; dans les arts, on s'en sert pour le daguerréotype, etc.

(*Préparation.*) On l'obtient, en traitant l'iodure de potassium que contiennent les eaux mères (2) des soudes de varech, soit par le chlore non en excès, soit en le chauffant avec du bi-oxide de manganèse et de l'acide sulfurique.

---

(1) Cette liqueur de fécule ne peut être conservée: au bout de quelque temps, elle perd la propriété de bleuir par l'iode.

(2) On appelle eau mère la dissolution d'un corps, quelconque, qui reste après une ou plusieurs cristallisations de ce dernier.

On connaît actuellement plusieurs oxacides d'iode, savoir : acide hypo-iodique, $I, O^4 = 158$, acide iodique, $I, O^5$, acide per-iodique ou hyper-iodique $I, O^7 = 182$. Nous n'étudierons que l'acide iodique.

## Acide Iodique.

$$I, O^5 = 166.$$

Cet acide a été découvert par M. Gay-Lussac.

(*Propriétés.*) L'acide iodique est solide, blanc, cristallisable, d'une saveur aigre, très-soluble dans l'eau, peu soluble dans l'alcool ; il est décomposé, par la chaleur, en iode et oxigène. Il détonne avec le carbone, le soufre, le sucre, à l'aide de la chaleur. En contact avec l'acide sulfureux, il est décomposé : il y a formation d'acide sulfurique, séparation d'iode. Il est détruit par les acides sulfhydrique, chlorhydrique, brômhydrique. En présence des sels de plomb, d'argent, il y a formation d'iodate de plomb, d'argent, blancs.

Il attaque fortement les métaux, lorsqu'il est en dissolution concentrée. Cette dernière est troublée par les acides sulfurique, phosphorique, azotique.

(*Usages.*) Il est sans usages.

(*Préparation.*) On l'obtient facilement en décomposant l'iodate de barite par l'acide sulfurique étendu ; concentrant la liqueur filtrée, et la faisant cristalliser.

## Iodure d'Hydrogène ou Acide Iodhydrique.

$$I, H = 127.$$

C'est M. Gay-Lussac qui a fait connaître ses propriétés. On l'appelle aussi acide hydriodique.

(*Propriétés.*) Cet acide est gazeux, incolore, fumant, d'une odeur piquante, d'une saveur acide; éteignant les corps en combustion; sa densité est égale à 4,443; il est soluble dans l'eau; il dissout très-bien l'iode; la chaleur le décompose en hydrogène et iode. Il est décomposé par l'oxigène ou l'air humides. En contact avec le chlore, le brôme, il y a formation de chlorure, brômure d'hydrogène, dépôt d'iode. Il est décomposé par les acides sulfurique, azotique, concentrés. En contact avec l'acide iodique, il y a formation d'eau et l'iode des deux acides est mis en liberté. Il donne, avec les sels d'argent, un précipité jaune d'iodure d'argent, insoluble dans l'eau, très-peu soluble dans l'ammoniaque. Avec les sels de plomb, précipité jaune d'iodure de plomb; avec les per-sels de mercure, précipité rouge de periodure de mercure. Enfin, avec les métaux, il donne de l'iodure métallique et de l'hydrogène se dégage.

(*Usages.*) Il est sans usages.

(*Préparation.*) Il est impossible de le préparer avec un iodure et l'acide sulfurique. On l'obtient en faisant réagir l'iode et le phosphore sous l'influence de l'eau; on agit comme il suit : On place dans un tube de verre un fragment de phosphore, puis du verre pilé, puis de l'iode, puis du verre pilé, puis du phosphore, puis du verre pilé, puis de l'iode, puis du verre pilé, etc.; on humecte la masse et l'on chauffe légèrement: le gaz iodhydrique se dégage, on le recueille dans des flacons pleins d'air. Quand à l'acide iodhydrique en dissolution dans l'eau, on fait passer un courant de gaz mono-sulfure d'hydrogène dans de l'eau tenant de l'iode en suspension; on filtre, et l'on évapore avec précaution pour chasser l'excès de gaz sulfhydrique.

## **Phosphore** (1).

Ph = 32.

Le phosphore a été découvert par Brandt, vers la fin du 17e siècle.

(*Propriétés.*) Ce corps est solide, d'une odeur alliacée, flexible quand il est pur, rayé par l'ongle, d'une couleur légèrement ambrée, insipide, insoluble dans l'eau, peu soluble dans l'alcool, plus soluble dans l'éther, les huiles. Il entre en fusion à 43 degrés, en ébullition à 290 degrés; sa densité est égale à 1,77. On le conserve dans l'eau, à l'abri de la lumière; car, sous l'influence solaire, il se ternit à la surface; il devient même rouge lorsqu'il est exposé directement aux rayons solaires: dans ce cas, il y a formation d'oxide rouge de phosphore, aux dépens de l'oxigène de l'eau. D'après M. Thénard, il arrive quelquefois que le phosphore fondu et refroidi brusquement devient noir; ce dernier, fondu de nouveau et refroidi lentement, reprend sa couleur primitive. Le phosphore peut être encore liquide à une température bien inférieure à celle de son poids de fusion, si l'on a soin d'éloigner toute source d'agitation. Le phosphore brûle dans l'air, et surtout dans l'oxigène, avec une vive lumière: il y a formation d'acide phosphorique. Exposé à l'air, même à froid, il brûle et se transforme en acide phosphoreux: de là, sa propriété d'être lumineux dans l'obscurité. Lorsqu'on expose des bâtons de phosphore sous une cloche d'air, en ayant soin que ce dernier se re-

(1) Le phosphore, l'azote, l'arsenic, formant un même groupe, il ne serait pas convenable d'en étudier un, sans l'autre: de là la nécessité de ne point faire, plus tôt, l'étude du phosphore, attendu que l'azote, donnant naissance à des composés remarquables, et demandant déjà quelques connaissances pour être bien compris, ne doit être étudié qu'après avoir déjà fait l'histoire de presque tous les autres métalloïdes: tel est le motif pour lequel l'histoire du phosphore est faite presque à la fin de ces derniers.

nouvelle, le phosphore disparaît peu à peu et se transforme en un acide auquel on avait donné les noms d'acide hypo-phosphorique, phosphatique, et que l'on a reconnu dans ces derniers temps être un mélange d'acides phosphoreux et phosphorique. Si l'on fait passer du phosphore sec sous une cloche d'oxigène pur et sec, aucune vapeur n'apparaît; en un mot, sa combustion n'a pas lieu; mais, vient-on à y ajouter un autre gaz, de l'azote, par exemple, à l'instant même, la combustion a lieu et des vapeurs apparaissent. Si l'on fond du phosphore sous l'eau, et qu'on y fasse arriver de l'oxigène, le phosphore s'y combine avec violence: il y a production de chaleur et de lumière, formation d'oxide de phosphore.

Il s'unit également à l'hydrogène, au soufre, au sélénium.

En contact avec le chlore, le brôme, l'iode, il y a formation de chlorures, brômures, iodures de phosphore; la réaction est telle avec le brôme, que le phosphore prend feu dès qu'il a le contact de ce métalloïde : il en résulte une explosion. Il y a également production de lumière, mais moins vive qu'avec le brôme, avec le chlore, l'iode.

(*Usages.*) Il est employé dans les laboratoires et dans les arts.

(*Préparation.*) On l'extrayait autrefois de l'urine. Aujourd'hui on l'obtient de la manière suivante : On calcine 100 parties de de phosphate acide de chaux sec avec 25 parties de charbon en poudre (*fig.* n° 11, *pl.* 2) : il y a formation d'oxide de carbone, séparation de phosphore qui se volatilise et que l'on reçoit dans l'eau; il reste dans la cornue où l'on opère du phosphate de chaux sans excès d'acide. Le phosphore obtenu n'étant pas pur, on le purifie, dans les laboratoires, en le faisant passer à travers une peau de chamois; dans les arts, la purification a lieu à l'aide d'une espèce de tamis métallique que contient le vase où l'on opère, et à la partie inférieure duquel le phosphore fondu se rend. On le moule ensuite en le faisant monter, par l'aspiration de la bouche seulement, dans des tubes en verres, le phosphore étant fondu sous l'eau, et aspirant d'abord une certaine colonne de ce dernier liquide.

---

Le phosphore, en se combinant avec l'oxigène, donne un seul oxide, lequel est rouge et dont la composition n'est pas encore bien connue. Les trois autres composés sont des acides que nous allons étudier.

## Acide Hypo-Phosphoreux.

$$Ph, O = 40.$$

L'acide hypo-phosphoreux a été découvert par M. Dulong.

(*Propriétés.*) Il est liquide, incolore; sa saveur est acide; il est incristallisable; l'eau le dissout en toutes proportions. Il absorbe facilement l'oxigène, et passe à un état d'oxigénation plus avancé.

Il est décomposé par la chaleur : il se dégage de l'hydrogène phosphoré, et il reste de l'acide phosphorique pour résidu :

$$\left.\begin{array}{l} 2\,(Ph, O) = Ph^2, O^2 \ldots \left\{\begin{array}{l} O^2 \ldots\ldots\ldots\ldots\ldots\ldots \\ Ph^2 \ldots\ldots \left\{\begin{array}{l} Ph. \ldots\ldots\ldots\ldots \\ Ph \ldots \end{array}\right. \end{array}\right. \\ 3\,(H, O) = H^3, O^3 \ldots \left\{\begin{array}{l} H^3 \ldots\ldots\ldots\ldots \\ O^3 \ldots\ldots\ldots\ldots\ldots\ldots \end{array}\right. \end{array}\right\} Ph, O^5. \qquad (Ph + H^3 = Ph, H^3.)$$

Chauffé avec du carbone, il y a formation d'oxide de carbone, et séparation de phosphore.

(*Usages.*) On s'en sert quelquefois pour obtenir de l'hydrogène phosphoré.

(*Préparation.*) On l'obtient en décomposant l'hypo-phosphite de barite par l'acide sulfurique étendu d'eau ; le sulfate de barite insoluble étant séparé, on concentre l'acide hypo-phosphoreux sous le vide de la machine pneumatique.

### Acide Phosphoreux.

$$Ph, O^3 = 56.$$

L'acide phosphoreux a été découvert par M. Davy.

(*Propriétés.*) Cet acide est solide, hydraté, incolore, inodore, cristallisable, d'une saveur acide, très-soluble dans l'eau ; il est transformé, par la chaleur, en hydrogène phosphoré et acide phosphorique.

L'acide phosphoreux est avide d'oxigène ; aussi, en contact avec les matières organiques, il les désoxigène. Chauffé avec du carbone, il y a formation d'oxide de carbone, et le phosphore est mis en liberté.

(*Usages.*) On s'en sert en chimie pour préparer l'hydrogène phosphoré.

(*Préparation.*) On le prépare en décomposant par l'eau le proto-chlorure de phosphore : il y a formation d'acides phosphoreux et chlorydrique ; on chasse ce dernier, à l'aide d'une douce chaleur :

$$\begin{array}{ll} Cl^3, Ph \ldots\ldots & \left\{ \begin{array}{l} Ph \ldots\ldots\ldots\ldots \\ Cl^3 \ldots \end{array} \right. \\ 3\,(H,\ O) = H^3\,O^3 \ldots & \left\{ \begin{array}{l} H^3 \ldots \\ O^3 \ldots\ldots\ldots\ldots \end{array} \right. \end{array} \quad \begin{array}{l} Cl^3 + H^3 \rightarrow Cl, H^3 = 3\,(Cl, H). \\ Ph + O^3 \rightarrow Ph, O^3. \end{array}$$

Par ce procédé, on l'obtient à l'état liquide, c'est-à-dire en dissolution dans l'eau. Pour l'avoir solide, il faut brûler du phosphore, lentement, sous l'influence d'un courant d'air.

## Acide Phosphorique.

$Ph, O^5 = 72.$

Cet acide a été découvert par M. Margraff ; on le rencontre, à l'état de combinaison, dans la nature. Il existe sous quatre états différents : anhydre, mono-hydraté, bi-hydraté, tri-hydraté.

---

(*Acide phosphorique anhydre*, $Ph, O^5$ : *Propriétés.*) Il est solide, pulvérulent, blanc, déliquescent : c'est le corps le plus avide d'eau que l'on connaisse : aussi se combine-t-il avec ce liquide en produisant un bruissement, etc. Il est indécomposable par la chaleur ; décomposé par l'hydrogène, le carbone.

(*Usages.*) On s'en sert souvent en chimie comme dessiccateur.

(*Préparation.*) On l'obtient en brûlant, dans un ballon, du phosphore sous l'influence d'un courant d'air (*fig.* n° 12, *pl.* 2). On le conserve dans des vases parfaitement secs et hermétiquement fermés.

---

(*Acide phosphorique mono-hydraté*, $Ph, O^5, H, O$ : *Propriétés.*) Cet acide, appelé acide méta-phosphorique, se présente sous l'aspect d'un verre incolore, transparent. Il est déliquescent ; en contact avec l'eau, pendant quelque temps, il passe à l'état d'acide à 3 équivalents d'eau : cette transformation est bien plus rapide, si on le porte à l'ébullition avec de l'acide azotique. Les caractères principaux sont les suivants : saturé par de la soude, il donne avec les sels d'argent un précipité blanc de méta-phosphate d'argent insoluble ; il coagule l'albumine ou blanc d'œuf ; enfin, il précipite le chlorure de barium : il se précipite du méta-phosphate de barite.

(*Usages.*) C'est le réactif de l'albumine.

(*Préparation.*) On l'obtient en calcinant, dans un creuset de platine, du phosphate d'ammoniaque.

---

(*Acide phosphorique bi-hydraté*, $Ph, O^5, 2\,(H, O)$ : *Propriétés.*) Cet acide, appelé acide pyro-phosphorique, est liquide, incolore, inodore, d'une saveur acide, soluble dans l'eau. Il diffère de l'acide méta-phosphorique, en ce qu'il est sans action sur l'albumine, le chlorure de barium. Saturé par la soude, il donne, avec les sels d'argent, un précipité blanc de pyro-phosphate d'argent insoluble.

(*Usages.*) Il est sans usages.

(*Préparation.*) On le prépare en transformant le pyro-phosphate de soude, $Ph, O^5, 2\,(Na, O)$ en pyro-phosphate de plomb insoluble, à l'aide de l'acétate de plomb ; on lave le pyro-phosphate de plomb à grande eau ; on le décompose par un courant de gaz sulfhydrique, et l'on chasse l'excès de ce dernier par la chaleur :

$$
\begin{array}{llll}
(Ph, O^5)\ 2 & \left\{ Ph, O^5 \ldots\ldots\ldots\ldots\ldots\ldots\ldots \right. & & \\
Pb, O = & \left. \begin{array}{l} 2\,(Pb, O) = \left\{ O^2 \ldots\ldots\ldots \right. \\ Pb^2, O^2 = \left\{ Pb^2. \right. \end{array} \right\} & S^2 Pb^2 = 2\,(S, Pb). & \left\{ \begin{array}{c} H^2, O^2 \\ \text{ou} \\ 2\,(H, O). \end{array} \right\} \ Ph, O^5, 2\,(H, O). \\
2\,(S, H) = & \left\{ S^2 \ldots\ldots\ldots\ldots \right. & & \\
S^2, H^2 = & \left\{ H^2 \ldots\ldots\ldots\ldots\ldots\ldots\ldots \right. & &
\end{array}
$$

(*Acide phosphorique tri-hydraté*, $Ph, O^5, 3\,(H, O)$: *Propriétés.*) Cet acide, appelé généralement acide sirupeux, est liquide, visqueux, incolore, rougissant fortement la couleur de tournesol, difficilement cristallisable, très-avide d'eau, indécomposable par la chaleur, décomposé comme les autres acides cités plus haut, par l'hydrogène, le carbone, dans des circonstances convenables. Chauffé convenablement, on peut le ramener à l'état d'acide phosphorique mono-hydraté.

Il diffère de ce dernier en ce qu'il ne trouble point le chlorure de barium, ne coagule point l'albumine. Son caractère distinctif est que, étant saturé par de la soude, il précipite l'azotate d'argent en jaune : c'est du phosphate d'argent tri-basique.

(*Usages.*) On l'emploie dans certaines expériences chimiques.

(*Préparation.*) On le prépare en traitant dans une cornue de verre munie d'un ballon tubulé (ainsi qu'il est représenté *fig.* n° 13, *pl.* 2), le phosphore par l'acide azotique : on achève de le concentrer dans une capsule de platine, sans quoi, à la fin de l'opération, c'est-à-dire lors de sa concentration assez avancée, le verre serait attaqué.

## Phosphure d'Hydrogène ou Hydrogène Phosphoré.

$$Ph, H^3 = 35.$$

L'hydrogène phosphoré inflammable a été découvert par M. Gengembre ; il prend naissance dans les endroits où se trouvent beaucoup de matières organiques en putréfaction : dans les cimetières, les marais.

(*Propriétés.*) C'est un gaz incolore, d'une odeur alliacée, d'une densité égale à 1,184 ; il est très-peu soluble dans l'eau ; l'acide sulfurique l'absorbe. Préparé convenablement, il prend feu spontanément à l'air ou dans l'oxigène (1) : c'est le seul gaz qui ait cette propriété : il y a formation d'eau, et d'acide phosphorique : ce dernier s'élève dans l'air, à l'état d'épaisses vapeurs sous la forme de couronnes s'élargissant de plus en plus. Abandonné à lui-même, il perd, au bout de quelques jours, la propriété de s'enflammer : il la perd, instantanément, par son contact avec l'alcool, l'éther, l'essence de térébenthine ; devenu, ou préparé non inflammable spontanément, il prend feu par l'approche d'un corps

(1) Les Chimistes ne sont point d'accord sur la cause de l'inflammabilité de ce gaz.

en ignition. En contact avec les sels de mercure, d'argent, etc., il y a formation de phosphure métallique, qui se précipite, et d'eau :

$$
\begin{array}{l}
Ph, H^3 \ldots\ldots \left\{ \begin{array}{l} Ph \ldots\ldots\ldots\ldots\ldots\ldots\ldots\ldots \\ H^3 \ldots\ldots\ldots\ldots\ldots \end{array} \right. \\
3\,(Az, O^5, Ag, O) \left\{ \begin{array}{l} 3\,(Ag, O) = \left\{ O^3 \ldots \right. \\ Ag^3, O^3 = \left\{ Ag^3 \ldots\ldots\ldots\ldots \right. \\ 3\,Az, O^5. \end{array} \right.
\end{array}
\quad
\begin{array}{l}
\left. \begin{array}{l} H^3 \\ O^3 \end{array} \right\} H^3, O^3 \text{ ou } 3\,(H, O). \\
\left. \begin{array}{l} Ph \\ Ag^3 \end{array} \right\} Ph, Ag^3.
\end{array}
$$

Le phosphure d'hydrogène, s'il ne contient point d'hydrogène libre, est donc entièrement aborbé par la dissolution métallique.

L'hydrogène phosphoré non inflammable spontanément, à part sa non inflammabilité spontanée, possède les mêmes caractères que celui qui est spontanément inflammable (1). L'hydrogène phosphoré non inflammable, mélangé avec l'oxigène, détonne facilement par un changement de pression. L'hydrogène phosphoré non inflammable peut le devenir spontanément lorsqu'il est mis en contact avec un corps qui puisse lui fournir de l'oxigène : l'acide hypo-azotique, par exemple.

L'hydrogène phosphoré prend feu par son contact avec le chlore. Avec l'acide iodhydrique, il y a formation d'iodhydrate d'hydrogène phosphoré : composé solide, blanc, cristallisable.

(*Usages.*) Il est sans usages.

(*Préparation.*) Pour l'avoir inflammable spontanément, on chauffe légèrement du phosphore avec l'un des oxides suivants : potasse, soude, barite, chaux, sous l'influence de l'eau. Quant à

---

(1) On peut donc admettre, dans l'état actuel de la science, qu'il n'existe qu'un seul phosphure d'hydrogène ; seulement, que, selon son mode de préparation, il contient une matière étrangère qui lui donne la propriété de s'enflammer.

l'obtenir non inflammable spontanément, on chauffe, dans une cornue à une douce chaleur, soit de l'acide phosphoreux, soit le mélange d'acide phosphoreux et phosphorique obtenu par l'acidification du phosphore sous l'influence de l'air : c'est-à-dire l'acide jadis connu sous le nom d'acide hypo-phosphorique.

Dans ces deux opérations, on ne doit point employer de tubes de sûreté ou de Velter pour recueillir le gaz hydrogène phosphoré. Enfin, il faut éviter d'élever trop la température, attendu qu'il peut y avoir explosion du mélange d'air de l'appareil et de l'hydrogène phosphoré qui se produit.

---

Le phosphore se combine parfaitement au soufre, et forme avec ce dernier trois composés distincts que nous ne ferons que citer :

$Ph, S = 48$ : acide sulf-hypo-phosphoreux ;
$Ph, S^3 = 80$ : » sulfo-phosphoreux ;
$Ph, S^5 = 112$ : » sulfo-phosphorique :

On voit que, dans ces corps, le soufre remplace l'oxigène des acides hypo-phosphoreux, phosphoreux, phosphorique.

---

Le phosphore, en s'unissant au chlore, donne naissance à deux composés, savoir :

Proto-chlorure de phosphore, $Ph, Cl^3$, lequel correspond à l'acide phosphoreux $Ph, O^3$ ;

Per-chlorure de phosphore, $Ph, Cl^5 = 212$, correspondant à l'acide phosphorique $Ph, O^5$.

Nous n'étudierons que le proto-chlorure de phosphore.

## Proto-Chlorure de Phosphore.

$Cl^3, Ph = 140.$

Le proto-chlorure de phosphore a été découvert par MM. Gay-Lusssac et Thénard.

(*Propriétés.*) Il est liquide, incolore, fumant; il entre en ébullition à 78 degrés; sa densité est égale à 1,45; il possède la propriété de dissoudre le phosphore. L'eau, comme nous l'avons démontré à l'article acide phosphoreux, le transforme en acides chlorhydrique et phosphoreux. En contact avec l'ammoniaque, il absorbe ce dernier, et donne un composé blanc, ayant pour formule : $Cl^3$, Ph, 5 (Az, $H^3$), lequel calciné sous le contact de l'air, se transforme en chlorure d'ammonium, ammoniaque, phosphore, hydrogène et phosphure d'azote (Ph, $Az^2$).

(*Usages.*) Il sert à préparer l'acide phosphoreux.

(*Préparation.*) On l'obtient en faisant passer du chlore sec sur du phosphore en excès, à la température ordinaire. Si, au contraire, il y avait un excès de chlore, le proto-chlorure passerait à l'état de perchlorure solide, blanc, etc.

## Azote.

Az = 14.

L'azote est très-répandu dans la nature : on le rencontre dans l'air, dans les matières animales. C'est M. Rutterford qui en fit la découverte ; il fut appelé, d'abord: alcaligène, nitrogène; ce fut M. Lavoisier qui lui donna le nom d'azote.

(*Propriétés.*) L'azote est un gaz permanent, incolore, inodore, éteignant les corps en combustion, sans action sur la teinture de tournesol et l'eau de chaux; sa densité est égale à 0,972 ; il est très-peu soluble dans l'eau ; il ne se combine directement avec l'oxigène que sous l'influence électrique; en contact avec l'hydrogène, le carbone, dans des circonstances convenables, il y a formation d'azotures d'hydrogène, de carbone; les composés qu'il forme avec les autres métalloïdes sont ou peu connus, ou peu stables.

(*Usages.*) L'azote est quelquefois employé dans certaines expériences de laboratoire ; mais ce sont surtout ses combinaisons avec l'oxigène, l'hydrogène et le carbone qui sont beaucoup employées.

(*Préparation.*) Le 1er procédé consiste à traiter l'air par le phosphore à froid (on peut l'obtenir plus rapidement en enflammant ce dernier ; mais l'azote obtenu contient encore des traces d'oxigène que, seulement, le phosphore à froid peut lui enlever) : l'expérience à froid dure plus d'un jour ; le 2e est celui que M. Dumas a indiqué dans ces derniers temps : il consiste à faire passer de l'air, privé de son acide carbonique, sur du cuivre chauffé au rouge (*fig.* n° 14, *pl.* 2) : il y a formation d'oxide de cuivre, séparation d'azote pur : tels sont les deux principaux procédés pour préparer ce gaz.

### Air Atmosphérique.

$$Az + O + C, O^2.$$

L'air est un mélange de gaz azote, oxigène, acide carbonique : tels sont, du moins, les trois gaz que l'on y rencontre en plus grande quantité, attendu que des causes accidentelles introduisent dans ce gaz des gaz autres que ces derniers : ainsi l'on y trouve de l'hydrogène carboné, du sulfure, de l'azoture d'hydrogène : mais en faibles quantités. L'air est le fluide élastique qui entoure notre globe, autour duquel il forme une couche d'environ 15 lieues d'épaisseur. C'est l'air que l'on prend toujours pour unité de comparaison : aussi sa densité est-elle représentée par 1 ; 1 litre de ce gaz, à la température de zéro et sous la pression de 0,76, pèse 1 gramme 2991 dix-milligrammes, d'après MM. Biot et Arago. L'air, quoique contenant beaucoup plus d'azote que d'oxigène, entretient parfaitement la combustion, la respiration.

Les propriétés de l'air dépendent principalement de celles de l'oxigène qui s'y trouve, car, avec tous les agents, il se comporte comme l'oxigène. M. Lavoisier est le premier chimiste qui en ait fait l'analyse ; voici l'expérience qu'il fit : Un poids connu de mercure fut mis dans un matras en verre, à col long et courbé, plongeant sous une cloche placée sur la cuve à mercure ; après avoir chauffé plusieurs jours, il s'aperçut que le mercure s'était transformé en une poudre rouge, et que le volume de l'air avait diminué ; après avoir laissé refroidir l'appareil, il constata que le gaz restant n'était plus de l'air atmosphérique, attendu qu'il éteignait les corps en combustion ; de plus, le mercure avait augmenté de poids. Cette augmentation de poids du mercure lui donna l'indice que ce dernier (le volume de l'air employé étant moindre) avait pris non-seulement la portion de gaz manquant, mais de plus le gaz auquel l'air devait ses propriétés primitives, et enfin que l'air n'était point un élément. La matière rouge du matras fut chauffée à une température élevée, et laissa dégager un air dont les propriétés étaient tout à fait contraires à celui restant après l'ébullition du mercure ; le mercure, devenu rouge, avait repris son aspect métallique. Nul doute, alors, pour M. Lavoisier, que l'air atmosphérique était composé de ces deux gaz si différents : le premier était l'azote, le dernier, l'oxigène.

Il en eut la preuve convaincante, lorsque mélangeant les deux gaz, obtenus séparément, il obtint de nouveau un gaz jouissant des propriétés de l'air atmosphérique, et ne différant nullement de ce gaz. Depuis M. Lavoisier, d'autres moyens ont été employés pour analyser l'air ; ainsi : Si l'on met 100 parties d'air en contact avec du phosphore à froid, dans une éprouvette sur le mercure, l'oxigène est absorbé, et il reste un volume d'azote égal à environ 79 parties de l'air employé. On peut également connaître la composition de ce gaz, en le faisant détonner dans l'eudiomètre avec de l'hydrogène : Si l'on prend 100 parties d'air et 100 parties d'hydrogène, on obtient, après l'étincelle, un résidu égal à 138 parties ; il a donc disparu 62 parties ; sachant que 2 volumes d'hydrogène exigent 1 volume d'oxigène pour former de l'eau, on en conclut : que le volume d'oxigène, dans les 100 parties d'air, était de $\frac{62}{3}$, c'est-à-dire de 20 $^{\text{part.}}$,7 d'oxigène : d'où 100 volumes d'air sont formés de 20$^{\text{vol.}}$,7 d'oxigène et 79 $^{\text{vol.}}$,3 d'azote. On voit de suite que ce n'est point tout à fait 20$^{\text{vol.}}$,7 d'oxigène : cela tient à ce que dans les expériences eudiométriques il est difficile de mesurer chimiquement un volume de gaz donné. Aussi, MM. Dumas et Boussingault, dans ces derniers temps, ont fait l'analyse de l'air en pesant les gaz contenus dans ce fluide, afin d'en connaître au juste la composition ; cette analyse a été faite de la manière suivante :

Un volume d'air, privé d'acide carbonique, parfaitement desséché, a été décomposé par du cuivre chauffé au rouge et d'un poids connu : l'azote, résultant de la décomposition, se rendant dans un ballon, pesé à l'avance vide d'air (tout l'appareil chauffé était, avant l'expérience, également vide d'air), ils ont trouvé que 100 volumes d'air, privés d'acide carbonique, sont formés de :

$$\left.\begin{array}{l}\text{Azote} \ldots\ldots\ldots = 79^{\text{vol.}},3.\\ \text{Oxigène} \ldots\ldots = 20^{\text{vol.}},7.\end{array}\right\} 100^{\text{vol.}}, \text{ d'air.}$$

Il ne faut pas croire que, dans toutes les localités, la proportion d'oxigène, dans l'air, soit la même ; sur les montagnes élevées, l'air offre sensiblement la même proportion d'oxigène que dans les plaines ; mais c'est surtout dans l'air pris au bord de la mer que la quantité d'oxigène varie ; elle est variable, généralement, loin des habitations, et la quantité d'oxigène peut s'élever jusqu'à 23 p. 0/0 de l'air atmosphérique.

L'air contient de l'acide carbonique ; on peut le constater en exposant à l'air de l'eau de barite : bientôt elle se trouble, et il se précipite du carbonate de barite insoluble. La proportion d'acide carbonique, dans l'air, est variable ; elle est plus grande pendant la nuit que pendant le jour ; elle varie aussi selon les saisons : cela tient à ce que les vents augmentent, généralement, la quantité d'acide carbonique dans certaines localités.

Elle est très-considérable dans les salles où se réunissent un grand nombre d'individus, puisqu'elle est le produit de la respiration; cet air peut contenir jusqu'à 0,009 d'acide carbonique: c'est-à-dire 20 fois plus que l'air ordinaire. Pour connaître la moyenne d'acide carbonique contenue dans l'air, on fait passer un volume d'air connu et desséché dans des tubes pesés à l'avance, renfermant de la potasse; l'augmentation de poids indique la quantité d'acide carbonique dans le volume d'air analysé. D'après de nombreuses expériences, faites à diverses époques, on trouve que 10,000 volumes d'air contiennent de 3 vol.,71 à 5 vol.,14 d'acide carbonique; c'est-à-dire une moyenne de 4 vol.,425. Il existe de la vapeur d'eau dans l'air; on la démontre, facilement, en mettant un mélange de sel et de glace dans un flacon : l'humidité de l'air vient se congeler sur les parois extérieures du flacon. Pour calculer la quantité de vapeur d'eau, dans un volume d'air donné, on fait passer ce dernier à travers des tubes pesés et contenant ou du chlorure de calcium, ou de la pierre ponce imprégnée d'acide sulfurique concentré; l'augmentation de poids des tubes dessiccateurs indique la quantité d'eau contenu dans le volume d'air sur lequel on a opéré. L'air contient de l'acide sulfhydrique; on le reconnaît en exposant à l'air, pendant quelque temps, un papier imprégné d'acétate de plomb : il y a formation de sulfure noir de plomb. Pour l'azoture d'hydrogène ou ammoniaque, on le démontre en laissant exposé à l'air du sulfate d'alumine : il y a formation de sulfate double d'alumine et d'ammoniaque. Quant à l'hydrogène carboné, il ne peut être reconnu facilement, vu la petite quantité que l'air en contient; mais une preuve qu'il s'y trouve, c'est que dans l'analyse de l'air, par MM. Dumas et Boussingault, on ne devait trouver que de l'azote dans le ballon où l'on avait fait le vide, et l'on y a constaté la présence d'acide carbonique. L'air contient, en outre, des matières organiques, des poussières minérales. Au-dessus des grandes villes, surtout, l'air renferme des produits pyrogénés : ainsi, si l'on prend de la neige et qu'on la fasse fondre, on aura une eau ayant un goût de fumée. Dans plusieurs parties de la Toscane, il se dégage un air pernicieux qui, refroidi, donne lieu à une rosée contenant des matières organiques putrescibles, noircissant par l'acide sulfurique, l'azotate d'argent; cet air est, généralement, connu sous le nom de mauvais air.

(*Usages.*) Les usages de l'air sont des plus nombreux : ainsi, il sert à la vie ; il faut, à chaque homme, environ 6 mètres cubes d'air par heure en hiver, et 8 mètres cubes en été. C'est l'air qui joue un des plus grands rôles dans la nature, les phénomènes chimiques : ainsi, lorsqu'on chauffe un appareil, après avoir chassé une grande partie de l'air de ce dernier, communiquant avec un vase plein d'eau, par exemple (*fig.* n° 20, *pl.* 3), l'air ne pouvant rentrer pour remplacer celui que contenait l'appareil (et qui a été chassé par la chaleur), l'eau remonte, pour prendre la place de ce dernier, si le tube conducteur n'excède point la longueur de trente-deux pieds. Si l'appareil communique avec du mercure (*fig.* n° 22, *pl.* 3), l'élévation de ce dernier ne pourra avoir lieu que jusqu'à une hauteur de 76 centimètres ; or, comme pour empêcher l'eau de remonter dans les appareils chauffés (attendu qu'il ne peut y avoir vide, en présence de l'eau, jusqu'à la hauteur de la colonne de ce liquide ci-dessus indiquée), il faut que l'air rentre dans l'appareil, par un moyen quelconque (pour éviter l'ascension de l'eau qui, froide et rencontrant des vases encore chauds, ne manquerait point d'en occasionner la rupture et des dangers pour l'opérateur), on emploie les tubes de Velter ou de sûreté (*fig.* n^os^ 17, 18, 19, *pl.* 2), lesquels permettent à l'air de rentrer dans les appareils avant que l'ascension de l'eau, dans ces derniers, n'ait eu lieu. Dans certains appareils, le tube de sûreté est simplement un tube droit : ainsi, dans l'appareil *fig.* n° 15, *pl.* 2, où le tube de sûreté D ne suffirait pas (vu que les tubes dégageant le gaz du ballon plongent très-avant dans l'eau), on emploie le tube droit B (qui fonctionne alors comme un tube de sûreté proprement dit), pour éviter que le liquide de l'éprouvette R ne remonte dans le flacon à tubulures Y, le tube de sûreté D n'étant pas suffisant pour éviter cette ascension du liquide de l'éprouvette dans le flacon tubulé. De même l'eau remonterait dans la cornue V, de l'appareil représenté *fig.* n° 20, *pl.* 3, si elle ne portait point un tube de sûreté H, qui permet la rentrée de l'air, dans l'intérieur, pour faire équilibre à la pression atmosphérique extérieure.

Enfin, d'après ce que nous savons (que 76 centimètres de mercure font équilibre à la pression atmosphérique ordinaire), on fait plonger les tubes des appareils dans ce liquide, pourvu qu'ils aient beaucoup plus de 76 centimètres de longueur, lorsqu'on veut empêcher l'air de rentrer dans un appareil ; il est utile de ne point perdre de vue ce fait : que la colonne de mercure, d'une longueur convenable, non-seulement empêche le mercure de monter dans l'appareil, mais la rentrée de l'air dans ce dernier (*fig.* n° 22, *pl.* 3) ; tandis que le tube de sûreté empêche l'eau ou le mercure de s'élever dans les appareils par la rentrée même de l'air : un tube de sûreté ne remplit donc pas toujours le but, lorsque, outre l'empêchement de l'ascension du liquide de la cuve dans l'appareil, il ne faut même pas que l'air, après l'expérience, rentre dans ce dernier.

## Protoxide d'Azote.

$$Az, O = 22.$$

Le protoxide d'azote a été découvert par M. Priestley.

(*Propriétés.*) Ce corps est gazeux, incolore, inodore, d'une saveur sucrée ; certaines personnes, en respirant ce gaz, éprouvent une certaine gaieté : de là le nom de gaz hilariant que lui donnent quelques Chimistes ; chez d'autres personnes, ce gaz produit une exaltation cérébrale. Ce gaz a une densité égale à 1,527; il est soluble dans l'eau : ce liquide en dissout les $\frac{4}{5}$ de son volume. Il est sans action sur la teinture du tournesol, l'eau de chaux. En contact avec les corps ne présentant plus qu'un point en ignition, il les rallume comme l'oxigène, mais avec moins d'intensité. Un litre de protoxide d'azote renferme 1 litre d'azote et un $\frac{1}{2}$ litre d'oxigène. Le carbone, le soufre, le phosphore, y brûlent un peu moins vivement que dans l'oxigène. Ce gaz est décomposé, à la chaleur rouge, en azote et en acide hypo-azotique. L'oxigène est sans action sur lui. Il est décomposé au rouge par l'hydrogène : il y a formation d'eau, d'azote. Le chlore, le brôme, l'iode, sont sans action sur le protoxide d'azote. Ce gaz qui peut être confondu, jusqu'à un certain point, avec l'oxigène, se distingue de ce dernier, en ce qu'il est soluble dans l'alcool, et que, mis en contact avec le bi-oxide d'azote, il ne décompose point celui-ci : aussi il n'y a point production de vapeurs rutilantes comme avec l'oxigène.

(*Usages.*) Il est sans usages.

(*Propriétés.*) On l'obtient en chauffant, dans une cornue, de l'azotate d'ammoniaque, $Az, O^5, Az, H^4, O$ : il y a formation d'eau et de protoxide d'azote :

$$\begin{array}{l} Az,\ O^5,\ Az,\ H^4,\ O \\ \quad = Az^2,\ H^4,\ O^6 .. \end{array} \left\{ \begin{array}{l} \left. \begin{array}{l} H^4 \ldots\ldots \\ O^4 \ldots\ldots \end{array} \right\} H^4,\ O^4 = 4\ (H,\ O). \\ \left. \begin{array}{l} O^2 \ldots\ldots \\ Az^2 \ldots\ldots \end{array} \right\} Az^2,\ O^2 = 2\ (Az,\ O). \end{array} \right.$$

## Bi-Oxide d'Azote.

$$Az,\ O^2 = 30.$$

Le bi-oxide d'azote, découvert par M. Hales, fut appelé d'abord : gaz nitreux, oxide nitreux : on le nomme souvent deutoxide d'azote.

(*Propriétés.*) Le deutoxide d'azote est un gaz incolore, d'une densité égale à 1,039, éteignant les corps en combustion, asphyxiant les animaux qu'on y plonge, peu soluble dans l'eau, qui en dissout $\frac{1}{20}$ de son volume, sans action sur la teinture de tournesol, sur l'eau de chaux. Le bi-oxide d'azote est décomposé par la chaleur en azote et en acide hypo-azotique. Un litre de bi-oxide d'azote contient $\frac{1}{2}$ litre d'oxigène et $\frac{1}{2}$ litre d'azote.

Le bi-oxide d'azote est absorbé par les dissolutions de sels de protoxide de fer, en se colorant en brun. Le bi-oxide d'azote a pour caractère distinctif d'être transformé, par le contact de l'oxigène ou de l'air, en acide hypo-azotique, qui apparaît sous forme de vapeurs rutilantes ; la couleur de tournesol est alors rougie, ce qui n'avait point lieu avant le contact de l'air ou de l'oxigène: c'est le seul gaz qui jouisse de cette propriété. En contact avec la potasse concentrée, pendant quelque temps, le bi-oxide d'azote se transforme en protoxide d'azote et en azotite de potasse :

$$\left.\begin{array}{l} 2\,(Az,\,O^2) = Az^2,\,O^4 = \left\{\begin{array}{l} Az,\,O. \\ Az,\,O^3 \ldots\ldots \end{array}\right. \\ K,\,O \ldots\ldots\ldots\ldots\ldots\ldots\ldots\ldots\ldots \end{array}\right\} Az,\,O^3,\,K,\,O.$$

En contact avec l'hydrogène, sous l'influence de la mousse de platine (1), il y a formation d'eau et d'azoture d'hydrogène (Az, $H^3$) :

$$\left.\begin{array}{l} Az,\,O^2 \ldots\ldots \left\{\begin{array}{l} O^2 \ldots\ldots\ldots\ldots\ldots\ldots \\ Az \ldots\ldots \end{array}\right. \\ H^5 \ldots\ldots\ldots \left\{\begin{array}{l} H^3 \ldots\ldots \\ H^2 \ldots\ldots\ldots\ldots\ldots\ldots \end{array}\right. \end{array}\right. \quad \begin{array}{l} Az,\,H^3. \\ H^2,\,O^2 = 2\,(H,\,O). \end{array}$$

Si les gaz sont bien secs, la réaction a lieu même à froid et la mousse devient incandescente ( *fig.* n° 21, *pl.* 3).

(*Usages.*) On l'emploie pour reconnaître l'oxigène ou l'air dans un mélange de gaz.

(*Préparations.*) C'est en faisant réagir l'acide azotique sur le

---

(1) La mousse de platine a la propriété de ramener les gaz en présence, dans les mêmes conditions qu'à l'état naissant.

mercure, l'argent, le cuivre que l'on prépare le bi-oxide d'azote : il y a formation d'azotates de mercure, d'argent, de cuivre; avec le cuivre, il faut avoir soin de refroidir l'appareil qui s'échauffe peu à peu, attendu que, vers la fin de l'opération, il peut contenir du protoxide d'azote. Avec le mercure, l'argent, le dégagement de bi-oxide a lieu sous l'influence d'une légère chaleur :

$$\left.\begin{array}{l} 4\,(Az,\ O^5) = \left\{\begin{array}{l} 3\ Az,\ O^5 \ldots\ldots\ldots\ldots\ldots\ldots \\ Az,\ O^5 \ldots \left\{\begin{array}{l} O^3 \ldots \\ Az, O^2. \end{array}\right. \end{array}\right. \\ 3\ Hg \ldots\ldots\ldots\ldots\ldots\ldots\ldots\ldots \end{array}\right\} Hg^3,\ O^3 = 3\ (Hg,\ O) \left\} \begin{array}{c} 3\,(Az, O^5)\ 3\,(Hg, O) \\ \text{ou} \\ 3\,(Az,\ O^5,\ Hg,\ O). \end{array}\right.$$

## Acide Azoteux.

$$Az,\ O^3 = 38.$$

Il a été découvert par M. Gay-Lussac.

(*Propriétés.*) C'est un liquide bleu, entrant en ébullition au-dessous de la température de zéro; il est décomposé par l'eau, en acide azotique et en bi-oxide d'azote:

$$3\ (Az,\ O^3) = Az^3,\ O^9 = \left\{\begin{array}{l} Az,\ O^5. \\ Az^2,\ O^4 = 2\ (Az,\ O^2). \end{array}\right.$$

Il renferme pour 1 volume d'azote, 1 volume $\frac{1}{2}$ d'oxigène; il s'unit très-bien aux alcalis.

(*Usages.*) Il est sans usages.

(*Préparation.*) On le prépare en mêlant, à une basse température, 4 volumes de bi-oxide d'azote avec 1 volume d'oxigène. On obtient de l'azotite de potasse, en mettant en contact un mélange de bi-oxide d'azote et d'oxigène avec de la potasse. Enfin, on peut encore se le procurer en ajoutant de l'eau, en petite quantité, à l'acide hypo-azotique; la liqueur devenue bleue est chauffée; puis desséchant et refroidissant, de — 20 degrés à — 30 degrés, les vapeurs qui se dégagent, on obtient un liquide très-mobile, bleu foncé : c'est l'acide azoteux.

### Acide Hypo-Azotique.

$$Az, O^4 = 46.$$

(*Propriétés.*) Cet acide est un liquide presque incolore à — 20 degrés, d'un jaune fauve à zéro, brun foncé entre zéro et + 22 degrés ; son odeur est suffocante. Il entre en ébullition à + 22 degrés ; sa densité, à l'état gazeux, est de 3,181 ; il jaunit et corrode l'épiderme. En contact avec peu d'eau, il est transformé en acides azotique et azoteux :

$$2\ (Az, O^4) = Az^2, O^8 = \begin{cases} Az, O^3. \\ Az, O^5. \end{cases}$$

Ce dernier, étant bleu, communique sa couleur à la dissolution.

Si l'on ajoute beaucoup d'eau, l'acide hypo-azotique se transforme en bi-oxide d'azote et acide azotique :

$$3\ (Az, O^4) = Az^3, O^{12} = \begin{cases} Az^2, O^{10} = 2\ (Az, O^5). \\ Az, O^2. \end{cases}$$

De sorte qu'il y a production de vapeurs rutilantes, etc. D'après M. Péligot, cet acide peut donner des hypo-azotates ; mais ces sels sont peu connus. L'acide hypo-azotique contient 2 volumes d'oxigène pour 1 volume d'azote.

(*Usages.*) On l'emploie dans quelques expériences chimiques.

(*Préparation.*) On peut obtenir cet acide en faisant arriver du bi-oxide d'azote et de l'oxigène secs, dans un vase refroidi par un mélange de glace et de sel marin. On le prépare généralement en décomposant, par la chaleur, l'azotate de plomb préalablement desséché.

L'appareil dont on se sert ne doit point porter de bouchons (*fig.* n° 16, *pl.* 2) ; en employant des vases de verre s'adaptant hermétiquement l'un à l'autre, l'opération réussit toujours, si l'azotate est parfaitement sec ; dans le cas contraire, on obtient de l'acide hypo-azotique contenant de l'acide azoteux et azotique : il est alors coloré en bleu.

### Acide Azotique ou nitrique.

$$Az, O^5 = 54.$$

L'acide azotique a été découvert par M. Raimond Lulle, vers le commencement du 13e siècle; il est très-répandu dans la nature, à l'état de combinaison ; il se forme par les éléments de l'air, sous l'influence des étincelles électriques dans les temps d'orage.

(*Propriétés.*) Cet acide est liquide, incolore, odorant, corrosif; détruit l'épiderme en le jaunissant; rougit fortement la teinture de tournesol. L'acide azotique ne peut exister sans eau ; il en renferme le moins 1 équivalent et a pour formule : $Az, O^5, H, O$. Si on lui enlève cette eau, il se transforme en oxigène et en acide hypo-azotique.

Son degré de congélation et d'ébullition varie avec la quantité d'eau qu'il renferme :

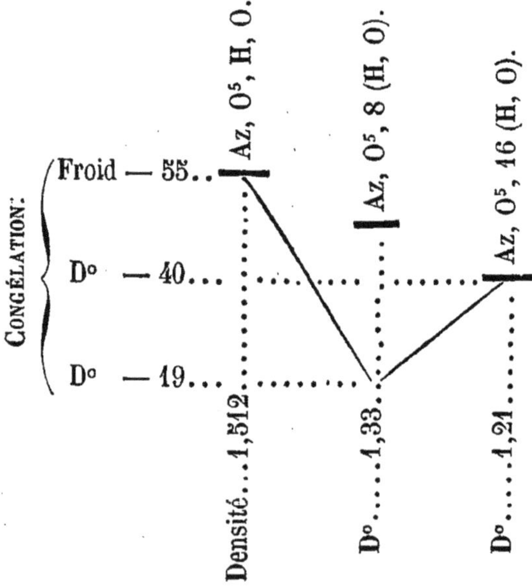

Il a, dans son plus grand état de concentration, une densité égale à 1,512. D'après ce qui précède, on voit que l'acide à 1,21 de densité, quoique contenant plus d'eau que celui qui marque 1,33, ne se congèle qu'à—40 degrés, tandis que celui à 1,33 se solidifie à —19 degrés. Lorsqu'on soumet à l'ébullition l'acide azotique à 1 équivalent d'eau, une partie se décompose en oxigène et acide hypo-azotique : ce dernier, se dissolvant dans l'acide azotique non décomposé, le colore en jaune. La lumière agit de la même manière sur l'acide azotique. L'électricité le décompose en oxigène et azote. Les deux acides azotique les plus remarquables, sous le point de vue de l'ébullition, sont les acides marquant 1,44 et 1,36 ; ils entrent en ébullition tous les deux à 116 degrés ; mais celui à 1,44 laisse dégager de l'acide hypo-azotique et de l'oxigène, tandis que celui à 1,36 ne laisse dégager que de l'eau par l'ébullition :

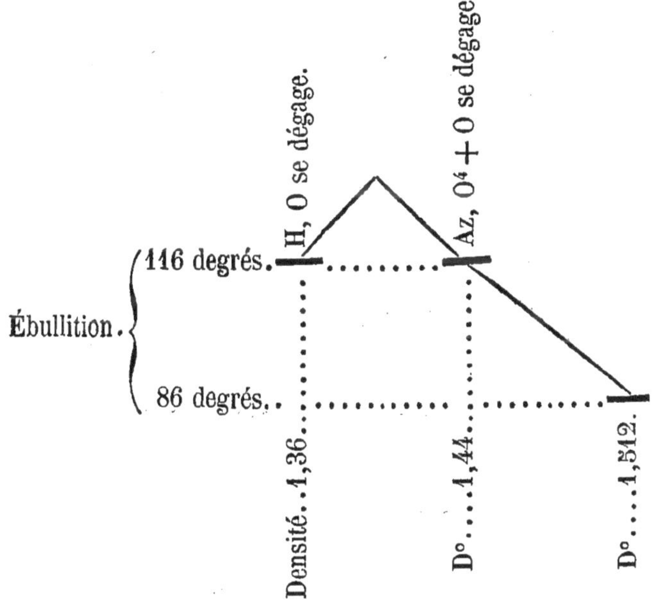


Le seul hydrate d'acide azotique volatil sans décomposition est celui formé de 1 équivalent d'acide et de 4 équivalents d'eau,

Az, $O^5$, 4(H, O), dont la densité est égale à 1,41 ; il se volatilise vers 123 degrés. En contact avec l'hydrogène, il y a formation d'eau et d'acide hypo-azotique ; si le gaz est à l'état naissant, il y a production d'eau et d'azoture d'hydrogène. L'expérience réussit très-bien en faisant passer de l'hydrogène et de la vapeur d'acide azotique sur de la mousse de platine, etc. (1).

L'acide azotique est décomposé par le carbone, le soufre, le phosphore : il y a formation d'acides carbonique, sulfurique, phosphorique. Il n'est point décomposé par le chlore, le brôme ; mais il l'est par l'iode : il se forme de l'acide iodique. Il est décomposé par l'acide sulfurique concentré : il se forme de l'oxigène et de l'acide hypo-azotique. En contact avec l'acide chlorhydrique, il y a formation d'acide chloro-azoteux, $Cl^2$, Az, $O^3$, lequel acide est celui qui agit dans le liquide appelé *eau régale :*

$$\left.\begin{array}{l} 2(Cl, H) = Cl^2, H^2 = \left\{\begin{array}{l} H^2 \ldots\ldots\ldots\ldots\ldots\ldots\ldots\ldots \\ \left.\begin{array}{l} Cl^2 \ldots \\ Az,\ O^3 \end{array}\right\} Cl^2,\ Az,\ O^3. \end{array}\right. \\ Az,\ O^5 \ldots\ldots\ldots\ldots \left\{\begin{array}{l} \\ O^2 \ldots\ldots\ldots\ldots\ldots\ldots\ldots\ldots \end{array}\right. \end{array}\right\} H^2, O^2 = 2(H, O).$$

Cette eau régale se prépare généralement dans les trois proportions suivantes :

1 partie acide azotique + 3 parties acide chlorhydrique ;
2 parties d° + 2 parties d°. ;
3 parties d° + 1 partie d°.

On s'en sert pour chlorurer les métaux. Exemple :

$$\left.\begin{array}{l} Cl^2,\ Az,\ O^3 = \left\{\begin{array}{l} Az,\ O^3 \ldots\ldots\ldots\ldots\ldots\ldots\ldots\ldots \\ Cl^2 \ldots \end{array}\right. \\ \left.\begin{array}{l} \\ 2\ Ag \ldots\ldots\ldots\ldots\ldots \end{array}\right\} Cl^2,\ Ag^2 = 2\,(Cl,\ Ag). \\ Oxigène\ de\ l'air = O \ldots\ldots\ldots\ldots\ldots\ldots\ldots\ldots \end{array}\right\} Az,\ O^4.$$

(1) Voir l'article bi-oxide d'azote, à cet égard.

L'acide azotique est décomposé par presque tous les métaux; exemple : cuivre, mercure, argent, zinc, fer; mais la réaction ne s'opère que dans certaines circonstances; ainsi, le cuivre n'attaque point l'acide à une densité de 1,512, s'il est entouré d'un mélange de glace et de sel marin. A une température de +20 degrés, l'acide azotique à 1,07 de densité n'attaque point le cuivre; vient-on à faire passer dans l'acide un courant de bi-oxide d'azote, à l'instant même la réaction commence : il y a formation d'azotate de cuivre. L'acide azotique le plus concentré n'agit point sur l'étain; vient-on à ajouter un peu d'eau, l'action devient très vive. L'argent ne décompose l'acide azotique que par le concours de la chaleur; il en est de même du mercure. Enfin, le fer ne décompose point l'acide azotique de la densité de 1,48. L'acide azotique forme avec les oxides métalliques des sels appelés azotates, nitrates.

L'acide azotique en contact avec le bi-oxide d'azote se colore en bleu, vert ou jaune orangé, selon qu'il est plus ou moins concentré; ainsi, l'acide faible est sans action sur le bi-oxide d'azote : aussi reste-t-il incolore; un peu plus concentré, de l'acide azoteux prend naissance et il se colore en bleu; est-il encore plus concentré que ce dernier, il prend une couleur verte résultant du mélange des deux couleurs des acides azoteux et hypo-azotique qui se forment; enfin, est-il tout à fait concentré, il n'y a formation que d'acide hypo-azotique, et il se colore en jaune orangé.

L'acide azotique est décomposé par un grand nombre de matières organiques : souvent il les enflamme; toujours il leur abandonne son oxigène.

(*Usages.*) Cet acide est fréquemment employé comme oxidant.

(*Préparation.*) L'acide azotique s'obtient dans les laboratoires, en chauffant, dans une cornue munie d'un ballon tubulé et refroidi, de l'azotate de potasse ou de soude avec de l'acide sulfurique : il y a formation de sulfate de potasse ou de soude, et séparation d'acide azotique qui se volatilise. Il y a formation de vapeurs rutilantes au commencement de l'opération : elles sont dues à ce qu'une portion d'acide se décompose en oxigène et acide hypo-azotique, l'acide étant plus volatil que l'eau, ce dernier étant surtout retenu d'abord par l'acide sulfurique. L'acide azotique du commerce contient toujours de l'acide chlorhydrique et quelquefois de l'acide sulfurique. L'acide chlorhydrique provient de ce que les azotates de potasse de soude contiennent des chlorures.

Pour le purifier, on le traite par un peu d'azotate de barite ; puis ensuite par de l'azotate d'argent : il y a formation de sulfate de barite, de chlorure d'argent, insolubles ; on distille : ces derniers sels restent dans la cornue, et l'acide azotique passe à l'état de pureté.

---

L'azote, en se combinant avec l'hydrogène, donne naissance à trois composés distincts : Amidogène $= Az, H^2 = 16$ ;
Ammoniaque $= Az, H^3 = 17$ ;
Ammonium $= Az, H^4 = 18$.

Un seul, l'ammoniaque, a pu être isolé ; l'amidogène, l'ammonium n'existent qu'en combinaison. L'amidogène joue le rôle des métalloïdes chlore, brôme, iode. L'ammonium celui des métaux potassium, sodium, et donne des combinaisons analogues aux composés métalliques de ces derniers.

### Azoture d'hydrogène ou Ammoniaque.

$$Az, H^3 = 17.$$

L'ammoniaque, appelé aussi simplement azoture d'hydrogène, connu autrefois sous le nom d'alcali volatil, prend naissance dans la décomposition des matières organiques. C'est M. Berthollet qui démontra qu'il contenait de l'azote et de l'hydrogène.

(*Propriétés.*) C'est un des gaz les plus remarquables. Il est incolore, d'une odeur vive et piquante, d'une saveur brûlante et âcre, d'une densité égale à 0,591 ; il se liquéfie par un froid de —30 degrés environ, sous la pression de 3 à 4 atmosphères. C'est le seul gaz qui verdisse la couleur de la violette et qui ramène au bleu la couleur du tournesol préalablement rougie par un acide. Il est très-soluble dans l'eau : ce dernier en dissout 430 fois son volume : la dissolution ammoniacale (appelée *ammoniaque liquide*), saturée de ce gaz, a une densité de 0,905 : elle se congèle par un froid de —55 degrés : en présence d'un oxacide, l'ammoniaque liquide se transforme en oxide d'ammonium ; exemple : $Az, H^3 + H, O = Az, H^4, O$. Ce gaz éteint les corps en combustion. Il est décomposé par une température rouge blanc et par l'électricité. 1 litre de gaz ammoniac contient 1 litre $\frac{1}{2}$ d'hydrogène et $\frac{1}{2}$ litre d'azote. En contact avec l'oxigène, sous l'influence de la chaleur, il est décomposé. L'oxigène, sous l'influence de la mousse de platine, le transforme en azotate d'ammoniaque, $Az, O^5, Az, H^4, O$, et en eau :

$$2\,(Az, H^3) = \begin{cases} Az, H^3 \ldots\ldots\ldots\ldots \\ Az, H^3 \ldots \begin{cases} H^3 = \begin{cases} H \ldots \\ H^2 \end{cases} \\ Az \ldots \end{cases} \end{cases} \quad \begin{matrix} Az, H^4 \ldots \\ H^2, O^2 = 2\,(H, O). \end{matrix}$$

$$O^8 \ldots\ldots \begin{cases} O^2 \ldots\ldots\ldots\ldots \\ O^5 \ldots\ldots\ldots\ldots \\ O \ldots\ldots\ldots\ldots\ldots\ldots \end{cases} \quad Az, O^5 \ldots\ldots$$

$$\left. \begin{matrix} Az, H^4, O. \\ \ldots \end{matrix} \right\} Az, O^5, Az, H^4, O.$$

En présence du carbone, à une haute température, l'ammoniaque est décomposée : il y a formation de cyanure d'ammonium ($Az, C^2, Az, H^4$) :

$$2\,(Az, H^3) \ldots \begin{cases} Az, H^3 \ldots\ldots\ldots \\ Az, H^3 = \begin{cases} H \ldots \\ H^2. \\ Az \ldots \end{cases} \end{cases} \begin{matrix} \left.\right\} Az, H^4 \ldots \\ \\ \left.\right\} Az, C^2 \ldots \end{matrix} \left.\right\} Az, C^2, Az, H^4.$$

$$C^2 \ldots\ldots\ldots\ldots\ldots\ldots\ldots\ldots$$

Il se dégage de l'hydrogène (*fig.* n° 23, *pl.* 3).

Le gaz ammoniac (1) sec donne, avec l'acide carbonique sec, un composé blanc, cristallin, ayant pour formule C, $O^2$, Az, $H^3$, et regardé par quelques Chimistes comme de l'hydrate d'amidure d'oxide de carbone : c'est-à-dire : (Az, $H^2$) (C, O) + H, O.

L'ammoniaque est décomposé par le soufre, a une température élevée. Le gaz sulfureux, sec, mis en contact avec le gaz ammoniac, sec, donne naissance à un composé appelé *sulfimide*. L'acide sulfurique, anhydre, forme avec le gaz ammoniac, sec, un corps, connu sous le nom de *sulfamide*, ayant pour formule : 4 (S, $O^3$) 3 (Az, $H^3$).

Le chlore décompose l'ammoniaque : il en résulte du gaz azote libre et du chlorure d'ammonium, Cl, Az, $H^4$ :

$$\left.\begin{array}{l} 4\,(Az, H^3) = Az^4, H^{12} = \left\{\begin{array}{l} Az. \\ Az^3, H^{12} = 3\,(Az, H^4) \end{array}\right. \\ 3\,Cl \ldots\ldots\ldots\ldots\ldots\ldots\ldots\ldots \end{array}\right\} \begin{array}{l} 3\,Cl,\ 3\,(Az, H^4) \\ \text{ou } 3\,(Cl, Az, H^4). \end{array}$$

Si l'on chauffe du potassium ou du sodium avec de l'ammodiaque gazeux, sec, dans une petite cloche courbe, sur le mercure, il y a dégagement d'hydrogène, formation d'amidure métallique :

$$\left.\begin{array}{l} Az, H^3 \ldots \left\{\begin{array}{l} H. \\ Az, H^2. \end{array}\right. \\ K \ldots\ldots\ldots\ldots\ldots \end{array}\right\} Az, H^2, K.$$

Si l'on élevait trop la température, cet amidure de potassium ou de sodium serait décomposé ; il se dégagerait de l'ammoniaque, et l'on obtiendrait de l'azoture de potassium ou de sodium :

$$3\,(Az, H^2, K) = Az^3, H^6, K^3 = \left\{\begin{array}{l} Az^2, H^6 = 2\,(Az, H^3). \\ \left.\begin{array}{l} Az \ldots\ldots \\ K^3 \ldots\ldots \end{array}\right\} Az, K^3. \end{array}\right.$$

(1) Nous avons oublié de mentionner qu'on a l'habitude, lorsqu'on parle de l'ammoniaque gazeux, de faire un adjectif du mot ammoniaque : Exemple : ammoniac.

Cet azoture de potassium ou de sodium serait enfin détruit, si la température était trop élevée. Si l'on fait passer du gaz ammoniac sur du cuivre, chauffé au rouge, l'ammoniaque est décomposé : il y a formation d'azoture de cuivre (il faut dire, cependant, que la quantité d'azote fixée est minime, et que si l'on remplace le cuivre par du platine, l'azoture d'hydrogène est encore décomposé, quoique le platine n'absorbe point d'azote, vu qu'il n'augmente point de poids).

L'ammoniaque se combine parfaitement avec les hydracides : il en résulte des sels d'ammonium. En effet :

$$\begin{array}{l} \mathrm{Cl,\ H} \ldots\ldots \left\{ \begin{array}{l} \mathrm{Cl} \ldots\ldots\ldots\ldots \\ \mathrm{H} \ldots\ldots \end{array} \right. \\ \mathrm{Az,\ H^3} \ldots\ldots\ldots\ldots \end{array} \quad \begin{array}{l} \mathrm{H} + \mathrm{Az,\ H^3} \ \}\ \mathrm{Az,\ H^4} \ldots\ldots \\ \mathrm{Cl} + \mathrm{Az,\ H^4} \ \}\ \mathrm{Cl,\ Az,\ H^4.} \end{array}$$

Quant à sa combinaison avec les oxacides, elle n'a lieu que sous l'influence de l'eau (les oxacides ne se combinant qu'avec des composés oxigénés) : il en résulte des sels d'oxide d'ammonium. Exemple :

$$\begin{array}{l} \mathrm{S,\ O^3 + H,\ O} \left\{ \begin{array}{l} \mathrm{S,\ O^3} \ldots\ldots\ldots\ldots\ldots\ldots \\ \mathrm{H,\ O} \left\{ \begin{array}{l} \mathrm{O} \ldots\ldots\ldots \\ \mathrm{H} \ldots \end{array} \right. \end{array} \right. \\ \mathrm{Az,\ H^3} \ldots\ldots\ldots\ldots\ldots \end{array} \quad \begin{array}{l} \mathrm{H} + \mathrm{Az,\ H^3}\ \}\ \mathrm{Az,\ H^4.} \\ \mathrm{O} + \mathrm{Az,\ H^4}\ \}\ \mathrm{Az,\ H^4, O.} \\ \mathrm{S,\ O^3} + \mathrm{Az,\ H^4, O}\ \}\ \mathrm{S,\ O^3, Az,\ H^4, O.} \end{array}$$

En contact avec des oxides métalliques, l'ammoniaque donne de l'eau et des amidures métalliques ; ainsi : Si l'on met l'ammoniaque liquide en présence des oxides d'argent, d'or, on obtient de l'eau, de l'amidure d'argent, $\mathrm{Az,\ H^2,\ Ag}$, de l'amidure d'or, $\mathrm{Az,\ H^2,\ Au}$ :

$$\begin{array}{l} \mathrm{Az,\ H^3} \ldots\ldots \left\{ \begin{array}{l} \mathrm{Az,\ H^2} \ldots\ldots\ldots\ldots \\ \mathrm{H} \ldots\ldots \end{array} \right. \\ \mathrm{Ag,\ O} \ldots\ldots \left\{ \begin{array}{l} \mathrm{O} \ldots\ldots \\ \mathrm{Ag} \ldots\ldots\ldots\ldots \end{array} \right. \end{array} \quad \begin{array}{l} \mathrm{H} + \mathrm{O}\ \}\ \mathrm{H,\ O.} \\ \mathrm{Az,\ H^2} + \mathrm{Ag}\ \}\ \mathrm{Az,\ H^2,\ Ag.} \end{array}$$

Ils sont détonnants ; celui d'argent fait explosion par le moindre frottement ; celui d'or détonne lorsqu'on le chauffe à 140 degrés environ : additionné d'essence de térébenthine, il perd sa propriété détonnante. Enfin, en contact avec le chlore, l'iode, dans des circonstances convenables, on obtient des amidures de ces métalloïdes, ayant la propriété détonnante au plus haut degré : ils ont les formules suivantes :

$Az, H^2, Cl$ = amidure de chlore ou chlorure d'amidogène ($Cl, Az, H^2$) $Az, H^2, I$ = amidure d'iode ou iodure d'amidogène ($I, Az, H^2$) : la réaction s'explique ainsi :

$$\left.\begin{array}{l} Az, H^3 \ldots\ldots \left\{\begin{array}{l} H \ldots\ldots\ldots\ldots\ldots\ldots \\ \left.\begin{array}{l} Az, H^2 \ldots \end{array}\right\} \end{array}\right. \\ 2\,Cl \ldots\ldots \left\{\begin{array}{l} Cl \ldots\ldots \\ Cl \ldots\ldots\ldots\ldots\ldots\ldots \end{array}\right. \end{array}\right. \quad (Az, H^2 \ldots + Cl \ldots) = Az, H^2, Cl. \quad (H + Cl) = Cl, H.$$

---

$$\left.\begin{array}{l} Az, H^3 \ldots\ldots \left\{\begin{array}{l} H \ldots\ldots\ldots\ldots\ldots\ldots \\ Az, H^2 \ldots \end{array}\right. \\ 2\,I \ldots\ldots \left\{\begin{array}{l} I \ldots\ldots \\ I \ldots\ldots\ldots\ldots\ldots\ldots \end{array}\right. \end{array}\right. \quad (Az, H^2 \ldots + I \ldots) = Az, H^2, I. \quad (H + I) = I, H.$$

Il se forme donc, en outre, des acides chlorhydrique, iodhydrique.

(*Usages.*) L'ammoniaque est excessivement employé en chimie.

(*Préparation.*) On l'obtient en chauffant 1 partie de chlorure d'ammonium avec 1 partie de chaux vive pulvérisée (on a généralement l'habitude de remplir la partie de l'appareil au dessus du mélange avec des fragments de chaux vive) ; on recueille le gaz sur le mercure.

La théorie de l'opération est la suivante :

$$
\left.\begin{array}{l}
\text{Cl, Az, H}^4 \ldots \left\{\begin{array}{l}\text{Az, H}^4 \ldots\ldots \left\{\begin{array}{l}\text{Az, H}^3. \\ \text{H} \ldots\ldots\ldots\end{array}\right. \\ \text{Cl} \ldots\ldots\ldots\ldots\end{array}\right. \\
\text{Ca, O} \ldots\ldots \left\{\begin{array}{l}\text{Ca} \ldots\ldots\ldots\ldots \\ \text{O} \ldots\ldots\ldots\ldots\ldots\ldots\ldots\ldots\end{array}\right.
\end{array}\right.
\quad \text{Cl, Ca.} \quad \text{H, O.}
$$

Pour avoir l'ammoniaque liquide ou en dissolution dans l'eau, on fait rendre le gaz dans ce liquide, comme pour la préparation de l'acide chlorhydrique liquide (voir *fig.* n° 10, *pl.* 2). On se sert quelquefois, dans les laboratoires, pour avoir de l'ammoniaque liquide pur, de l'ammoniaque liquide du commerce ; dans ce cas, on chauffe, dans une cornue tubulée et au bain-marie, ce dernier : le gaz se rend dans les flacons destinés à le recevoir.

## DES SELS AMMONIACAUX.

L'ammoniaque, sous l'influence d'un équivalent d'eau et en présence d'un oxacide, se transforme en oxide d'ammonium qui se combine à l'oxacide pour donner un oxisel. Cet ammonium, Az, $H^4$, dont l'ammoniaque + H + O constitue l'oxide (Az, $H^4$, O), n'a pas encore été isolé ; mais on doit en admettre l'existence ; sans cela l'histoire des sels ammoniacaux deviendrait aride, en ce sens qu'ils feraient exception à la règle générale que : tout oxacide se combine à un oxide pour donner naissance à un oxisel. Les sels ammoniacaux sont pour la plupart solubles, incolores ; ils sont ou alcalins (1), ou neutres, ou acides. Tous les sels qui résultent de l'union des hydracides avec l'ammoniaque sont anhydres et volatils. Quant à l'union des oxacides anhydres avec le gaz am-

(1) On admet l'ammoniaque, ou plutôt l'oxide d'ammonium, comme une base alcaline, etc.

moniac, elle n'a point lieu : l'azoture d'hydrogène est décomposé : il en résulte des composés connus sous le nom d'*amides*. Tous les sels ammoniacaux où l'acide est gazeux ou volatil, se volatilisent généralement sans altération. Ils ont pour caractère distinctif de dégager de l'ammoniaque, lorsqu'on les met en contact avec la potasse, la soude, la barite, la strontiane, la chaux.

Nous n'étudierons ici que les sels ammoniacaux, non-seulement importants, mais encore que ceux dont nous avons étudié le radical ou l'oxacide.

## Sesqui-Carbonate d'Oxide d'Ammonium ou d'Ammoniaque.

$$(1 \tfrac{1}{2}\ C, O^2)\ Az, H^4, O = 59.$$

(*Propriétés.*) Ce sel est blanc, à aspect cristallin, d'une odeur ammoniacale, d'une saveur caustique, verdissant le sirop de violettes, très-volatil, soluble dans l'eau. Traité par la potasse, la soude, la chaux, il y a formation de carbonates de potasse, de soude, de chaux, dégagement d'ammoniaque. Il précipite presque toutes les dissolutions métalliques ; mais beaucoup de carbonates métalliques formés alors se redissolvent dans un excès de sesqui-carbonate d'ammoniaque. Si on lui fait absorber de l'acide carbonique, il perd son odeur ammoniacale et sa réaction alcaline, en passant à l'état de bi-carbonate.

(*Usages.*) Ce sel est très-employé en chimie.

(*Préparation.*) On l'obtient en chauffant, dans une cornue de grès, 8 parties de chlorure d'ammonium en poudre avec 10 parties de craie ou carbonate de chaux ; le sesqui-carbonate se volatilise et vient se condenser dans des récipients disposés à cet effet.

## Sulfure d'Ammonium.

$$S, Az, H^4 = 34.$$

Ce sel porte généralement le nom de sulfhydrate d'ammoniaque.

(*Propriétés.*) Il se présente sous l'aspect de cristaux blancs, très-volatils; il passe, par le contact de l'air, à l'état de sulfure d'ammonium sulfuré, puis à l'état d'hyposulfite, puis de sulfite, puis enfin de sulfate. Il est soluble dans l'eau. Il se combine parfaitement à l'acide sulfhydrique, et forme du sulfure double d'hydrogène et d'ammonium, lequel est connu généralement sous le nom de sulfhydrate de sulfure d'ammonium (c'est même ce dernier sulfure d'ammonium que l'on emploie dans les laboratoires; il a pour formule : S, H, S, Az, $H^4$). Ce sulfhydrate de sulfure d'ammonium a des caractères mixtes entre le sulfure d'hydrogène et le sulfure d'ammonium (on connaît un autre sulfure d'ammonium : il porte le nom de liqueur fumante de Boyle; il répand d'épaisses fumées à l'air, et s'obtient en distillant un mélange de 1 partie de chlorure d'ammonium, 1 partie de chaux, et $\frac{1}{2}$ partie de soufre ; on le connaît sous les noms de per-sulfure d'ammonium, sulfure d'ammonium sulfuré).

(*Usages.*) Le sulfure d'ammonium, S, Az, $H^4$, est peu employé dans les laboratoires.

(*Préparation.*) On l'obtient en mettant 4 volumes de gaz ammoniac en contact avec 2 volumes de gaz sulfhydrique, et évitant soigneusement le contact de l'air. Quant au sulfhydrate de sulfure d'ammonium, on l'obtient en faisant passer du gaz sulfure d'hydrogène dans de l'ammoniaque liquide.

## Sulfate d'Oxide d'Ammonium ou d'Ammoniaque.

$$S, O^3, Az, H^4, O = 66.$$

(*Propriétés.*) Ce sel est incolore, soluble dans l'eau froide, plus soluble dans l'eau bouillante et cristallisant en prismes par le refroidissement. Chauffé à une température convenable, il laisse dégager de l'ammoniaque et passe à l'état de sulfate acide; si la température était trop élevée, il se transformerait en sulfite d'ammoniaque qui se volatiliserait : dans ce cas, il y aurait formation d'eau, dégagement d'azote.

(*Usages.*) Il entre dans la composition de l'alun ammoniacal. On s'en sert en chimie.

(*Préparation.*) On le prépare dans les laboratoires en neutralisant l'acide sulfurique étendu par un léger excès d'ammoniaque. Dans les arts, on l'obtient en traitant par du sulfate de chaux, soit la liqueur provenant de la distillation des matières animales, soit le liquide aqueux provenant de la distillation de la houille, dans la fabrication du gaz de l'éclairage. Ces liquides contenant du carbonate d'ammoniaque, il y a formation de carbonate de chaux insoluble et de sulfate d'ammoniaque soluble dans l'eau.

## Chlorure d'Ammonium.

$$Cl, Az, H^4 = 54.$$

Ce sel porte les noms de : chlorhydrate d'ammoniaque, sel ammoniac, hydrochlorate d'ammoniaque, muriate d'ammoniaque ; on le rencontre particulièrement dans la fiente des chameaux, dans l'urine de l'homme, etc.

(*Propriétés.*) C'est un sel blanc, d'une saveur piquante, volatil, soluble dans l'eau ; il cristallise sous la forme de feuilles de fougères. En contact avec de l'amalgame de potassium, il y a formation d'amalgame double de potassium et d'ammonium, lequel occupe un volume 5 ou 6 fois plus considérable que celui des composants, et est doué d'un éclat métallique bien supérieur à celui de mercure même. Cet amalgame double, en contact avec l'eau est décomposé : il se forme de la potasse, le mercure devient libre, de l'hydrogène se dégage, et de l'ammoniaque, $Az, H^3$, reste en dissolution dans l'eau. En contact avec le potassium, le sodium, le chlorure d'ammonium est décomposé : il y a formation de chlorure de potassium ou de sodium, et il se dégage un mélange d'hydrogène et d'azoture d'hydrogène, $Az, H^3$. Il donne avec la potasse, la soude, de l'eau, de l'azoture d'hydrogène et du chlorure de potassium ou de sodium :

$$
\left.\begin{array}{l}
Na, O \ldots\ldots \left\{\begin{array}{l} O \ldots\ldots\ldots\ldots\ldots\ldots\ldots \\ Na \ldots\ldots \end{array}\right. \\
Cl, Az, H^4 \ldots \left\{\begin{array}{l} Cl \ldots\ldots \\ H \ldots\ldots\ldots\ldots\ldots\ldots\ldots \\ Az, H^3. \end{array}\right.
\end{array}\right.
\quad
\begin{array}{l} Na + Cl \rightarrow Cl, Na. \\ O + H \rightarrow H, O. \end{array}
$$

(*Usages.*) Ce sel est souvent employé dans les laboratoires. On s'en sert dans les arts, entre autres, pour le décapage du cuivre et de quelques métaux.

(*Préparation.*) On l'obtient, soit en mettant sur le mercure le gaz chlorhydrique en contact avec le gaz ammoniac, soit en saturant l'ammoniaque liquide par l'acide chlorhydrique liquide. Dans les arts, on l'obtient, dans certains pays, en Egypte, par exemple, en sublimant la suie provenant de la combustion de la fiente des chameaux ; dans d'autres, et en France en particulier, en faisant réagir le chlorure de sodium ou sel marin sur le sulfate d'ammoniaque : il se forme du sulfate de soude et du chlorure d'ammonium.

### Azotate d'Oxide d'Ammonium ou d'Ammoniaque.

$$Az, O^5, Az, H^4, O = 80.$$

Il est aussi appelé nitrate d'ammoniaque.

(*Propriétés.*) Ce sel cristallise en prismes transparents attirant légèrement l'humidité atmosphérique. Il a une saveur piquante ; il est très-soluble dans l'eau. Chauffé à 200 degrés, il se décompose en eau et protoxide d'azote ; chauffé plus fortement et rapidement, il y a formation de bi-oxide d'azote. A une température plus élevée, il prend feu et brûle sans laisser de résidu.

(*Usages.*) On l'emploie souvent pour faciliter la combustion des matières organiques; il sert, en outre, à la préparation du protoxide d'azote.

(*Préparation.*) On l'obtient en saturant l'acide azotique par un léger excès d'ammoniaque.

### Azoture de Carbone ou Cyanogène (1).

$$Az, C^2 = 26.$$

Il a été découvert par M. Gay-Lussac. Il prend naissance toutes les fois qu'on chauffe, à une haute température, des matières azotées avec un alcali, ou encore par le contact, avec l'air humide, d'un mélange de charbon et d'alcali à une température très-élevée.

(*Propriétés.*) C'est un gaz incolore, d'une odeur forte rappelant celle des amandes amères. En contact avec un corps en ignition, il brûle avec une flamme bleue pourpre. Sa densité est égale à 1,806. Il est soluble dans l'eau, plus soluble dans l'alcool, l'éther, l'essence de térébenthine. Un volume d'eau dissout 4 volumes $\frac{1}{2}$ de cyanogène; l'alcool 20 fois son volume de ce gaz. La dissolution de cyanogène aqueuse ou alcoolique a une saveur piquante. Par le froid, ou la pression, le cyanogène se liquéfie. Ce gaz résiste à une température élevée. En contact avec l'oxigène, à la température ordinaire, il ne se passe rien; mais sous l'influence d'une température rouge ou d'une étincelle électrique, il y a détonnation, formation d'acide carbonique, et l'azote est mis en liberté. Un litre de cyanogène renferme 1 litre d'azote. En contact avec l'oxigène, à l'état naissant, il y a formation d'acide cyanique. En présence de l'hydrogène, à l'état naissant, il y a formation de cyanure d'hydrogène. Le soufre ne s'unit au cyanogène que sous l'influence des métaux: il en résulte du sulfure de cyanogène (ou sulfo-cyanogène, $S^2, Az, C^2$), c'est-à-dire du sulfo-

(1) Bien des Chimistes, par abréviation, formulent le cyanogène par Cy.

cyanure métallique. Le cyanogène ne s'unit qu'à l'état naissant avec le chlore, le brôme, l'iode : il en résulte des chlorures, brômures, iodures de cyanogène. Chauffé avec du potassium, le cyanogène s'unit à ce dernier et forme du cyanure de potassium. Le cyanogène se combine également avec les autres métaux, dans des circonstances convenables.

L'azoture de carbone peut se combiner au gaz sulfure d'hydrogène : il en résulte une substance jaune, cristallisée en aiguilles; le rapport dans lequel ces deux gaz s'unissent est 1 volume de cyanogène pour 1 volume $\frac{1}{2}$ d'acide sulfhydrique. Si l'on fait passer un courant de gaz sulfure d'hydrogène dans la dissolution alcoolique de cyanogène, on obtient un autre composé de cyanogène et de sulfure d'hydrogène.

1 volume $\frac{1}{2}$ de gaz ammoniac en présence de 1 volume de cyanogène forme une matière solide brune. Le cyanogène est un corps composé d'autant plus remarquable, qu'il joue le même rôle que les éléments chlore, brôme, iode, etc., à l'égard des corps simples ou composés; ainsi, il donne avec l'argent du cyanure d'argent insoluble dans l'eau, soluble dans l'ammoniaque, ayant des propriétés analogues au chlorure, brômure, iodure d'argent.

(*Usages.*) Il n'est employé qu'à l'état de combinaison.

(*Préparation.*) On se procure ce gaz en chauffant dans un appareil convenable (*fig. n°* 24, *pl.* 3), le cyanure de mercure préalablement parfaitement desséché; on le recueille sur le mercure.

$$\text{Az, C}^2\text{, Hg} \dots \left\{ \begin{array}{l} \text{Az, C}^2\text{.} \\ \text{Hg.} \end{array} \right.$$

**Acide Cyanique.**

$$\text{Az, C}^2\text{, O} = 34.$$

(*Propriétés.*) Cet acide est un liquide incolore, très-volatil d'une odeur piquante, rougissant la teinture de tournesol ; il se décompose facilement et ne peut être obtenu, à l'état de liberté, qu'autant qu'on agit à la température de — 10 degrés, car, à la température ordinaire, il est promptement altéré. 2 équivalents d'acide cyanique donnent, dans certaines circonstances, 1 équivalent d'un nouvel acide, appelé acide *fulminique*, dont la formule est de $Az^2$, $C^4$, $O^2$, et qui, en se combinant aux oxides métalliques, donne des sels appelés *fulminates*. Enfin, dans d'autres circonstances, 3 équivalents d'acide cyanique forment 1 équivalent d'acide *prussianique* ou *cyanurique*, dont la formule est $Az^3$, $C^6$, $O^3$. L'acide fulminique prend toujours 2 équivalents de base pour former un fulminate. L'acide cyanurique prend toujours 3 équivalents d'oxide métallique pour donner naissance à un *cyanurate*. Exemples :

Fulminate de potasse $=$ $Az^2$, $C^4$, $O^2$, 2 (K,O) ;
Cyanurate de soude $=$ $Az^3$, $C^6$, $O^3$, 3 (Na, O).

On peut donc regarder l'acide fulminique comme un oxacide du radical $Az^2$, $C^4$, appelé *fulminogène ;* l'acide prussianique comme l'oxacide du radical *prussiogène*, $Az^3$, $C^6$ : radicaux analogues au cyanogène.

L'acide cyanique donne avec la potasse, la soude, l'ammoniaque, la barite, des cyanates solubles dans l'eau. Avec les protoxides de plomb, de mercure, d'argent, des cyanates insolubles.

(*Usages.*) Il est sans usages.

(*Préparation.*) On l'obtient, combiné à la potasse, en chauffant au rouge sombre 1 partie de bi-oxide de manganèse avec 2 parties de cyanure jaune de potassium et de fer, tous deux réduits en poudre ; on traite la masse chauffée, et préalablement pulvérisée, par de l'alcool chaud qui dissout le cyanate de potasse, Az, $C^2$, O, K,O, lequel cristallise en lames blanches par le refroidissement.

## Cyanure d'Hydrogène ou Acide Cyanhydrique.

$Az, C^2, H = 27.$

Il fut découvert par M. Schéele; mais ce fut M. Gay-Lussac qui l'obtint le premier à l'état de pureté. Il se forme dans la distillation des matières organiques azotées. Il existe dans les feuilles du laurier cerise; les feuilles, les fleurs, les amandes du pêcher; dans les amandes amères et tous les fruits à noyau, notamment: de l'amandier, de l'abricotier, du cerisier noir, du prunier, etc. Il porte aussi les noms d'acide hydro-cyanique, d'acide prussique.

(*Propriétés.*) Il est liquide, incolore, susceptible de cristalliser, d'une odeur forte d'amandes amères. C'est le plus violent poison que l'on connaisse : à l'état anhydre, une goutte mise dans la gueule d'un chien lui donne la mort presque instantanément. Le cyanure d'hydrogène est volatil; il entre en ébullition à 26 degrés; il se congèle à — 15 degrés; sa densité est égale à 0,686.

Il se dissout en toutes proportions dans l'eau, l'alcool. Il contient volumes égaux de cyanogène et d'hydrogène. La chaleur et l'électricité le décomposent; la lumière l'altère peu à peu. En contact avec un corps enflammé, il prend feu; sa vapeur mélangée à l'oxigène détonne par l'approche d'un corps enflammé ou le contact d'une étincelle électrique. Il n'est point décomposé par l'hydrogène, le phosphore, l'azote. Le chlore le décompose : il y a formation de chlorure d'hydrogène, etc. Le chlore est l'antidote de l'acide cyanhydrique. Les métaux décomposent l'acide cyanhydrique en vapeur : il y a dégagement d'hydrogène, formation de cyanure métallique. Avec les oxides métalliques, formation de cyanure métallique et d'eau.

L'acide cyanhydrique se comporte tout à fait comme les acides chlorhydrique, brômhydrique, etc.; ainsi, avec les sels d'argent, il y a formation de cyanure d'argent, blanc, insoluble dans l'eau, soluble dans l'ammoniaque.

(*Usages.*) Il est employé en médecine ; dans les laboratoires, on s'en sert pour certaines expériences chimiques.

(*Préparation.*) On l'obtient, à l'état anhydre, en chauffant, dans un appareil convenable (*fig. n° 25, pl.* 3), du cyanure de mercure avec de l'acide chlorhydrique concentré : il y a formation de chlorure de mercure et de cyanure d'hydrogène. On fait passer la vapeur d'acide cyanhydrique sur du marbre, pour enlever l'acide chlorhydrique qu'elle pourrait contenir ; puis sur du chlorure de calcium pour la dessécher.

Quant à l'avoir à l'état d'hydrate, c'est-à-dire en dissolution dans l'eau, on suit le procédé de M. Géa Pessina, lequel consiste à traiter, dans une cornue munie d'un ballon tubulé, 2 parties de cyanure jaune de potassium et de fer pulvérisé, 1 partie d'acide sulfurique à 66 degrés et 10 parties d'eau.

## Cyanure d'Ammonium.

$$Az, C^2, Az, H^4 = 44.$$

Ce sel porte également les noms de : cyanhydrate, hydrocyanate, prussiate d'ammoniaque.

(*Propriétés.*) Le cyanure d'ammonium est blanc, cristallisable, très-volatil, décomposé à une température peu élevée. Il est soluble dans l'eau.

(*Usages.*) On l'emploie quelquefois en chimie.

(*Préparation.*) On l'obtient en mettant l'acide cyanhydrique en contact avec l'ammoniaque.

## Sulfo-Cyanure d'Hydrogène ou Acide Sulfo-Cyanhydrique.

$$S^2, Az, C^2, H = 59.$$

Le sulfo-cyanure d'hydrogène est aussi appelé, par certains Chimistes, acide sulf-hydro-cyanique, hydro-sulfo-cyanique. Il peut être considéré comme du sulfure double de cyanogène et d'hydrogène :

$$S, Az, C^2 + S, H. \text{ ou } S, Cy + S, H.$$

(*Propriétés.*) Il est liquide, incolore, d'une odeur piquante; c'est un violent poison. Il est soluble dans l'eau ; il entre en ébullition à 103 degrés et se congèle par un froid de — 10 degrés. Il est décomposé par une chaleur rouge, par l'électricité. En contact avec le chlore, il y a formation d'acide chlorhydrique, et l'on obtient un corps nouveau dont la formule est $S^8, Az^4, C^8. H^2, O$, auquel on a donné le nom de *méta-sulfo-cyanogène*. En contact avec les métaux, le sulfo-cyanure d'hydrogène donne des sulfo-cyanures métalliques ; il donne avec les oxides des sulfo-cyanures et de l'eau :

$$\left.\begin{array}{l} S^2, Az, C^2, H\left\{\begin{array}{l} S^2, Az, C^2 \ldots\ldots\ldots \\ H\ldots\ldots\ldots \end{array}\right. \\ K, O \ldots\ldots\ldots \left\{\begin{array}{l} O\ldots\ldots\ldots \\ K\ldots\ldots\ldots\ldots\ldots\ldots \end{array}\right. \end{array}\right\} \begin{array}{l} H\ldots \text{ et } O \to H, O. \end{array} \quad \begin{array}{c} S^2, Az, C^2, K \\ \text{ou} \\ S^2, Cy, K. \end{array}$$

Il a pour caractère distinctif de donner avec les persels de fer une couleur rouge de sang très-intense. Il précipite en blanc les sels d'argent, etc.

(*Usages.*) Il sert à reconnaître la présence du fer.

(*Préparation.*) On l'obtient, soit en décomposant le sulfo-cyanure de potassium par l'acide phosphorique, soit en décomposant le sulfo-cyanure de plomb (obtenu en précipitant une dissolution de plomb par le sulfo-cyanure de potassium) par le gaz sulfhydrique; filtrant, pour séparer le sulfure de plomb, et évaporant, à une douce chaleur, pour le concentrer et chasser l'excès de sulfure d'hydrogène.

### Iodure de Cyanogène ou Cyanure d'Iode.

$$I, Az, C^2 = 152.$$

Ce corps a été découvert par M. Sérullas.

(*Propriétés.*) Il est solide; il cristallise en aiguilles blanches son odeur est forte et piquante; il est très-vénéneux, très-volatil, soluble dans l'eau et l'alcool. Projeté sur des charbons ardents, il est décomposé : l'iode se volatilise. Il ne précipite point les dissolutions d'argent. Il est décomposé par la dissolution d'acide sulfureux : il y a formation de cyanure d'hydrogène, d'acide sulfurique, et il se précipite de l'iode. En contact avec la potasse, la soude, en dissolution, il en résulte de l'iodure et du cyanate.

(*Usages.*) Il est sans usages.

(*Préparation.*) On l'obtient en chauffant 1 partie d'iode avec 2 parties de cyanure de mercure : il y a formation d'iodures de cyanogène, de mercure.

### Arsenic.

$$As = 76.$$

M. Brandt paraît être le premier chimiste qui ait considéré l'arsenic comme corps particulier. On le rencontre dans la nature, principalement à l'état de sulfure (1).

---

(1) Soit à l'état de réalgar ou proto-sulfure (rouge), soit à celui d'orpiment ou per-sulfure (jaune).

(*Propriétés.*) L'arsenic est solide, gris d'acier, volatil au rouge; il cristallise en tétraèdres; sa densité est égale à 5, 7; il brûle dans l'oxigène en formant de l'acide arsenieux. Il n'est nullement vénéneux, lorsque, chimiquement, il n'est point oxidé; la moindre oxidation lui communique des propriétés très-délétères. Exposé à l'air, il se ternit bientôt en absorbant de l'oxigène. Il forme avec ce dernier deux acides, l'acide arsenieux, arsenique. En s'oxidant, l'arsenic répand une odeur d'ail caractéristique. Il se combine à l'hydrogène, lorsque ce gaz est à l'état naissant. Projeté dans du chlore, l'arsenic prend feu et forme du chlorure d'arsenic.

(*Usages.*) C'est lui qui constitue la poudre noire employée pour détruire les mouches. On l'emploie dans la fabrication du plomb de chasse pour faciliter la granulation de ce dernier.

(*Préparation.*) On l'obtient en décomposant, dans une cornue de terre fermée à l'aide d'un bouchon percé, l'acide arsenieux par le charbon : l'arsenic réduit se volatilise et s'attache à la voûte du vase; on casse ce dernier pour enlever l'arsenic lequel est cristallisé.

## Acide Arsenieux.

$$As, O^3 = 100.$$

Il porte les noms vulgaires d'arsenic, de mort-aux-rats.

(*Propriétés.*) Il est solide, blanc, fusible, vitrifiable, volatil, indécomposable par la chaleur, sans action sur l'oxigène, peu soluble dans l'eau, décomposé par le carbone. L'eau additionnée d'acide chlorydrique dissout plus facilement l'acide arsenieux que l'eau pure. C'est un violent poison; il produit sur la peau des tâches rouges gangréneuses. La dissolution d'acide arsenieux est décomposée par l'acide sulfhydrique; si l'on ajoute de l'acide chlorhydrique, il se dépose du proto-sulfure d'arsenic, hydraté, jaune, ayant pour formule As, $S^3$ (correspondant à l'acide arsenieux).

L'hydrogène, à l'état naissant, décompose l'acide arsenieux : il y a formation d'arseniure d'hydrogène et d'eau :

$$\begin{array}{ll} As, O^3 \ldots\ldots & \left\{\begin{array}{l} O^3 \ldots\ldots\ldots\ldots\ldots \\ As \ldots\ldots \end{array}\right. \\ 6\,H \ldots\ldots\ldots & \left\{\begin{array}{l} H^3 \ldots\ldots \\ H^3 \ldots\ldots\ldots\ldots\ldots \end{array}\right. \end{array} \qquad \left.\begin{array}{l} As \ldots\ldots \\ H^3 \ldots\ldots \end{array}\right\} As, H^3. \qquad \left.\begin{array}{l} O^3 \\ H^3 \end{array}\right\} H^3, O^3 = 3\,(H, O).$$

(*Usages.*) Il est employé dans les arts.

(*Préparation.*) On le prépare en grillant les minerais d'arsenic, et recevant les vapeurs dans des chambres où l'acide arsénieux se condense sous la forme d'une poudre blanche, appelée *fleur d'arsenic.* Il est convenable de le fondre avant de le livrer au commerce, attendu qu'en poussière son maniement est dangereux pour les ouvriers.

## Acide Arsenique.

$$As, O^5 = 116.$$

(*Propriétés.*) Il est solide, blanc, déliquescent, vénéneux, décomposé par la chaleur en oxigène et acide arsenieux. Il est décomposé par l'hydrogène à l'état naissant, etc. En contact avec le gaz sulfhydrique, il est décomposé; mais le sulfure d'arsenic formé, même après l'addition d'acide chlorhydrique, ne se précipite qu'au bout de quelque temps. Ce per-sulfure d'arsenic a pour formule As, $S^5$ (il correspond à l'acide arsenique); sa couleur est jaune pâle.

(*Usages.*) On ne l'emploie que dans les laboratoires.

(*Préparation.*) On l'obtient en chauffant l'arsenic, ou l'acide arsenieux, avec de l'eau régale.

## Arseniure d'Hydrogène ou Hydrogène Arseniqué.

$$As, H^3 = 79.$$

(*Propriétés.*) C'est un gaz incolore, excessivement vénéneux, peu soluble dans l'eau, d'une densité égale à 2,695, inflammable, et laissant déposer de l'arsenic par sa combustion. Un litre de ce gaz renferme 1 litre ½ d'hydrogène. Il est décomposé peu à peu par l'oxigène, sous l'influence de l'eau. Si l'on enflamme un mélange d'oxigène et d'hydrogène arseniqué fait dans le rapport de volumes égaux, il y a détonnation, formation d'eau, dépôt d'arsenic ; le mélange est-il dans le rapport de 3 volumes d'oxigène et de 1 volume d'arseniure d'hydrogène, la détonation est moindre, et il se produit de l'eau, de l'acide arsenieux.

Si l'on fait passer du chlore dans de l'arseniure d'hydrogène, il y a production de lumière, formation de chlorures d'hydrogène et d'arsenic. L'hydrogène arseniqué précipite certaines dissolutions métalliques : telles que celles de cuivre, d'argent, etc. : ce sont des arseniures métalliques où 3 équivalents de métal se sont substitués aux 3 équivalents d'hydrogène :

$$\begin{array}{l}
3\,(Az, O^5, \; Ag, O) = \left\{\begin{array}{l} 3\,(Az, O^5). \\ 3\,(Ag, O) = Ag^3, O^3 \left\{\begin{array}{l} Ag^3 \ldots\ldots\ldots\ldots \\ O^3. \end{array}\right. \end{array}\right. \\
As, H^3 \ldots \left\{\begin{array}{l} H^3 \ldots\ldots\ldots\ldots\ldots\ldots\ldots\ldots \left.\right\} H^3, O^3 \text{ ou } 3\,(H, O). \\ As \ldots\ldots\ldots\ldots\ldots\ldots\ldots\ldots\ldots\ldots \end{array}\right.
\end{array} \left.\right\} As, Ag^3.$$

Il est décomposé, par la chaleur, en hydrogène et arsenic (*fig.* n° 26, *pl.* 3).

Il réduit le chlorure d'or (*fig.* n° 27, *pl.* 3). Le potassium, le sodium, le fer, le cuivre, décomposent l'arseniure d'hydrogène : il y a formation d'arseniure métallique, dégagement d'hydrogène.

(*Usages.*) C'est en transformant l'arsenic en hydrogène arseniqué que l'on constate la présence de l'arsenic dans une liqueur. En effet, dans une analyse où l'on est à la recherche de ce corps, on le transforme toujours en arseniure d'hydrogène : de là l'emploi de l'appareil de Marsh (*fig.* n° 28, *pl.* 3), dans les cas d'empoisonnement. Ainsi l'hydrogène arseniqué dégagé dans un appareil de Marsh et enflammé, laisse déposer, lorsqu'on approche de sa flamme un corps froid, une assiette par exemple, des taches brunes miroitantes d'arsenic, à éclat métallique, très-volatiles. Dans les recherches de l'arsenic, en cas d'empoisonnement par ce corps, on préfère décomposer l'arseniure d'hydrogène par la chaleur (*fig.* n° 26, *pl.* 3), attendu que l'appareil de Marsh laisse toujours perdre une certaine quantité d'arsenic. Lorsqu'on veut constater de plus petites quantités de ce dernier corps, on emploie l'appareil à chlorure d'or de M. Jacquelain (*fig.* n° 27, *pl.* 3). Dans tous les cas qui peuvent se présenter, il est convenable, d'après ce dernier chimiste, de traiter les matières contenant l'arsenic par le gaz chlore qui forme, sous l'influence de l'eau, de l'acide arsenieux et de l'acide chlorhydrique. On fait passer ensuite cet acide arsenieux à l'état d'arseniure d'hydrogène, par du zinc et de l'acide sulfurique étendu d'eau.

(*Préparation.*) On obtient l'arseniure d'hydrogène, soit en traitant l'arseniure de zinc par l'acide sulfurique ou chlorhydrique, soit en faisant réagir le zinc et l'acide sulfurique sur une dissolution d'acide arsenieux ou arsenique assez étendu d'eau ; l'appareil est le même que pour la préparation de l'hydrogène (*fig.* n° 3, *pl.* 1). La théorie de l'opération, dans l'un de ces derniers cas, est la suivante :

$$
\begin{array}{lllll}
As, O^3 \ldots\ldots & \left\{\begin{array}{l} O^3 \ldots\ldots\ldots\ldots \\ As \ldots \end{array}\right. & \left.\begin{array}{l} \\ \end{array}\right\} As, H^3. & & \left.\begin{array}{l} \\ \\ \\ \end{array}\right\} H^3, O^3 = 3\,(H, O). \\
6(H,O) = H^6, O^6 & \left\{\begin{array}{l} H^3 \ldots \\ H^3 \ldots\ldots\ldots\ldots \\ O^6 \ldots \end{array}\right. & & & \\
6\ Zn \ldots\ldots\ldots\ldots & & \left.\begin{array}{l} \\ \end{array}\right\} Zn^6, O^6 = 6\,(Zn, O). & \left.\begin{array}{l} \\ \\ \end{array}\right\} & 6\,(S, O^3)\ 6\,(Zn, O) \\
6\,(S, O^3) \ldots\ldots\ldots\ldots & & & & \text{ou } 6\,(S, O^3, Zn, O).
\end{array}
$$

## Chlorure d'Arsenie.

$$Cl^3, As = 184.$$

Il correspond à l'acide arsenieux, à l'arseniure d'hydrogène, etc.

(*Propriétés.*) Il est liquide, incolore, plus dense que l'eau, fumant à l'air; il entre en ébullition à 130 degrès. L'eau le décompose en acides chlorhydrique et arsénieux :

$$
\begin{array}{llll}
Cl^3, As \ldots\ldots & \left\{\begin{array}{l} Cl^3 \ldots\ldots\ldots\ldots \\ As \ldots\ldots \end{array}\right. & \left.\begin{array}{l} \\ \end{array}\right\} As, O^3. & \left.\begin{array}{l} \\ \\ \\ \end{array}\right\} Cl^3, H^3 \text{ ou } 3\,(Cl, H). \\
3\,(H, O) = H^3, O^3 & \left\{\begin{array}{l} O^3 \ldots\ldots \\ H^3 \ldots\ldots\ldots\ldots \end{array}\right. & &
\end{array}
$$

Il est soluble dans l'acide chlorhydrique. C'est un violent poison.

(*Usages.*) Il est sans usages.

(*Préparation.*) On l'obtient en traitant l'arsenic par le chlore sec : la combinaison a lieu, à froid, avec dégagement de chaleur et production de lumière.

# DES MÉTAUX

## ET DES COMPOSÉS MÉTALLIQUES.

## NOTIONS GÉNÉRALES.

### Des Métaux.

Rappelons-nous que les métaux sont doués d'un éclat particulier, auquel on a donné le nom d'*éclat métallique*. Ils ont été divisés en sept classes différentes, d'après la manière dont ils se comportent avec l'eau.

Les métaux de la première classe sont ceux qui décomposent l'eau à froid ; ce sont :

1re classe... { Potassium, Sodium, Lithium, Barium, Strontium, Calcium.

Ceux de la deuxième ne décomposent l'eau qu'à la température de 100 degrés :

2e classe.... { Magnésium, Thorinium, Zirconium, Glucinium, Yttrium, Aluminium, Cérium.

Les métaux qui ne décomposent l'eau qu'à une température rouge, ou à froid, mais avec le concours de l'acide sulfurique, forment la troisième classe :

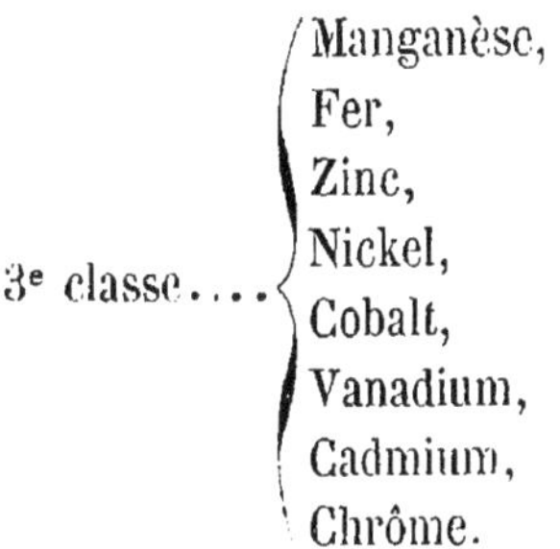

3e classe.... { Manganèse, Fer, Zinc, Nickel, Cobalt, Vanadium, Cadmium, Chrôme.

Dans la 4e classe, on a rangé les métaux qui décomposent l'eau à une température rouge, mais qui n'opèrent point la décomposition de ce liquide à froid sous l'influence de l'acide sulfurique :

4e classe.... { Étain, Uranium, Osmium, Antimoine, Titane, Molybdène, Tungstène, Tantale.

Ceux de la 5e classe ne décomposent l'eau que difficilement, et encore n'est-ce qu'à une température très-élevée :

5e classe.... { Cuivre, Plomb, Bismuth.

Les métaux de la 6e classe ne décomposent point l'eau ou ne

sont point oxidés par elle. Ils s'oxident à la température de 350 degrés; leurs oxides se réduisent par la chaleur seule :

6$^{e}$ classe.... { Mercure,<br>Rhodium.

Enfin, la 7$^{e}$ classe comprend les métaux qui ne décomposent point l'eau, et qui ne s'oxident à aucune température :

Argent,<br>
Or,<br>
Platine,<br>
Palladium,<br>
Iridium.

Les métaux ont pour caractère général de se combiner avec l'oxigène, tandis qu'ils ont peu d'affinité pour l'hydrogène.

Les métaux ne sont point opaques, lorsque leur épaisseur est suffisamment diminuée.

Ils ont la propriété de cristalliser : le bismuth est celui qui cristallise avec le plus de facilité. Le moiré métallique n'est qu'un effet de cristallisation : ainsi, si l'on prend du fer-blanc (ou fer recouvert d'étain) et qu'on enlève la couche supérieure, qui, refroidie trop promptement, n'a pu cristalliser, avec un mélange acide de :

2 p. acide azotique, 3 p. acide chlorhydrique, 8 p. d'eau ; ou 1 p. acide azotique, 8 p. acide sulfurique, 8 p. d'eau, on voit apparaître les cristaux d'étain préalablement cachés par la première couche métallique.

Certains métaux sont cassants.

Quelques-uns sont malléables ; ceux qui passent le plus facilement au laminoir sont :

Argent,
Or,
Cuivre,
Étain,
Platine,
Plomb,
Zinc,
Fer.

On peut obtenir des lames d'or de $\frac{1}{960000}$ de pouce d'épaisseur.

Les métaux sont plus ou moins ductiles ; ceux qui passent le mieux à la filière sont :

Argent,
Or,
Platine,
Fer,
Cuivre,
Zinc,
Étain,
Plomb.

On est parvenu à avoir des fils d'or de $\frac{1}{200}$ de millimètre, des fils de platine de $\frac{1}{1200}$ de millimètre. Pour obtenir ces derniers, on coule de l'argent autour d'un fil de platine fixé dans un moule, et l'on passe à la filière le petit cylindre qui en résulte ; de cette manière, le platine, qui est dans l'intérieur, se trouve tiré en fils de l'épaisseur mentionnée plus haut ; traitant par de l'acide azotique, on dissout l'argent et le fil de platine reste.

La densité des métaux est très-variable ; ils sont, pour la plupart, plus lourds que l'eau ; le potassium, le sodium, font exception ; le platine est le plus dense de tous,

Certains métaux, dans un état de division extrême, possèdent la propriété d'enflammer le gaz hydrogène : le platine, en mousse, est dans ce cas ; de là son emploi dans les briquets à gaz hydrogène.

Les métaux sont bon conducteurs de la chaleur et de l'électricité. Ils fondent à des températures différentes ; les points de fusion les plus remarquables sont les suivants :

| | | |
|---|---|---|
| Platine | + | 2000 environ, |
| Fer (1) | + | 1600 à 1700, |
| Or | + | 1100, |
| Cuivre | + | 1100, |
| Argent | + | 1000, |
| Zinc | + | 410, |
| Plomb | + | 325, |
| Bismuth | + | 270, |
| Étain | + | 230, |
| Sodium | + | 90, |
| Potassium | + | 58, |
| Mercure | — | 39. |

Quelques métaux sont volatils ; ainsi : le mercure entre en ébullition a + 350 degrés ; le zinc à la température rouge blanc. Le cadmium, l'arsenic, peuvent également se réduire en vapeurs ; ce dernier se volatilise avant de fondre.

Tels sont les principaux caractères généraux des métaux.

## Des Oxides Métalliques.

Tous les métaux peuvent être amenés à l'état d'oxide, par voie directe ou indirecte. Le métal qui a le plus d'affinité pour l'oxi-

(1) La fonte exige une chaleur moindre que le fer ; elle entre en fusion vers 1500 degrés.

gène est le potassium ; il absorbe ce gaz à la température ordinaire ; il est même le seul qui ait cette propriété. Les autres métaux ne s'oxident qu'à une température plus ou moins élevée.

Les oxides ont été divisés en cinq classes :

Oxides basiques,
acides,
indifférents,
salins,
singuliers.

1. Les caractères généraux des oxides basiques sont les suivants :

De ramener au bleu la couleur du tournesol rougie par un acide,

De verdir la couleur de la violette,

De rougir la couleur jaune du curcuma :

Telles sont les propriétés des oxides basiques solubles ; exemple : potasse, soude. Enfin, les oxides basiques solubles ou insolubles ont la propriété de s'unir aux acides et de neutraliser les caractères de ces derniers.

2. Les oxides acides ont pour caractères, lorsqu'ils sont solubles, de rougir la couleur bleue du tournesol. Qu'ils soient solubles ou insolubles, ils neutralisent les oxides basiques ; exemple : acide chromique.

3. Les oxides indifférents sont ceux qui jouent ou le rôle d'oxide basique, à l'égard des acides puissants, ou le rôle d'acide, à l'égard des oxides basiques puissants ; exemple : oxides d'aluminium, de zinc, de plomb.

4. Les oxides salins sont formés par la réunion de deux oxides d'un métal, l'un jouant le rôle d'acide par rapport à l'autre.

L'oxide rouge de manganèse est un oxide salin : il a pour formule $Mn^3, O^4$, qui peut être représenté par $Mn^2, O^3 + Mn, O$.

5. Enfin, les oxides singuliers sont des oxides qui ne peuvent s'unir aux acides qu'autant qu'ils perdent une portion de leur oxigène : tels sont les bi-oxides de barium, de manganèse, de plomb.

Les oxides métalliques sont tous solides.

Leur couleur est variable.

Quelques-uns sont volatils ; mais le nombre de ces derniers est très-restreint.

Les oxides des métaux des 5 premières classes ne sont jamais ramenés à l'état métallique par la chaleur, quelle que soit l'élévation de température : les uns perdent de l'oxigène, et se trouvent ramenés à un degré d'oxidation moindre ; exemple : bi-oxide de manganèse ; les autres ne changent nullement ; exemple : oxide de calcium.

Presque tous les oxides métalliques sont décomposés par le fluide électrique ; ceux qui résistent le plus à cet agent sont les oxides de la 2e classe.

L'action de l'hydrogène, sur les oxides métalliques, est remarquable ; en effet, ce gaz décompose les oxides des métaux des 5 dernières classes : l'oxide est ramené à l'état métallique et il y a formation d'eau. Quant à l'action de l'hydrogène, sur les oxides des métaux des 2 premières classes, elle est nulle sur les protoxides ; il n'y a que les peroxides qui se trouvent désoxidés : ils sont ramenés au premier degré d'oxidation ; exemple : le peroxide de potassium passe à l'état d'hydrate de protoxide.

Le carbone décompose les oxides des métaux des 5 dernières classes, plus ceux de potassium et de sodium.

Le phosphore décompose les oxides métalliques : il en résulte du phosphure et du phosphate.

Le soufre se comporte avec eux comme le phosphore : formation de sulfure et de sulfate, ou de sulfure et d'acide sulfureux; exemple : Il suffit de broyer avec rapidité du soufre et du bi-oxide de plomb, bien secs, pour qu'il y ait inflammation du mélange. Une réaction analogue a lieu avec explosion, lorsqu'on chauffe légèrement un mélange de soufre et d'oxide d'argent.

Les oxides métalliques sont, pour la plupart, décomposés par le chlore ( ceux des métaux de la 2e classe, excepté celui de magnésium, résistent à cet élément) : dans certains cas, il y a formation de chlorure métallique et dégagement d'oxigène; exemple: oxide de calcium; dans d'autres, il y a formation de chlorure métallique et d'un oxisel à radical de chlore; exemple : dissolution concentrée de potasse et courant de chlore, formation de chlorure de potassium et de chlorate de potasse. Dans certains cas, le chlore s'unit à l'oxide; exemple : chlore et chaux, production de chlorure de chaux.

Enfin, les oxides des métaux de la 2e classe, qui ne sont point attaqués par le chlore seul, sont décomposés par ce gaz sous l'influence du carbone : il y a formation de chlorure métallique, dégagement d'oxide de carbone : alumine et carbone = chlorure d'aluminium + oxide de carbone.

Certains oxides métalliques mis en présence, dans des circonstances convenables, avec certains métaux ayant beaucoup d'affinité pour l'oxigène, sont décomposés et ramenés à l'état métallique, tandis que le métal employé passe à l'état d'oxide.

Les oxides s'unissent à la plupart des acides : il en résulte des sels qui varient selon que l'acide est un oxacide ou un hydracide.

## Des Borates Métalliques.

Les borates métalliques sont presque tous insolubles dans l'eau; ceux de potasse, de soude, de lithine sont solubles. Ce sont des sels très-stables; la chaleur ne décompose que ceux des métaux des dernières sections; les autres entrent en fusion plus ou moins facilement. Calcinés avec de l'oxide de barium en excès, ils sont décomposés : il y a formation de borate de barite, qui, traité par l'acide sulfurique, donne du sulfate de barite insoluble et de l'acide borique soluble dans l'eau : l'azotate de barite remplit le même but que la barite. Ils sont décomposés par les acides puissants, tels que les acides sulfurique, fluorhydrique, chlorhydrique : il se forme un sulfate, un fluorure, etc., et l'acide borique se précipite, si les dissolutions sont concentrées. Les borates solubles sont décomposés par les dissolutions d'oxides de barium de strontium ; ils sont également troublés par la plupart des dissolutions métalliques.

## Des Silicates Métalliques.

Ces sels ont beaucoup d'analogie avec les borates. Ils sont indécomposables par la chaleur, comme les borates; ils sont fusibles ou infusibles; ceux avec excès de potasse, de soude sont solubles dans l'eau.

Tous les silicates, sans exception, sont décomposés par l'acide fluorhydrique : il en résulte du fluorure de silicium.

Les silicates solubles sont décomposés par l'acide carbonique, les eaux de barite, de strontiane, de chaux; ils le sont également par les dissolutions métalliques.

Chauffés avec la potasse, la soude, les silicates insolubles sont tous décomposés et ramenés à l'état de silicates solubles, lesquels donnent de l'acide silicique par les acides sulfurique, chlorhydrique. Le même effet a lieu, si on les calcine avec les carbonates, azotates de ces bases.

Les silicates constituent les verres, les émaux.

Les espèces de verre connues sont les suivantes :

| | |
|---|---|
| Verre soluble dans l'eau...... | Silicate de potasse ou de soude, avec excès de base. |

Crown-glass = Silicate de potasse et de chaux.

Verre à vitres = Silicate de potasse ou de soude et de chaux.

| | |
|---|---|
| Verre à bouteilles | Silicates de soude, de chaux, d'alumine et d'oxide de fer. |
| Cristal ordinaire, flint-glass, strass......... | Silicate de potasse et d'oxide de plomb : seulement le flint-glass contient plus d'oxide de plomb que le cristal; le strass encore plus que le flint-glass. |
| Émail......... | Silicate, stannate ou antimoniate de potasse ou de soude et d'oxide de plomb. |

Les verres sont plus ou moins fusibles. Ceux qui renferment plusieurs bases terreuses peuvent être plus ou moins altérés, selon qu'ils sont fondus et refroidis lentement : la silice se partageant entre les oxides métalliques et donnant naissance à de nouveaux silicates.

Les verres, ramollis par la chaleur et refroidis brusquement, deviennent tellement cassants que la moindre pression peut les réduire en poudre. On obtient du verre transparent, en chauffant le mélange suivant :

| | | |
|---|---|---|
| Soude.......... | 198 | 1000. |
| Chaux.......... | 120 | |
| Alumine........ | 35 | |
| Silice.......... | 647 | |

et du verre dévitrifié avec :

| | | |
|---|---|---|
| Soude.......... | 149 | 1000. |
| Chaux.......... | 120 | |
| Alumine........ | 49 | |
| Silice.......... | 682 | |

La dévitrification du verre provient de ce qu'il se forme dans la masse des silicates infusibles à la température où la fusion du verre a lieu.

## Des Carbonates Métalliques.

Tous les carbonates, excepté ceux de potasse, de soude, de lithine, sont insolubles dans l'eau. Quelques-uns de ces derniers sont solubles dans l'acide carbonique : tels sont ceux de chaux, de magnésie, etc.

Ils sont tous décomposés par la chaleur : excepté ceux de potasse, de soude, de lithine. Ils sont tous décomposés par le carbone, sous l'influence de la chaleur : il en résulte soit de l'oxide de carbone et de l'oxide métallique, soit de l'oxide de carbone et le métal. Les carbonates sont décomposés par presque tous les acides, avec dégagement d'acide carbonique.

Les métaux agissent sur les carbonates, comme sur les oxides métalliques.

Les carbonates solubles sont décomposés par la chaux, la barite, sous l'influence d'une grande quantité d'eau : il en résulte des carbonates de chaux, de barite, et l'oxide, préalablement combiné, est mis en liberté.

Les carbonates solubles précipitent la plupart des dissolutions métalliques.

## Des Sulfures Métalliques.

Les métaux se combinent tous avec le soufre ; l'énergie avec laquelle la combinaison s'opère est en rapport avec l'affinité que le métal, en présence du soufre, a pour l'oxigène.

Les sulfures des métaux de la 1re classe sont seuls solubles dans l'eau ; à l'état de mono-sulfures, ils donnent des dissolutions incolores ; ceux qui contiennent plus d'un équivalent de soufre donnent des dissolutions colorées, et sont appelés, indistinctement, *poly-sulfures*. La couleur des autres sulfures métalliques, monosulfures ou poly-sulfures, est variable. L'eau décompose les sulfures des métaux de la 2e classe : il y a formation de sulfure d'hydrogène et d'oxide métallique. L'oxigène décompose les sulfures: tantôt il en résulte du sulfate; exemple : sulfure de barium; tantôt de l'acide sulfureux et de l'oxide métallique; exemple : sulfure d'antimoine; enfin, certains sulfures donnent de l'acide sulfureux et le métal; exemple : sulfure de mercure : toutes ces réactions ont lieu sous l'influence de la chaleur. Certains sulfures sont décomposés par l'oxigène, à la température ordinaire, avec ou sous l'influence de l'eau; exemple : sulfures de potassium, de fer.

Quelques sulfures sont décomposés par l'hydrogène, le carbone: il en résulte des sulfures d'hydrogène, de carbone, etc.

Le chlore décompose tous les sulfures métalliques : il en résulte des chlorures métalliques, etc. De même que certains oxides sont décomposés par certains métaux, de même certains de ces derniers décomposent certains sulfures; exemple : sulfure de mercure et fer; à chaud, formation de sulfure de fer, séparation de mercure.

Les sulfures métalliques, comme les oxides métalliques, ont été divisés en sulfures basiques, acides, indifférents, singuliers.

Les sulfures métalliques sont plus ou moins fusibles. Les monosulfures des métaux des 5 premières classes sont indécomposables par la chaleur seule. Les poly-sulfures laissent tous dégager une partie de leur soufre à une température suffisamment élevée; exemple : bi-sulfure de fer, d'étain. Quelques sulfures des métaux de la première classe prennent feu à l'air, lorsqu'ils sont dans un état de division extrême : le sulfure de potassium, par exemple.

Les sulfures solubles précipitent presque tous les dissolutions métalliques.

### Des Hypo-Sulfites Métalliques.

Les hypo-sulfites les plus solubles sont ceux de potasse, de soude, de strontiane, de chaux, de magnésie, de zinc.

Ils sont tous décomposés par les acides sulfurique, chlorhydrique, avec dégagement d'acide sulfureux, dépôt de soufre. Enfin, ils sont décomposés par une chaleur plus ou moins élevée.

### Des Sulfites Métalliques.

Ils sont décomposés par une chaleur convenable. Ceux de potasse, de soude, sont solubles : ces derniers sont précipités par les sels de barium ; le précipité de sulfite de barite qui se forme est soluble dans les acides chlorhydrique et azotique : ce qui les distingue des hypo-sulfates, sulfates ; ils sont précipités par les sels de calcium : ce qui les distingue des hypo-sulfites solubles correspondants.

Tous les sulfites sont décomposés par les acides sulfurique, chlorhydrique : il y a dégagement d'acide sulfureux, mais point de dépôt de soufre : ce qui les distingue des hypo-sulfites.

### Des Hypo-Sulfates Métalliques.

Ils sont tous solubles dans l'eau, cristallisables ; ils sont décomposés par l'acide sulfurique, avec altération de l'acide hypo-sulfurique, dégagement d'acide sulfureux, si l'acide sulfurique est concentré. Ils sont détruits par la chaleur : de l'acide sulfureux se dégage, etc. Ils ne sont point troublés par les sels de barium : ce qui les différencie des sulfites, sulfates, etc.

### Des Sulfates Métalliques.

Beaucoup de sulfates sont solubles dans l'eau. Les sulfates les plus insolubles sont ceux de barite, de strontiane, de chaux, de plomb. Soumis à l'action de la chaleur, certains sulfates sont décomposés; d'autres ne le sont nullement : ces derniers sont principalement ceux des métaux de la première classe.

Sous l'influence du carbone, à l'aide d'une température convenable, ils sont tous décomposés et transformés, soit en sulfures, soit en oxides : il se dégage de l'oxide de carbone, ou un mélange de ce dernier et de sulfure de carbone. La couleur des sulfates varie avec l'oxide.

Certains sulfates solubles sont décomposés par l'acide sulfhydrique, les sulfures solubles.

Tous sont décomposés par la barite : il y a formation de sulfate de barite, insoluble dans l'eau, les acides chlorhydrique, azotique. La strontiane agit, sur les sulfates, comme la barite.

Les sulfates solubles sont précipités par les dissolutions de barium, de strontium, de plomb : il en résulte des sulfates blancs, insolubles, de barite, de strontiane, de plomb.

## Séléniures Métalliques.

Ils ont la plus grande analogie avec les sulfures ; ainsi, le sélénium forme avec les métaux des séléniures plus ou moins séléniurés : c'est-à-dire que le sélénium se combine en plusieurs proportions avec certains métaux. Ils se comportent avec les réactifs, comme les sulfures. On les distinguera de ces derniers, en isolant le sélénium.

## Tellurures Métalliques.

Le tellure se combine, de même que le soufre, le sélénium, avec les métaux, et donne des tellurures métalliques. On les reconnaît facilement, en en mettant le tellure en liberté.

## Des Fluorures Métalliques.

Tous les métaux se combinent avec le fluor. Quelques fluorures sont solubles dans l'eau; exemple : fluorures de potassium, de sodium. D'autres sont insolubles; exemple : fluorure de calcium. Enfin, d'autres sont décomposés par l'eau; exemple : fluorure de chrôme : il y a formation de fluorure d'hydrogène et d'acide chrômique.

Certains sont fusibles; quelques-uns sont liquides, volatils. Quelques fluorures sont décomposés par l'hydrogène, le bore, le silicium. Le carbone est sans action sur les fluorures.

Deux fluorures seulement sont décomposés par le chlore : ce sont ceux de mercure, d'argent.

Les fluorures solubles sont précipités par les sels de calcium : il se précipite du fluorure de calcium insoluble. Ils ne sont point troublés par les dissolutions d'argent : ce qui les distingue des chlorures.

Ils sont tous décomposés par les acides puissants hydratés, tels que les acides sulfurique, phosphorique, sous l'influence de la chaleur : il en résulte du sulfate, du phosphate et du fluorure d'hydrogène.

## Des Chlorures Métalliques.

Tous les métaux peuvent s'unir au chlore : les chlorures qui en résultent correspondent aux oxides métalliques du métal.

Leur couleur varie selon le métal. Beaucoup de chlorures sont solubles dans l'eau, cristallisables ; d'autres sont insolubles ; d'autres partiellement décomposés par ce liquide. Certains chlorures sont liquides ; ils sont fusibles ou volatils ; ils sont très-stables ; la chaleur ne décompose que ceux des métaux de la dernière classe, et encore le chlorure d'argent fait-il exception. De même que quelques peroxides perdent de l'oxigène par la chaleur, quelques perchlorures perdent du chlore, sous l'influence de cet agent. L'hydrogène décompose certains chlorures. Le bore, le silicium, le carbone, sont sans action sur les chlorures. Le phosphore décompose certains d'entre eux. Le soufre a une action analogue au phosphore. L'acide sulfurique décompose les chlorures, sous l'influence de l'eau. Si l'acide était anhydre, on aurait, en le chauffant avec un chlorure anhydre, du sulfate, et un dégagement de chlore et d'acide sulfureux (si le sulfate n'est point décomposable à la chaleur à laquelle on opère).

En contact avec les métaux, les chlorures se comportent comme les oxides, sulfures, etc.

Certains oxides décomposent certains chlorures métalliques.

Quelques chlorures peuvent s'unir au gaz chlorhydrique.

Certains chlorures peuvent s'unir entre eux, pour donner naissance à des chlorures doubles ; exemple : chlorure de platine et chlorure de potassium.

Les chlorures anhydres peuvent absorber le gaz ammoniac.

Les chlorures solubles ont pour caractères :

1° De donner un précipité blanc, insoluble dans l'eau, l'acide azotique, soluble dans l'ammoniaque, avec les dissolutions d'argent : c'est du chlorure d'argent qui se précipite, lequel est fusible et indécomposable par la chaleur ;

2° De ne point être troublés par les dissolutions de calcium.

## Des Chlorates Métalliques.

Ces sels, sauf celui de protoxide de mercure, sont solubles dans l'eau.

Ils sont tous décomposés par la chaleur.

Quelques-uns sont fulminants, et ont la propriété de détonner par la chaleur ou le choc ; mais tous détonnent, sous l'influence de ces agents, lorsqu'ils sont mélangés avec certains corps, tels que le carbone, le soufre.

Ils se distinguent des chlorures, en ce qu'ils ne sont point précipités par les dissolutions d'argent.

Les chlorates sont décomposés par les acides puissants, avec altération de l'acide chlorique.

### Des Per-Chlorates Métalliques.

Ils sont tous solubles dans l'eau : celui de potasse est le moins soluble. Ils se dissolvent dans l'alcool.

Ils sont décomposés par une chaleur plus ou moins élevée.

Ils se distinguent des chlorures, en ce qu'ils ne sont point précipités par les sels d'argent. Traités par les acides puissants, ils sont décomposés ; mais l'acide perchlorique, n'étant point altéré, peut être recueilli.

Ils sont tous précipités par la potasse, cet oxide ayant, de tous les oxides métalliques, le plus d'affinité pour l'acide per-chlorique.

### Des Brômures Métalliques.

Les métaux se combinent au brôme et donnent des brômures analogues aux chlorures correspondants.

Beaucoup d'entre eux sont volatils; ceux de plomb, d'argent, etc., sont insolubles.

Ils sont décomposés par le chlore.

Ils se comportent avec les acides, les oxides métalliques, comme les chlorures.

Les brômures solubles ont pour caractère de donner avec les sels d'argent un précipité blanc jaunâtre de brômure d'argent insoluble dans l'eau, soluble dans l'ammoniaque.

### Des Brômates Métalliques.

Ils se distinguent des chlorates et des per-chlorates, en ce qu'ils sont peu solubles dans l'eau et dans l'alcool.

Ils sont décomposés par la chaleur; ils le sont également par l'acide sulfurique : l'acide brômique est altéré. Avec l'acide sulfureux, il y a production d'acide sulfurique, etc. : le brôme est isolé. Ils sont détruits par l'acide chlorhydrique.

### Des Iodures Métalliques.

Ils ont la plus grande analogie avec les chlorures, brômures, correspondants. Les uns sont solubles, les autres insolubles.

Les iodures sont décomposés par le chlore, etc.

Ceux qui sont solubles précipitent :

En jaune, par les sels de plomb ;

En rouge, par les per-sels de mercure ;

En jaune, par les sels d'argent : le précipité d'iodure d'argent est à peine soluble dans l'ammoniaque : ce qui le distingue du chlorure et du brômure d'argent.

Ils peuvent s'unir à l'acide iodhydrique. Certains iodures se combinent entre eux et donnent des iodures doubles.

### Des Iodates Métalliques.

Ils sont peu solubles, ou insolubles dans l'eau, l'alcool. Ils sont décomposés par la chaleur. Ils sont détruits par les acides sulfureux, sulfurique, sulfhydrique, chlorhydrique. L'iode ayant plus d'affinité pour l'oxigène que n'en a le chlore pour ce gaz, il en résulte que les iodates ne sont point décomposés par le chlore.

### Des Phosphures Métalliques.

Les métaux se combinent plus ou moins facilement avec le phosphore. Plus le métal a d'affinité pour l'oxigène, plus il en a pour le phosphore. Tous les phosphures métalliques sont, ou décomposés par l'eau, ou insolubles dans ce liquide. Les phosphures alcalins sont dans le premier cas : il en résulte du phosphure d'hydrogène et de l'hypo-phosphite métallique.

L'action de la chaleur varie selon les phosphures.

### Des Hypo-Phosphites Métalliques.

Ils sont tous solubles dans l'eau ; quelques-uns cristallisent même difficilement.

Ils donnent du phosphure d'hydrogène par la calcination. Ils réduisent les dissolutions de mercure, d'argent, d'or.

Ils sont transformés en phosphates par le chlore, l'acide azotique : le premier agit en décomposant l'eau ; le deuxième en se désoxigénant.

### Des Phosphites Métalliques.

Ils se distinguent des hypo-phosphites en ce que ceux de potasse de soude, de lithine, de barite, de strontiane seulement sont solubles dans l'eau. Les autres sont insolubles, ou presque insolubles.

Ils réduisent aussi les sels de mercure.

Ils donnent, par la calcination, des produits analogues à ceux que fournissent les hypo-phosphites.

Enfin, les phosphites solubles troublent la plupart des dissolutions métalliques.

## Des Phosphates Métalliques.

La plupart sont insolubles dans l'eau; les phosphates de potasse, de soude, se dissolvent bien dans ce liquide. Les phosphates insolubles se dissolvent dans un excès d'acide phosphorique.

Ils résistent à une chaleur élevée; mais ils sont tous décomposés sous l'influence du carbone, à une température plus ou moins intense. A froid, ils sont décomposés par l'acide sulfurique : l'acide phosphorique devient libre.

Les phosphates solubles sont décomposés par les eaux de chaux, de barite, de strontiane.

Les phosphates insolubles, autres que ceux de chaux, de barite, de strontiane, sont décomposés par la potasse, la soude.

Les phosphates solubles précipitent presque tous les dissolutions métalliques : il en résulte des phosphates insolubles.

## Des Azotates Métalliques.

Les azotates sont tous solubles dans l'eau, décomposables par la chaleur; ils sont décomposés par le carbone, le soufre, le phosphore. Les azotates de métaux de la 1re classe, chauffés avec le vanadium, le chrôme, le tellure, l'arsenic, l'antimoine, le titane, le molybdène, le tungstène, le tantale, donnent des vanadates, chrômates, tungstates, tantalates de potasse, de soude, etc.

Ils sont décomposés par les acides sulfurique, phosphorique; vient-on à ajouter de la limaille de cuivre, il y a dégagement de vapeurs rutilantes, caractéristiques, d'acide hypo-azotique.

Ils sont décomposés par leur contact avec l'acide chlorhydrique.

## Des Cyanures Métalliques.

Les métaux s'unissent parfaitement au cyanogène : les cyanures qui en résultent sont analogues aux chlorures, brômures, etc. En contact avec l'acide chlorhydrique, non excès, il y a formation de chlorure métallique et de cyanure d'hydrogène ; si l'acide chlorhydrique est en excès, il y a formation de chlorure métallique, de chlorure d'ammonium et d'acide formique, $C^2$, H, $O^3$, aux dépens de l'eau et du cyanure d'hydrogène :

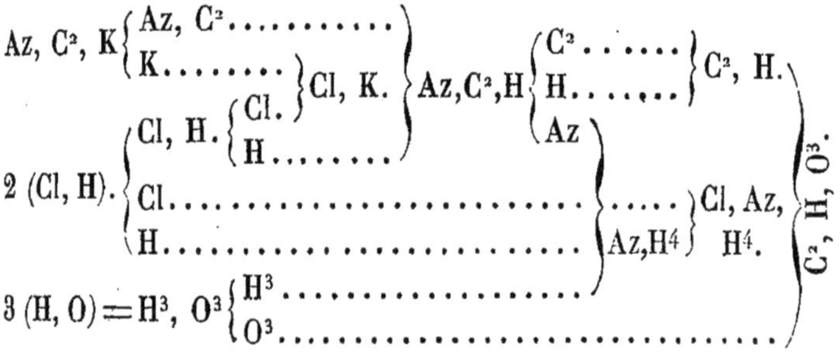

Az, $C^2$, K { Az, $C^2$............ ; K........ } Cl, K. } Az, $C^2$, H { $C^2$...... ; H........ } $C^2$, H.
2 (Cl, H). { Cl, H. { Cl. ; H........ } ; Cl........................... ; H........................... } Az ...... Cl, Az, $H^4$. ; Az, $H^4$
3 (H, O) = $H^3$, $O^3$ { $H^3$.................... ; $O^3$............................ } $C^2$, H, $O^3$.

Les uns sont solubles, les autres insolubles.

Certains cyanures sont détruits par la chaleur. Ils sont décomposés par le chlore, le brôme, etc. Les cyanures peuvent se combiner entre eux et donner des cyanures doubles.

Les cyanures solubles sont précipités par les dissolutions d'argent : le précipité blanc de cyanure d'argent est insoluble dans l'eau, soluble dans l'ammoniaque ; il est analogue au chlorure et brômure d'argent.

Les cyanures solubles précipitent certaines dissolutions métalliques.

## Des Sulfo-Cyanures Métalliques.

Ils sont analogues aux cyanures.

Beaucoup d'entre eux sont solubles dans l'eau; quelques-uns sont solubles dans l'alcool; exemple : ceux de potassium, de calcium. Ils sont décomposés par la chaleur; il faut que les sulfo-cyanures des métaux de la 1re classe soient secs pour résister à une chaleur rouge.

Ils sont détruits par le chlore, le chlorure d'hydrogène.

En contact avec les per-sels de fer, les sulfo-cyanures solubles donnent une liqueur rouge de sang.

Ils sont précipités par les dissolutions d'argent : le sulfo-cyanure d'argent, blanc, est insoluble dans l'eau, soluble dans l'ammoniaque.

Les sulfo-cyanures solubles précipitent quelques dissolutions métalliques.

## Des Arsenites Métalliques.

La plupart des arsenites sont insolubles; ceux de barite, de strontiane, de chaux, ne se dissolvent que dans un excès d'acide arsenieux. Ceux de potasse, de soude sont solubles dans l'eau. Ils sont décomposés par la chaleur; chauffés avec du carbone, il se volatilise de l'arsenic.

Les arsenites solubles précipitent la plupart des dissolutions métalliques, et, entre autres, celles de cuivre, en vert : c'est de l'arsenite de cuivre ou vert de Schéele; celles d'argent, en jaune : c'est de l'arsenite d'argent.

Les arsenites sont décomposés par les acides puissants : l'acide arsenieux est mis en liberté. Ils donnent de l'arseniure d'hydrogène, sous l'influence du zinc et de l'acide sulfurique étendu d'eau.

## Des Arseniates Métalliques.

Ils ont de l'analogie avec les arsenites.

Ils sont décomposés par la chaleur : il se volatilise de l'acide arsenieux et il se dégage de l'oxigène. Ils sont décomposés, comme les arsenites, par le carbone.

La plupart sont insolubles, comme les arsenites. Ils se distinguent de ces derniers en ce qu'ils se précipitent en bleu par les sels de cuivre, en rouge, par les dissolutions d'argent.

Les arseniates solubles ne précipitent point par les acides puissants, l'acide arsenique étant très-soluble dans l'eau.

Sous l'influence de l'acide sulfurique étendu d'eau et du zinc, il y a formation d'arseniure d'hydrogène.

## Des Chrômates Métalliques.

Ils sont tous colorés. Ceux de potasse, de soude, de lithine, de strontiane, de chaux, de magnésie sont solubles dans l'eau. Parmi les chromates insolubles se trouvent ceux de barite, de zinc, de plomb, de mercure, d'argent.

Certains chromates sont décomposés par la chaleur. Les chrômates neutres des métaux de la 1re classe résistent à une haute température.

Ils sont tous décomposés par les acides chlorhydrique, sulfurique : sous l'influence de la chaleur, l'acide chrômique est altéré par ces derniers.

Les chrômates solubles précipitent :

Les dissolutions de barium, en jaune pâle (c'est du chrômate de barite qui se précipite) ;

Les dissolutions de plomb, en jaune ;

Celles de proto-sels de mercure, en rouge orangé ;

Celles d'argent, en pourpre.

## De quelques Sels Métalliques.

Lorsqu'on met en contact deux sels solubles, et qu'il peut en résulter, par l'échange des métaux ou des oxides, un ou deux sels insolubles, la décomposition a lieu : ainsi, le chlorure de barium, en contact avec le sulfate de soude, donne du sulfate de barite insoluble et du chlorure de sodium soluble :

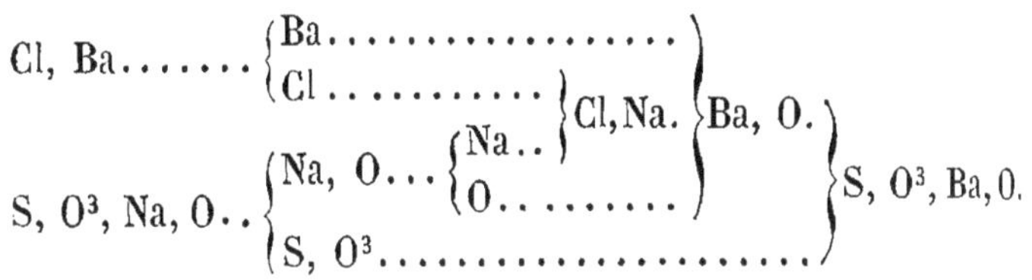

Cl, Ba....... { Ba.................. ; Cl ........... } Cl, Na. } Ba, O. } S, $O^3$, Ba, O.

S, $O^3$, Na, O.. { Na, O... { Na.. ; O......... ; S, $O^3$.......................

Si l'on met en présence du sulfate d'argent et du chlorure de barium, tous deux solubles, il en résulte du chlorure d'argent et du sulfate de barite, tous deux insolubles :

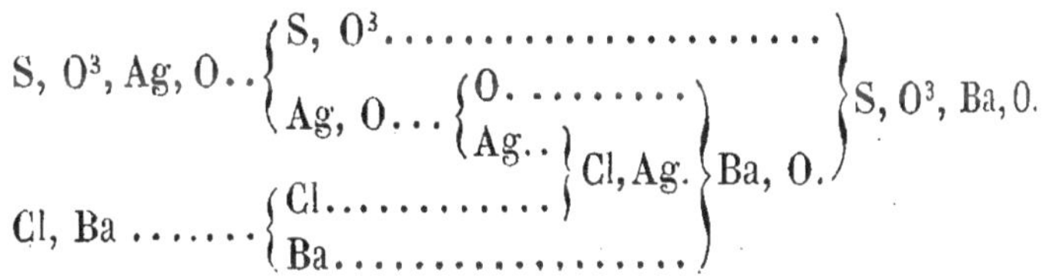

S, $O^3$, Ag, O.. { S, $O^3$...................... ; Ag, O... { O......... ; Ag.. } Cl, Ag. } Ba, O. } S, $O^3$, Ba, O.

Cl, Ba ....... { Cl............. ; Ba..................

Cet échange des métaux ou des oxides de deux sels solubles a encore lieu, lors même qu'il ne peut en résulter un sel tout à fait ou presque insoluble, toutes les fois qu'il peut se former un sel moins soluble que le moins soluble des deux sels solubles employés : cet effet a lieu surtout sous l'influence de la concentration de la liqueur : ainsi, si l'on refroidit une dissolution chaude et concentrée de chlorure de sodium et de sulfate de magnésie, du sulfate de soude cristallise, et il reste du chlorure de magnésium dans l'eau mère.

Lorsqu'on met les dissolutions de :

Étain,
Antimoine,
Cuivre,
Plomb,
Bismuth,

d'azotate de protoxide de mercure, avec les métaux suivants :

Manganèse,
Fer,
Zinc,
Nickel,
Cobalt,

il en résulte que ces derniers se substituent aux premiers, et que l'étain, l'antimoine, le cuivre, le plomb, le bismuth, le mercure se précipitent.

Les sels de : osmium,
Rhodium,
Argent,
Or,
Platine,
Iridium,

non-seulement sont réduits par le manganèse, le fer, le zinc, le nickel, le cobalt, mais par l'étain, le cuivre, le plomb, etc.

Lorsqu'un sel passe de l'état solide à l'état liquide, il absorbe toujours de la chaleur aux corps avec lesquels il est en contact : ces derniers peuvent éprouver un abaissement de température considérable.

On a tiré parti de cette propriété des sels, pour composer des mélanges, appelés frigorifiques, lesquels sont fréquemment employés en chimie :

## Mélanges Frigorifiques.

Azotate d'ammoniaque.......... 1 partie,
Eau......................... 1 partie :
Froid produit de + 10 degrés à — 15 degrés.

---

Sulfate de soude............... 8 parties,
Azotate de potasse............ 5 parties,
Chlorure d'ammonium.......... 5 parties,
Eau......................... 16 parties :
Froid produit de + 10 degrés à — 15 degrés.

Retranche-t-on le sulfate de soude, on ne produit qu'un froid de + 10 degrés à — 12 degrés.

---

Sulfate de soude............... 3 parties,
Acide chlorhydrique............ 4 parties :
Froid produit — 16 degrés.

---

Chlorure de sodium............ 1 partie,
Neige ou glace pilée............ 2 parties :
Froid produit de — 17 à — 20 degrés environ.

---

Chlorure de calcium............ 3 parties,
Neige ou glace pilée............ 2 parties :
Froid produit de zéro à — 27 degrés.

---

Chlorure de calcium............ 2 parties,
Neige ou glace pilée........... 1 partie :
Froid produit de — 17 à — 54 degrés.

---

Chlorure de calcium............ 3 parties,
Neige ou glace pilée............ 1 partie :
Froid produit de — 40 à — 58 degrés.

---

Certains sels retardent plus ou moins l'ébullition de l'eau.

Quelques sels sont anhydres ; d'autres contiennent de l'eau de cristallisation ; d'autres, enfin, ne contiennent que de l'eau d'interposition.

D'après M. Leblanc, la meilleure méthode pour faire cristalliser un sel, et obtenir de beaux et volumineux cristaux, consiste à saturer l'eau ou l'alcool à froid, et à laisser la dissolution cristalliser spontanément ; à prendre ensuite les cristaux les plus nets, à les mettre dans des vases à fond plat, et à verser dessus de l'eau mère d'où ils proviennent ; on laisse l'eau mère à l'évaporation spontanée. Les cristaux augmentent peu à peu de volume ; ils restent réguliers, si on les change de face tous les jours.

## DES MÉTAUX DE LA PREMIÈRE CLASSE ET DE LEURS COMPOSÉS.

### Potassium.

K = 40.

Il a été découvert par M. Davy, en 1808.

*(Propriétés.)* Ce métal est solide, de la couleur de l'argent, mou comme de la cire ; sa densité est égale à 0,865 à la température de + 15 degrés ; il entre en fusion à 58 degrés, et se volatilise au rouge obscur : sa vapeur est d'une belle couleur verte. Il a pour caractère distinctif de prendre feu lorsqu'on le projette sur l'eau : l'hydrogène de l'eau brûle, alors, avec une flamme pourprée : il y a formation d'oxide de potassium qui se dissout.

Exposé à l'air il en absorbe l'oxigène avec rapidité, à la température ordinaire ; c'est parce qu'il est facilement oxidable qu'on le conserve, ainsi que tous les métaux avides d'oxigène, dans de l'*huile de naphte*, lequel liquide ne contient point d'oxigène.

Le potassium, en s'unissant à l'oxigène, donne naissance à deux oxides :

Monoxide = K, O ; tri-oxide ou per-oxide = $K, O^3$ : ce dernier se forme lorsqu'on chauffe le potassium avec un excès d'oxigène.

*(Usages.)* Le potassium est fréquemment employé dans les laboratoires.

*(Préparation.)* Trois procédés peuvent servir à préparer le potassium. Le 1er consiste à décomposer la potasse par le fluide électrique, sous l'influence du mercure. Le 2e à traiter la potasse

par du fer à une température rouge blanc : ce procédé est celui de MM. Gay-Lussac et Thénard. Le 3e procédé est celui de Brunner, qui est généralement employé maintenant. Il consiste à calciner, dans un vase en fer (*fig.* n° 29, *pl.* 3), un mélange de carbonate de potasse et de charbon : il y a formation de potassium, qui se volatilise et vient se rendre dans de l'huile de naphte, et d'oxide de carbone qui se dégage :

$$
\begin{array}{l}
C, O^2, K, O.. \left\{\begin{array}{l} K, O.... \left\{\begin{array}{l} K. \\ O....... \end{array}\right. \\ C,\ O^2... \left\{\begin{array}{l} C, O. \\ O. \end{array}\right. \end{array}\right. \\
2\ C........ \left\{\begin{array}{l} C.......... \\ C................ \end{array}\right.
\end{array}
\quad
\begin{array}{l}
O. + C.\ \} \ C, O. \\
O. + C, O. + C, O. + C.\ \} \ C, O.
\end{array}
$$

Il se forme, en outre, une matière solide, particulière, qui, venant se condenser dans le col de l'appareil, obstrue parfois ce dernier : ce qui fait que l'opération demande quelques précautions pour être exécutée convenablement et sans danger.

## Potasse.

$$K, O = 48.$$

Le protoxide de potassium est l'une des deux bases les plus énergiques; mais il n'a réellement d'usages qu'à l'état d'hydrate K, O, H, O : aussi n'allons-nous faire en partie que l'histoire de ce dernier.

(*Propriétés de l'hydrate de potasse.*) L'hydrate de potasse est solide, blanc, fusible à 400 degrés environ, indécomposable par la chaleur. Il est soluble dans l'eau et l'alcool. C'est un violent caustique. Ses propriétés alcalines sont au plus haut degré. En contact avec l'eau, l'hydrate de protoxide de potassium s'y dissout, en développant beaucoup de chaleur; la dissolution faite dans un grand état de concentration laisse déposer des cristaux ayant pour formule K, O, 5 ( H, O ). Ce dernier est détruit par la chaleur et ramené à l'état de mono-hydrate : le dernier équivalent d'eau ne peut être enlevé au protoxide de potassium que par un acide. En contact avec le potassium, l'hydrate de potasse est décomposé : il y a dégagement d'hydrogène, formation de protoxide de potassium anhydre :

$$\begin{array}{l} \text{K, O, H, O}\left\{\begin{array}{l}\text{K, O.}\\ \text{H, O}\ldots\left\{\begin{array}{l}\text{H.}\\ \text{O}\ldots\ldots\end{array}\right.\end{array}\right. \\ \text{K}\ldots\ldots\ldots\ldots\ldots\ldots\ldots\ldots \end{array}\Big\}\text{K, O.}$$

Chauffé à l'air, l'eau se dégage, et il se forme, par l'oxigène de l'air, du per-oxide de potassium.

En contact avec l'air, l'hydrate de potasse absorbe l'humidité et l'acide carbonique que renferme ce dernier et tombe en déliquescence : de là, la nécessité de le conserver dans des vases hermétiquement bouchés à l'aide de bouchons de verre.

La potasse est décomposée, à une température très-élevée, par le carbone, le fer. Son caractère est de former un sel peu soluble avec l'acide perchlorique.

(*Usages.*) Elle est des plus employées; elle est la base des pierres à cautères.

(*Préparation.*) On peut l'obtenir : 1° en unissant le potassium directement avec l'oxigène; 2° en faisant bouillir 10 parties de carbonate de potasse avec 6 parties d'hydrate de chaux, et 80 parties d'eau : il y a formation de carbonate de chaux insoluble, et de potasse soluble; on décante la liqueur, on la concentre dans un vase d'argent et on la fond dans ce dernier : elle est dite, alors, potasse à la *chaux*, attendu qu'elle n'est point pure. Pour la purifier on la dissout dans l'alcool ; on filtre la dissolution, on chasse l'alcool par l'ébullition, et l'on fond la potasse, en ayant soin d'empêcher l'inflammation des dernières portions d'alcool. Elle est alors pure, c'est-à-dire à l'état de potasse à l'*alcool*, les matières étrangères, existant dans la potasse à la chaux, n'étant point solubles dans l'alcool.

### Silicates de Potasse.

La potasse donne, avec la silice, plusieurs silicates, lesquels sont solubles ou insolubles dans l'eau, selon qu'ils contiennent plus ou moins de potasse.

Le silicate le plus remarquable est celui qu'on obtient en chauffant fortement un mélange de 45 grammes de silice, 30 grammes de carbonate de potasse et 5 grammes de charbon. Après avoir fondu la masse, on la pulvérise, et on la fait bouillir avec 4 fois son poids d'eau; par une concentration suffisante, la liqueur prend de la viscosité et peut être tirée en fils : c'est le *verre soluble*, lequel est insoluble dans l'alcool, dont on se sert quelquefois comme vernis pour préserver les bois et les tissus de l'inflammation.

Un autre silicate, soluble dans l'eau, déliquescent, et connu sous le nom de *liqueur des cailloux*, s'obtient en chauffant 1 partie de silice avec 2 ou 3 parties de potasse ou de carbonate de cette base.

### Carbonate de Potasse.

$$C, O^2, K, O = 70.$$

Il se rencontre dans la cendre des végétaux : celle du bois, par exemple.

(*Propriétés.*) Ce sel est solide, blanc, déliquescent (1), insolu-

(1) Un corps est déliquescent, lorsqu'il est tellement avide d'eau, qu'il attire l'humidité de l'air.

ble dans l'alcool, cristallisant difficilement, à réaction alcaline, fusible, indécomposable par la chaleur, décomposable par le carbone. C'est lui qui constitue la *potasse* du commerce. En contact avec l'acide carbonique, il passe à l'état de bi-carbonate, 2 ($C, O^2$), K, O, soluble dans l'eau, cristallisant plus facilement que le carbonate neutre, et qui, chauffé à une température assez élevée, redevient carbonate sans excès d'acide. Si l'on fait bouillir la dissolution de bi-carbonate, ce dernier laisse dégager de l'acide carbonique et passe à l'état de sesqui-carbonate.

(*Usages.*) Ses usages sont très-nombreux.

(*Préparation.*) Dans les arts, on l'obtient en lessivant la cendre des végétaux ; la liqueur est évaporée et mise à cristalliser, pour séparer la majeure partie des sels étrangers, tels que du sulfate de potasse, du chlorure de potassium, etc. On évapore ensuite l'eau mère à siccité, pour avoir le carbonate de potasse sec.

Dans les laboratoires, on prépare le carbonate de potasse pur, en chauffant au rouge 1 partie de bi-tartrate de potasse ou crème de tartre, avec 2 parties d'azotate de potasse. On traite la masse calcinée par l'eau ; on filtre et l'on évapore la liqueur à siccité pour avoir le carbonate neutre de potasse sec.

## Mono-Sulfure de Potassium.

S, K = 56.

(*Propriétés.*) Il est solide, rouge-rose, fusible, déliquescent, soluble dans l'alcool, et formant des dissolutions incolores. Il est décomposé par les acides, avec dégagement d'acide sulfhydrique, sans dépôt de soufre.

Il est décomposé par le chlore, le brôme, l'iode : il y a formation de chlorure, brômure, iodure de potasium, et dépôt de soufre. Il se combine parfaitement avec le soufre : il en résulte des poly-sulfures qui sont : ($S^2$, K), ($S^3$, K), ($S^4$, K), ($S^5$, K). Il s'unit également au gaz sulfhydrique. Ces poly-sulfures donnent, par l'action des acides, du gaz sulfhydrique et un dépôt de soufre : ce qui les distingue du mono-sulfure : en effet, on a :

S, K.... { K.................... ; S............. }
$S,O^3$, H,O { H, O.... { H.... ; O........... } ; S, $O^3$........................ }
S............. + H.... = S, H.
K.................... + O........... = K, O.
K, O. + S, $O^3$........................ = S, $O^3$, K, O.

$S^5$, K ..... { K.................... ; $S^4$. ; S............. }
S, $O^3$, H, O. { H, O. { H. .... ; O............ } ; S, $O^3$..................... }
S............. + H. .... = S, H.
K.................... + O............ = K, O.
K, O. + S, $O^3$..................... = S, $O^3$, K, O.

(*Usages.*) On l'emploie souvent en chimie, soit à l'état de mono-sulfure, soit à celui de sulfhydrate de mono-sulfure.

(*Préparation.*) On l'obtient, soit en calcinant du sulfate de potasse dans un creuset brasqué (1), soit en traitant le carbonate de potasse par le gaz sulfhydrique en excès : dans ce dernier cas, il est à l'état de sulfhydrate ; mais on le ramène facilement à celui de mono-sulfure, en ajoutant au sulfhydrate en dissolution le même poids de carbonate de potasse que celui préalablement dissout dans l'eau et décomposé par le gaz sulfure d'hydrogène. En chauffant le sulfate dans le creuset brasqué, on obtient le sulfure à l'état solide. On peut l'obtenir également sous cette dernière forme, en décomposant le sulfate de potasse, chauffé, par un

(1) Un creuset brasqué est un creuset rempli de noir de fumée, calciné préalablement, dans lequel, à l'aide d'un instrument en bois propre à cet usage, on a laissé une cavité dans laquelle on place le sulfate de potasse (ou toute autre matière, selon l'opération que l'on exécute).

courant d'hydrogène. Quant à l'avoir directement en dissolution, soit à l'état de mono-sulfure, soit à l'état de sulfhydrate de ce dernier, c'est toujours par l'action du gaz sulfhydrique sur le carbonate en dissolution dans l'eau. On peut, cependant, obtenir le mono-sulfure, en dissolution dans l'eau, en traitant par ce liquide le mélange de sulfate de potasse et de charbon en excès calciné à une température convenable.

### Sulfate de Potasse.

$$S, O^3, K, O = 88.$$

(*Propriétés.*) Il est solide, blanc, soluble dans l'eau, cristallisable en prismes anhydres, soluble dans l'alcool. L'eau bouillante en dissout le quart de son poids environ ; l'eau froide une moindre quantité. Il est fusible, indécomposable par la chaleur décomposable par l'hydrogène, le carbone. Combiné à 1 équivalent d'acide sulfurique, il donne du bi-sulfate de potasse $2(S, O^3), K, O$, lequel est ramené à l'état de sulfate neutre par la calcination. Ce bi-sulfate donne des cristaux prismatiques, anhydres, lorsqu'on fait cristalliser sa dissolution chaude : ce sont, au contraire, des rhomboèdres hydratés, ayant pour formule $2(S, O^3), K, O + H, O$, si les cristaux proviennent d'une dissolution, avec excès d'acide, froide et abandonnée à l'évaporation spontanée.

(*Usages.*) On l'emploie souvent dans les laboratoires ; quelquefois, en médecine, on l'administre comme purgatif. Dans les arts, il sert aux aluniers et aux salpétriers.

(*Préparation.*) On obtient ce sel, en traitant le carbonate de potasse par un léger excès d'acide sulfurique ; on évapore la dissolution ; on calcine au rouge le résidu ; on le redissout dans l'eau, on concentre la liqueur et on laisse cristalliser le sulfate neutre.

Le sulfate de potasse du commerce provient de la décomposition de l'azotate de potasse par l'acide sulfurique, dans la fabrication de l'acide azotique.

### Fluorure de Potassium et Silicium.

$$3\,(Fl,\,K)\,12\,(Fl^3,\,Si) = 326.$$

Il porte aussi le nom de fluo-silicate de potassium (1).

(*Propriétés.*) Ce fluorure double est soluble, blanc, très-peu soluble dans l'eau, décomposé par la chaleur en fluorure de silicium qui se dégage, et en fluorure de potassium que l'on obtient comme résidu.

Chauffé avec du potassium, le silicium est mis en liberté, etc.

(*Usages.*) Il sert à préparer le silicium.

(*Préparation.*) On l'obtient en saturant la dissolution de fluorhydrate de fluorure de silicium (provenant de la décomposition, par l'eau, du gaz fluorure de silicium, que l'on fait arriver dans ce liquide) par de la potasse en dissolution : le fluorure double se précipite à l'état transparent; on le lave, et on le jette sur un filtre où on le laisse sécher : il devient blanc, pulvérulent, par la dissécation.

### Chlorure de Potassium.

$$Cl,\,K = 76.$$

(*Propriétés.*) Le chlorure de potassium est solide, soluble dans l'eau, cristallisable en cubes incolores, fusible, indécomposable par la chaleur, répandant des vapeurs à l'air à une température élevée. 100 parties d'eau dissolvent, à $0^{deg.}$, 29 parties de

---

(1) Par analogie, le fluorure double de potassium et de bore porte le nom de fluo-borate de potassium.

chlorure de potassium, et 59 parties à la température de l'ébullition. Il est insoluble dans l'alcool. Il produit, en se dissolvant dans quatre fois son poids d'eau, un abaissement de température égal à 11 degrés $\frac{4}{10}$ lorsqu'on agit sur 50 grammes de chlorure, et qu'on les dissout dans un vase de verre de la capacité de 320 grammes d'eau, et du poids de 185 grammes.

( *Usages.* ) On l'emploie dans les laboratoires.

( *Préparation.* ) On l'obtient en traitant le carbonate de potasse par l'acide chlorhydrique en léger excès; évaporant à siccité, calcinant le chlorure, le redissolvant dans l'eau, et le faisant cristalliser.

## Chlorate de Potasse.

$$Cl, O^5, K, O = 124.$$

( *Propriétés.* ) Ce sel est blanc, peu soluble dans l'eau froide, beaucoup plus soluble dans l'eau bouillante; il cristallise en lames rhomboïdales, par le refroidissement. 100 parties d'eau, à la température de l'ébullition, dissolvent environ 60 parties de chlorate de potasse. Il est fusible, décomposable par une chaleur convenable en chlorure de potassium et oxigène. En contact avec certaines matières combustibles, telles que le carbone, le soufre, le phosphore, il forme des mélanges détonnant et s'enflammant très-facilement par le choc ou la chaleur.

( *Usages.* ) Il est employé dans les laboratoires et dans les arts. Il entre dans la préparation des allumettes pour les briquets dits *oxigénés*, se composant d'un petit flacon, contenant de l'amianthe imbibée d'acide sulfurique concentré, dans lequel on plonge, pour avoir du feu, une allumette ayant à son extrémité un mélange de soufre et de chlorate de potasse.

( *Préparation.* ) On le prépare en faisant passer un courant de chlore, en excès, dans une dissolution concentrée de potasse il y a formation de chlorure de potassium et de chlorate de potasse; on sépare ce dernier, vu qu'il est moins soluble que le chlorure, à l'aide de plusieurs cristallisations : le chlorure reste dans les eaux mères, avec une petite quantité de chlorate :

$$6\,(K,\,O)\left\{\begin{array}{l} K,\,O\ldots\ldots\ldots\ldots\ldots\ldots\ldots\ldots\ldots \\ 5(K,O)=K^5,\left\{\begin{array}{l}O^5\ldots\ldots\ldots\ldots \\ K^5.\end{array}\right. \\ O^5=\ldots\ldots \end{array}\right. \quad Cl^5,\ K^5=5\,(Cl,\,K). \quad \left.\begin{array}{l} \\ Cl,\,O^5 \end{array}\right\} Cl,\,O^5,\,K,\,O.$$

$$6\,Cl\ldots\left\{\begin{array}{l} Cl^5\ldots\ldots\ldots\ldots \\ Cl\ldots\ldots\ldots\ldots\ldots\ldots\ldots\ldots \end{array}\right.$$

**Per-Chlorate de Potasse.**

$$Cl,\,O^7,\,K,\,O = 140.$$

(*Propriétés.*) C'est un sel blanc, insoluble dans l'alcool, très-peu soluble dans l'eau froide, plus soluble dans l'eau chaude, décomposable par le feu en oxigène et chlorure de potassium. Il est indécomposable par les acides, à la température ordinaire ; à froid, il est le plus stable des sels de potasse.

(*Usages.*) Il sert à préparer l'acide per-chlorique.

(*Préparation.*) On l'obtient en chauffant, dans un creuset, du chlorate de potasse jusqu'à ce que la masse cesse de jaunir par l'addition d'acide sulfurique : il y a formation de chlorure de potassium et de per-chlorate de potasse :

$$2\,(Cl,\,O^5,K,\,O) = \left\{\begin{array}{l} K,\,O\ldots\left\{\begin{array}{l} O. \\ K\ldots \end{array}\right\}Cl,\,K. \\ Cl,\,O^5\ldots\left\{\begin{array}{l} Cl\ldots \\ O^3. \\ O^2.\ldots \end{array}\right. \\ Cl,\,O^5\ldots\ldots\ldots\ldots \\ K,\,O\ldots\ldots\ldots\ldots\ldots\ldots \end{array}\right. \quad (O^2 + Cl,\,O^5 = Cl,\,O^7;\ Cl,\,O^7 + K,\,O = Cl,\,O^7,\,K,\,O.)$$

Il se dégage du gaz oxigène. On traite par l'eau, et, à l'aide de plusieurs cristallisations, le per-chlorate étant peu soluble et cristallisant le premier, on obtient ce dernier exempt de chlorure de potassium.

### Brômure de Potassium.

Br, K = 118.

(*Propriétés.*) Ce sel a la plus grande analogie avec le chlorure de potassium. Il est soluble dans l'eau ; cristallise en cubes ; il est fusible, indécomposable par la chaleur. Il est soluble dans l'alcool.

( *Usages.* ) C'est un des brômures les plus employés en chimie.

( *Préparation.* ) On l'obtient en traitant le brôme par la potasse ; puis calcinant la matière pour transformer le brômate en brômure. On pourrait encore l'obtenir en mettant le brôme et le potassium en présence ; mais la combinaison aurait lieu avec trop de violence.

### Iodure de Potassium.

I, K = 166.

Il est également connu sous les noms d'iodhydrate de potasse, hydriodate de potasse.

(*Propriétés.*) Il est analogue au chlorure et au brômure. Il est blanc, fusible, volatil, très-soluble dans l'eau, cristallisant en cubes, soluble dans l'alcool, indécomposable par la chaleur. Il dissout parfaitement l'iode et donne naissance à des poly-iodures.

(*Usages.*) Il est employé dans les laboratoires, en médecine.

( *Préparation.* ) On le prépare en mettant la potasse en contact avec l'iode; chauffant, pour transformer l'iodate de potasse en iodure de potassium.

## Azotate de Potasse.

$$Az,\ O^5,\ K,\ O = 102.$$

Il porte les noms de : nitrate de potasse, nitre, salpêtre; à l'état fondu, on lui donne nom de cristal minéral.

(*Propriétés.*) Ce sel est blanc, très-soluble dans l'eau bouillante : 100 parties de cette dernière dissolvent 236 parties d'azotate de potasse. Il cristallise en prismes anhydres. Il est insoluble dans l'alcool. L'azotate du potasse est fusible, décomposable par une chaleur convenable, et transformé en protoxide de potassium. Il est également décomposé par le carbone, sous l'influence du calorique : les produits varient avec la quantité de carbone employée : 1 équivalent d'azotate de potasse et 4 équivalents de carbone donnent 1 équivalent de carbonate de potasse, et il se dégage 3 équivalents d'oxide de carbone 3 (C, O) et 1 équivalent d'azote :

$$\begin{array}{ll} Az,\ O^5,\ K,\ O & \left\{\begin{array}{l} Az. \\ O^3 \ldots\ldots\ldots\ldots\ldots\ldots \\ K,\ O \ldots\ldots\ldots \\ O^2 \ldots \end{array}\right. \\ 4\,C \ldots\ldots\ldots & \left\{\begin{array}{l} C \ldots \\ C^3 \ldots\ldots\ldots\ldots\ldots\ldots \end{array}\right. \end{array} \quad \left.\begin{array}{l} O^2 + C \to C,\ O^2. \\ C,\ O^2 + K,\ O \to C,O^2,K,O. \\ O^3 + C^3 \to C^3,\ O^3 = 3\ (C,\ O). \end{array}\right.$$

Si l'on remplace les 4 équivalents de carbone par 2 équivalents de soufre, on obtient 1 équivalent de sulfate de potasse et il se dégage 1 équivalent d'acide sulfureux et 1 équivalent d'azote :

$$\begin{array}{l} \text{Az, O}^5\text{, K, O}\left\{\begin{array}{l}\text{K, O} \ldots\ldots\ldots\ldots\ldots\ldots \\ \text{Az, O}^5 \ldots \left\{\begin{array}{l}\text{Az.} \\ \text{O}^3 \ldots\ldots\ldots \\ \text{O}^2 \ldots \end{array}\right. \end{array}\right. \\ 2\ \text{S} \ldots\ldots \left\{\begin{array}{l}\text{S} \ldots\ldots\ldots\ldots \\ \text{S} \ldots\ldots\ldots\ldots\ldots \end{array}\right. \end{array} \quad \begin{array}{l} \text{O}^2 + \text{S} \to \text{S, O}^2. \\ \text{O}^3 + \text{S, O}^2 \to \text{S, O}^3. \\ \text{K, O} + \text{S, O}^3 \to \text{S, O}^3\text{, K, O.} \end{array}$$

Si l'on chauffe un mélange de 3 parties d'azotate de potasse, 2 parties de potasse, 1 partie de soufre, à une température peu élevée, le mélange fulmine avec violence. Enfin, l'azotate de potasse, mélangé avec du charbon et du soufre, constitue la poudre ordinaire, laquelle varie, dans sa composition, selon son usage : ainsi, on connaît quatre espèces de poudre, qui sont : la poudre de chasse, de guerre, de mine, de traite, lesquelles ont la composition suivante :

POUDRE DE CHASSE.

| | | |
|---|---|---|
| Azotate de potasse........ | 78 p. | 100 p. |
| Soufre.................. | 10 p. | |
| Charbon................ | 12 p. | |

POUDRE DE GUERRE.

| | | |
|---|---|---|
| Azotate de potasse........ | 75 p. | 100 p. |
| Soufre.................. | 12 p. 5. | |
| Charbon................ | 12 p. 5. | |

POUDRE DE MINE.

| | | |
|---|---|---|
| Azotate de potasse........ | 65 p. | 100 p. |
| Soufre.................. | 20 p. | |
| Charbon................ | 15 p. | |

POUDRE DE TRAITE.

| | | |
|---|---|---|
| Azotate de potasse........ | 62 p. | 100 p. |
| Soufre.................. | 20 p. | |
| Charbon................ | 18 p. | |

Si l'on remplace le charbon par de la sciure de bois, on obtient la poudre dite *de fusion*, laquelle contient sur 100 parties :

| | | |
|---|---|---|
| Azotate de potasse........ | 60 p. | 100 p. |
| Soufre.................. | 20 p. | |
| Sciure de bois........... | 20 p. | |

(*Usages.*) L'azotate de potasse est un des sels les plus employés. En médecine, il est prescrit comme diurétique et rafraîchissant.

(*Préparation.*) L'azotate de potasse se rencontre, à l'état naturel, en Égypte, en Amérique, dans l'Inde. Une grande partie de celui que l'on consomme dans le commerce provient de ces localités. En France, on l'obtient en traitant, par l'eau, les matériaux salpétrés (1) (appelés *platras*, lesquels sont formés d'azotates de potasse, de chaux, de magnésie, de chlorures de potassium, de sodium, de calcium, de magnésium); on sépare ainsi les matières insolubles; puis l'on verse dans la dissolution du sulfate de potasse : il en résulte des sulfates de chaux, de magnésie et du nitrate de potasse; on sépare la majeure partie du sulfate de chaux qui est presque insoluble, et l'on fait cristalliser l'azotate de potasse. On le raffine, par plusieurs cristallisations, afin de le séparer des sels étrangers qu'il contient.

Dans les laboratoires, on l'obtient en traitant le carbonate de potasse par l'acide azotique.

## Cyanure de Potassium.

$$Az, C^2, K = 76.$$

Il porte les noms de : cyanhydrate, hydro-cyanate, prussiate de prussiate de potasse.

---

(1) Les azotates de potasse, de soude, de chaux, de magnésie, prennent naissance, dans la nature, par la décomposition des matières organiques azotées en contact avec les terrains calcaires, contenant des carbonates de chaux, de magnésie, de soude, de potasse, sous l'influence d'une température de 15 à 25 degrés et de l'humidité. Ils viennent s'effleurir à la surface du sol, ou des bâtiments, dans les temps de sécheresse.

(*Propriétés.*) Ce sel est solide, blanc, à réaction alcaline, soluble dans l'eau, peu soluble dans l'alcool, d'une odeur d'acide cyanydrique (vu qu'il est décomposé par l'acide carbonique de l'air). Il est fusible; il résiste, soustrait au contact de l'air, à la plus haute température. Il est décomposé, lorsqu'après l'avoir dissous dans l'eau, on soumet cette dissolution à l'ébullition : il se dégage de l'ammoniaque ; il reste, dans la dissolution, du formiate de potasse.

(*Usages.*) C'est l'un des cyanures métalliques dont on se sert le plus souvent en chimie.

(*Préparation.*) On obtient ce sel en calcinant le cyanure jaune de potassium et de fer. On peut le préparer, pour servir dans presque toutes les expériences chimiques, en chauffant 8 parties de cyanure jaune de potassium et de fer (débarrassé de son eau de cristallisation, en le chauffant jusqu'à ce qu'il soit devenu blanc), avec 3 parties de carbonate neutre de potasse desséché à la température du rouge faible : le cyanure obtenu ainsi contient du cyanate de potasse.

## Sulfo-Cyanure de Potassium.

$$S^2, Az, C^2, K = 98.$$

On l'appelle également : sulfo-cyanhydrate, hydro-sulfo-cyanate, sulfo-prussiate de potasse.

(*Propriétés.*) Ce sel est solide, soluble dans l'eau, l'alcool, cristallisable en aiguilles incolores, attirant légèrement l'humidité de l'air. Il est décomposé par la chaleur, sous l'influence de l'eau ou de l'air : dans ce dernier cas, 1 équivalent de sulfo-cyanure donne 1 équivalent de sulfate de potasse, et il se dégage 1 équivalent d'azote, 1 équivalent d'acide sulfureux, 2 équivalents d'acide carbonique :

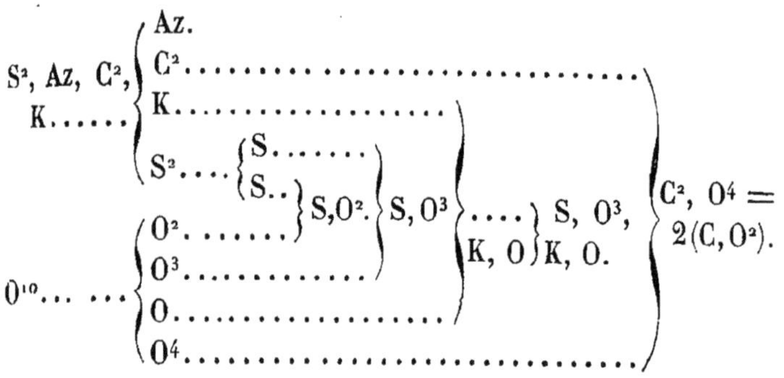

$S^2, Az, C^2, K$...... { Az. ; $C^2$........ ; K........ ; $S^2$... { S...... ; S.. }

$O^{10}$...... { $O^2$....... ; $O^3$........ ; O........ ; $O^4$........ }

S.. + $O^2$ = $S,O^2$ ; $S,O^2$ + S.... + $O^3$ = $S,O^3$ ; $S,O^3$ + K + O = .... $S,O^3$, $K,O$ ; $K,O$

$C^2$ + $O^4$ = $C^2, O^4 = 2(C,O^2)$.

En dissolution dans l'eau, et exposé à l'air, il est peu à peu décomposé.

(*Usages.*) C'est le principal sulfo-cyanure employé en chimie. Il sert à préparer le sulfo-cyanure de plomb, au moyen duquel on obtient l'acide sulfo-cyanhydrique.

(*Préparation.*) On le prépare en chauffant 2 parties de cyanure jaune de potassium et de fer, desséché, avec 1 partie de fleur de soufre. On traite par l'eau, et l'on ajoute du carbonate de potasse, en dissolution, jusqu'à décoloration de la liqueur. On filtre, on évapore la liqueur et on la fait cristalliser. Dans le cas où l'on aurait ajouté un excès de carbonate de potasse, on évaporerait la liqueur et l'on redissoudrait le sulfo-cyanure dans l'alcool.

## CARACTÈRES DES SELS DE POTASSIUM.

---

En dissolution concentrée, ils donnent :

1° Par l'acide per-chlorique, un précipité blanc de per-chlorate de potasse ;

2° Avec le sulfate d'alumine, un précipité blanc d'alun ;

3° Par l'acide tartrique, un précipité blanc de bi-tartrate peu soluble;

4° Par le chlorure de platine, précipité jaunâtre de chlorure double de potassium et de platine peu soluble dans l'eau.

## Sodium.

$$Na = 24.$$

Le sodium a la plus grande analogie avec le potassium.

(*Propriétés.*) Ce métal a plus d'éclat que le potassium; comme ce dernier, il est plus léger que l'eau, mais plus lourd que lui: sa densité est égale à 0,972. Projeté sur l'eau, il ne s'enflamme qu'autant que l'eau est rendue visqueuse, au moyen de la gomme, par exemple: il est préférable d'employer à cet effet un mucilage très-épais de gomme adragante sur lequel on jette quelques gouttes d'eau à l'aide d'une pipette: l'hydrogène qui se dégage, dans ce cas, brûle avec une flamme jaune: il se forme de l'oxide de sodium. Ce métal fond à 90 degrés; il est moins volatil que le potassium; chauffé dans l'air ou dans l'oxigène, il prend feu et se transforme, soit en protoxide, soit en per-oxide ou sesqui-oxide de sodium ($Na^2, O^3$) suivant que l'oxigène employé est ou non en excès par rapport au métal employé.

(*Usages.*) Il est employé dans les laboratoires, mais moins souvent que le potassium.

(*Préparation.*) On l'obtient comme le potassium; c'est-à-dire en substituant le carbonate de soude au carbonate de potasse: l'opération offre un peu plus de difficulté, attendu que le sodium est moins volatil que le potassium.

## Soude.

$$Na, O = 32.$$

Cette base a la plus grande analogie avec la potasse; de même que pour cette dernière, c'est l'hydrate de soude dont on se sert généralement et dont nous allons nous occuper.

(*Propriétés de l'hydrate de soude.*) L'hydrate de soude est solide, blanc, caustique, très-soluble dans l'eau, l'alcool, fusible, indécomposable par la chaleur, attirant l'humidité et l'acide carbonique de l'air ; mais donnant du carbonate de soude, sel efflorescent, tandis que le carbonate de potasse est déliquescent, ce qui distingue la soude de la potasse. Chauffé à l'air, l'hydrate de soude passe à l'état de per-oxide de sodium.

La soude donne avec l'acide per-chlorique un sel soluble dans l'eau et dans l'alcool, ce qui est encore un moyen de la distinguer de la potasse.

(*Usages.*) On s'en sert comme la potasse.

(*Préparation.*) La soude se prépare comme la potasse : c'est-à-dire en remplaçant le carbonate de potasse par du carbonate de soude.

## Borate de Soude.

$$B, O^3, Na, O = 67.$$

Il porte vulgairement le nom de *borax*. On le rencontre dans l'Inde, au Pérou, etc.

(*Propriétés.*) Le borate de soude est blanc, à réaction alcaline ; il est soluble dans l'eau. Il cristallise en prismes hydratés, ayant pour formule $B, O^3, Na, O, 10\ (H, O)$, d'une dissolution abandonnée à la température ordinaire ; mais en octaèdres, également hydratés, et ayant pour formule $B, O^3, Na, O, 5\ (H, O)$, d'une dissolution ayant une température supérieure à 60 degrés. Ce sel s'effleurit à l'air ; il est fusible au rouge, indécomposable par la chaleur. Il donne, avec les oxides métalliques, des verres dont la couleur varie avec l'oxide employé.

(*Usages.*) On l'emploie comme fondant. On s'en sert pour les soudures.

(*Préparation.*) Dans les arts, on l'obtient, soit en purifiant le borax naturel, soit en saturant l'acide borique naturel par du carbonate de soude.

### Carbonate de Soude.

$$C, O^2, Na, O = 54.$$

(*Propriétés.*) C'est un sel blanc, soluble dans l'eau, cristallisant en prismes hydratés efflorescents, ayant pour formule $C, O^2, Na, O, 10 (H, O)$. Il est insoluble dans l'alcool.

Le carbonate de soude est fusible, indécomposable par la chaleur, décomposé par le carbone, à une température élevée. Il a des propriétés analogues à celles du carbonate de potasse. En contact avec l'acide carbonique, il perd de l'eau, et passe à l'état de bi-carbonate de soude $2 (C, O^2), Na, O$, lequel se rencontre naturellement dans les eaux de Vichy et sert à la préparation des pastilles digestives. Ce bi-carbonate, en dissolution, passe à l'état de sesqui-carbonate, lorsqu'on fait bouillir cette dernière. Chauffé à une température suffisamment élevée, il redevient carbonate neutre.

(*Usages.*) Ses usages sont des plus nombreux.

(*Préparation.*) Plusieurs procédés sont suivis pour l'obtenir. Le 1er consiste à brûler certaines plantes marines, lesquelles fournissent une masse solide, connue sous le nom de *soude* du pays d'où elle provient, et laquelle n'est que du carbonate de soude contenant quelques sels étrangers. On traite par l'eau cette matière calcinée, et l'on évapore la dissolution qui donne la soude dite *soude brute:* c'est le carbonate de soude du commerce. Le 2e est le suivant, et c'est le procédé suivi maintenant : On calcine 2 parties de sulfate de soude avec 2 parties de craie, ou carbonate de chaux (1), et 1 partie de charbon : il y a formation d'oxi-sulfure du calcium, insoluble dans l'eau froide, et de carbonate de soude soluble. On évapore la dissolution de ce dernier et on la laisse cristalliser. Dans les laboratoires, on prépare le carbonate de soude en calcinant l'acétate de cette base ; on traite par l'eau le résidu de la calcination, on concentre la liqueur, et on la laisse cristalliser.

### Hypo-Sulfites de Soude.

Lorsqu'on met l'acide sulfureux en dissolution, avec le zinc, par exemple, il y a formation d'hypo-sulfite de zinc, lequel, traité par du carbonate de soude, donne du carbonate de zinc insoluble et de l'hypo-sulfite de soude soluble ($S^2, O^2, Na, O$).

Si l'on fait bouillir du bi-sulfite de soude avec du soufre, une certaine quantité de ce dernier se dissout et l'on obtient de l'hypo-sulfite de soude, lequel cristallise en cristaux volumineux incolores. C'est l'hypo-sulfite de soude du commerce :

$$\left.\begin{array}{l} 2\,(S, O^2), Na, O = S^2, O^4, Na, O. \\ \quad 2\,S \ldots\ldots\ldots\ldots\ldots \end{array}\right\} S^4, O^4, Na, O = 2\,(S^2, O^2), Na, O :$$

ou bi-hypo-sulfite de soude. L'hypo-sulfite de soude dissout très-bien le chlorure d'argent récemment préparé. L'hypo-sulfite de soude est employé dans quelques opérations chimiques.

### Sulfate de Soude.

$$S, O^3, Na, O = 72.$$

Le sulfate de soude était appelé autrefois sel de Glauber, sel admirable.

(1) Si l'on n'ajoute point de charbon, il se forme bien, par l'action de la chaleur, du sulfate de chaux et du carbonate de soude ; mais, en traitant par l'eau, il se reforme du carbonate de chaux et du sulfate de soude.

(*Propriétés.*) Il cristallise en prismes incolores efflorescents, lesquels sont hydratés et ont pour formule $S,O^3$, Na, O, 10 (H,O). Il est très-soluble dans l'eau; c'est à la température de 33 degrés que ce liquide dissout le plus de sulfate de soude : à cette température 100 parties d'eau dissolvent 50 parties environ de sel anhydre. Il est fusible, indécomposable par la chaleur. La dissolution de ce sel ne cristallise point dans le vide : ainsi, si dans un tube de verre l'on introduit une dissolution de sulfate de soude saturée à 33 degrés, et qu'on ferme le tube à la lampe, le sel ne cristallisera point; mais, vient-on à casser le bout du tube, à l'instant même, sous l'influence de l'air, le sulfate de soude cristallise (l'eau dissolvant moins de sel à la température ordinaire qu'à celle de 33 degrés).

Combiné avec 1 équivalent d'acide sulfurique, il forme du bi-sulfate, 2 (S, $O^3$), Na, O, ayant de l'analogie avec le bi-sulfate de potasse, lequel, chauffé au rouge, redevient sulfate de soude neutre, en perdant de l'acide sulfurique.

(*Usages.*) Ses emplois sont nombreux. Il sert, principalement, à la fabrication du carbonate de soude. Il est employé en médecine, comme purgatif.

(*Préparation.*) Dans les laboratoires, on le prépare en traitant le carbonate de soude par un léger excès d'acide sulfurique; calcinant, au rouge, le sel pour chasser l'excès d'acide sulfurique, le redissolvant dans l'eau, et le faisant cristalliser. Celui du commerce provient, soit de certaines eaux salées d'où on l'en extrait, soit du chlorure de sodium, traité par l'acide sulfurique, dans la fabrication de l'acide chlorhydrique.

### Chlorure de Sodium.

Cl, Na = 60.

C'est l'un des sels les plus répandus dans la nature. On le

rencontre, soit dans les eaux salées, telles que celle de la mer (il porte alors le nom de *sel marin*), soit sur la terre et constituant des mines dites de *sel gemme*, lesquelles se trouvent en Asie, en Afrique, en Amérique, en Europe, et entre autres dans les localités suivantes de cette dernière partie du monde : principalement, en Pologne, en Espagne : on le rencontre également en Russie, en France, en Angleterre. Le chlorure de sodium a la plus grande analogie avec le chlorure de potassium.

(*Propriétés.*) C'est un sel blanc, inaltérable à l'air, n'en attirant l'humidité que lorsqu'il contient des chlorures de calcium, de magnésium. Il cristallise en cubes anhydres, d'une dissolution chaude; en prismes hydratés, s'il provient d'une dissolution ayant une température inférieure à 12 degrés. Il est fusible au rouge; il répand des vapeurs à l'air, à une température très-élevée. Il est indécomposable par la chaleur. Le chlorure de sodium est moins soluble dans l'eau que le chlorure de potassium; l'eau froide en dissout presque la même quantité que l'eau bouillante : 100 parties d'eau, à la température de + 15 degrés, dissolvent environ 36 parties de chlorure de sodium et 40 parties de ce sel à l'ébullition. Il produit, en se dissolvant dans l'eau, un abaissement de température bien moindre que le chlorure de potassium. L'abaissement n'est que de 1 degré $\frac{9}{10}$ pour 50 grammes de sel marin, et 200 grammes d'eau, dans un vase de verre de la capacité de 320 grammes d'eau et du poids de 185 grammes. Le rapport, pour l'abaissement de température entre les chlorures de potassium et de sodium, est donc : 11,4 : 1,9.

(*Usages.*) Il a de nombreux usages.

(*Préparation.*) On l'extrait généralement de l'eau de la mer, laquelle a la composition suivante :

COMPOSITION MOYENNE DE DIX MILLE KILOGRAMMES D'EAU DE MER DU GRAND OCÉAN.

| | |
|---|---|
| Chlorure de sodium............ | 250 kilog. |
| D° de magnésium......... | 35 d°. |
| Carbonates de chaux, de magnésie. | 2 d°. |
| Sulfate de chaux............... | 1 d°. |
| D° de magnésie ............ | 58 d°. |
| Eau .,...................... | 9,654 d°. |
| | 10,000 kilog. |

La quantité de brômures, iodures, que contient l'eau de mer, a été négligée, vu la faible proportion de ces sels.

Pour obtenir le chlorure de sodium, on fait arriver l'eau de mer dans de grands bassins, peu profondément creusés, appelés *marais salants*, où l'évaporation se fait, plus ou moins rapidement, selon la température de l'atmosphère. Le chlorure de sodium cristallise le premier, attendu que les sels moins solubles que lui, qui se trouvent dans l'eau de mer en si petite quantité, restent en partie en dissolution, sous l'influence de la grande quantité d'eau suffisante pour les maintenir en dissolution presque en totalité. On fait cristalliser de nouveau le chlorure de sodium obtenu, pour le séparer des matières étrangères qu'il renferme, provenant du mode d'extraction employé.

Dans les laboratoires, on l'obtient pur, en saturant le carbonate de soude par l'acide chlorhydrique en léger excès ; fondant le chlorure pour chasser l'excès d'acide employé, le dissolvant dans l'eau, et le faisant cristalliser.

## Phosphates de Soude.

On obtient du phosphate de soude, ayant pour formule Ph, $O^5$, 2 (Na, O), 25 (H, O), ou phosphate de soude ordinaire, lorsqu'on sature l'acide phosphorique (1), à 3 équivalents d'eau, par un léger excès de soude et que l'on évapore la dissolution. Vient-on à chauffer le phosphate Ph, $O^5$, 2 (Na, O), 25 (H, O), à la température de 200 degrés, il perd 24 équivalents d'eau et l'on obtient du phosphate de soude ayant pour composition Ph, $O^5$, 2 (Na, O), H, O. Ce dernier, dissout dans l'eau, redonne par la cristallisation les mêmes cristaux efflorescents que ceux dont il provient et ayant pour formule : Ph, $O^5$, 2 (Na, O), 25 (H, O). Ce phosphate, Ph, $O^5$, 2 (Na,O), H, O, chauffé au rouge, perd son équivalent d'eau et se trouve amené à l'état de pyro-phosphate de soude Ph, $O^5$, 2 (Na,O). Ce pyro-phosphate, dissous dans l'eau, donne des cristaux de pyro-phosphate non efflorescents : ils sont hydratés et ont pour formule : Ph, $O^5$, 2 (Na, O), 10 (H,O).

Si l'on prend le phosphate de soude ordinaire Ph, $O^5$, 2 (Na, O), 25 (H, O), et qu'on y ajoute un excès d'acide phosphorique, on obtient, par la cristallisation, un nouveau phosphate de soude, ayant pour formule Ph, $O^5$, Na, O, 2 (H, O). Ce dernier passe, par une chaleur de 200 degrés au plus, à l'état de phosphate ayant pour composition Ph, $O^5$, Na, O, H, O : c'est-à-dire qu'il perd 1 équivalent d'eau par la calcination.

Ce phosphate Ph, $O^5$, Na, O, 2 (H, O) chauffé au rouge ne donne plus le phosphate Ph, $O^5$, Na, O, H, O (obtenu par une température de 200 degrés), mais bien du méta-phosphate de soude ayant pour formule Ph, $O^5$, Na, O : le phosphate Ph, $O^5$, Na, O, 2 (H, O) perd donc, dans ce cas, ses 2 équivalents d'eau. Il résulte de ce qui précède, que les phosphates suivants donneront, avec l'azotate d'argent, savoir :

Ph,$O^5$, 2 (Na, O), H, O, ou phosphate de soude ordinaire, un précipité jaune de phosphate d'argent tri-basique, Ph, $O^5$, 3 (Ag, O);

(1) On obtient également le phosphate Ph, $O^5$, 2 (Na, O) + 25 (H, O), en saturant le phosphate de chaux (obtenu en traitant la cendre d'os par l'acide sulfurique) par le carbonate de soude.

$Ph, O^5, 2 (Na, O)$, ou pyro-phosphate, un précipité blanc de pyro-phosphate d'argent ou phosphate bi-basique, $Ph, O^5, 2 (Ag, O)$ ;

---

$Ph, O^5, Na, O, 2 (H, O)$, provenant de l'addition d'un excès d'acide phosphorique dans le phosphate ordinaire, $Ph, O^5, 2 (Na, O), H, O$, un précipité jaune de phosphate tri-basique d'argent, $Ph, O^5, 3 (Ag, O)$ ;

---

$Ph, O^5, Na, O, H, O$ provenant de la calcination à 200 degrés du phosphate $Ph, O^5, Na, O, 2 (H, O)$, un précipité blanc de phosphate bi-basique d'argent, $Ph, O^5, 2 (Ag, O)$ ;

---

Enfin, $Ph, O^5, Na, O$, ou méta-phosphate d'argent, un précipité blanc de méta-phosphate d'argent, ou phosphate d'argent mono-basique, $Ph, O^5, Ag, O$.

---

Tels sont les caractères des divers phosphates de soude.

## CARACTÈRES DES SELS DE SODIUM.

Les sels de ce métal sont tous solubles ; ils ont pour caractère de ne donner aucun précipité avec les réactifs connus aujourd'hui.

### Barite.

$$Ba, O = 76.$$

On la rencontre dans la nature à l'état de carbonate, de sulfate de barite (1), lesquels sels sont les principaux minerais de barium.

(*Propriétés.*) La barite anhydre est d'un blanc grisâtre, fusible à une température rouge blanc, très-avide d'eau : se combinant avec ce liquide en produisant beaucoup de chaleur et formant un hydrate blanc, Ba, O, H, O, fusible à une température moins élevée que la barite anhydre, et indécomposable par la chaleur. Cet hydrate est soluble dans dix fois son poids d'eau bouillante et cristallise par le refroidissement, l'eau, à la température ordinaire, n'en dissolvant que $\frac{1}{20}$. Ces cristaux contiennent 10 équivalents et ont pour formule Ba, O + 10 (H, O). Cet hydrate cristallisé perd, par la calcination, 9 équivalents d'eau, et se trouve ramené à l'état de mono-hydrate de barite, Ba, O, H, O.

Le protoxide de barium anhydre est réduit par la pile en barium et en oxigène. Il est décomposé partiellement par le potassium en vapeur, à une haute température : il y a séparation de barium, formation d'oxide de potassium.

La barite anhydre, chauffée dans un courant de gaz oxigène, se transforme en bi-oxide de barium, Ba, $O^2$.

En contact avec l'acide sulfurique, l'oxide de barium donne du sulfate de barite, qui a pour formule S, $O^3$ Ba, O, lequel est insoluble dans l'eau, les acides chlorhydrique, azotique : avec la barite anhydre et l'acide sulfurique concentré, la combinaison a lieu avec développement de chaleur et production de lumière.

La barite, exposée à l'air, en absorbe l'acide carbonique et se transforme en carbonate de barite C, $O^2$, Ba, O, insoluble dans l'eau.

La barite est un violent poison.

---

(1) Le sulfate de barite, appelé autrefois *spath pesant*, se rencontre abondamment dans la nature. C'est principalement de ce sel d'où l'on extrait le barium.

(*Usages.*) On s'en sert assez souvent dans les laboratoires.

(*Préparation.*) On l'obtient en décomposant l'azotate de barite par la chaleur.

### Mono-Sulfure de Barium.

$$S, Ba = 84.$$

(*Propriétés.*) Ce sel est blanc, soluble dans l'eau, cristallisable en lames ; il passe facilement à l'état d'hypo-sulfite. Si l'on fait bouillir la dissolution de mono-sulfure de barium avec du soufre, il y a formation de poly-sulfure.

(*Usages.*) Il est employé en chimie.

(*Préparation.*) On l'obtient en petits fragments, mélangé à du sulfate, en faisant passer de la vapeur de soufre sur de la barite anhydre chauffée au rouge : dans cet état, on l'emploie dans certaines analyses de gaz. Pour l'avoir cristallisé, on décompose le sulfate de barite naturel, pulvérisé, en le mélangeant avec du charbon en poudre et chauffant le mélange au rouge. On traite ensuite la masse calcinée par l'eau, qui dissout le sulfure; on concentre la liqueur et on la fait cristalliser.

### Hypo-Sulfate de Barite.

$$S^2, O^5, Ba, O = 148.$$

(*Propriétés.*) Ce sel est soluble dans l'eau; il cristallise en prismes hydratés. Il est décomposé par l'acide sulfurique. Il est décomposé, par la chaleur, en acide sulfureux et sulfate de barite.

(*Usages.*) Il sert à la préparation de l'acide hypo-sulfurique.

(*Préparation.*) On l'obtient en mettant l'acide sulfureux, en dissolution, en contact avec le bi-oxide de manganèse en poudre.

en ayant soin d'empêcher que la température ne s'élève, en plongeant le vase dans l'eau froide :

$$\left.\begin{array}{l} 2\,(S,\,O^2) = S^2,\,O^4. \\ Mn,\,O^2\ldots \left\{\begin{array}{l} O\ldots. \\ Mn,\,O\ldots\ldots\ldots \end{array}\right. \end{array}\right\} S^2,\,O^5\ldots \quad S^2,\,O^5,\,Mn,\,O.$$

Il se forme de l'hypo-sulfate de manganèse soluble, comme l'indique la théorie précédente, et un peu de sulfate de manganèse, comme l'indique la théorie suivante :

$$\left.\begin{array}{l} S,\,O^2\ldots\ldots\ldots\ldots \\ Mn,\,O^2\ldots \left\{\begin{array}{l} O\ldots. \\ Mn,\,O\ldots\ldots\ldots \end{array}\right. \end{array}\right\} S,\,O^3\ldots \quad S,\,O^3,\,Mn,\,O.$$

On filtre et l'on ajoute de la barite, en léger excès, qui précipite l'oxide de manganèse et l'acide sulfurique ; on filtre de nouveau, et l'on fait passer un courant d'acide carbonique dans la liqueur chaude pour précipiter l'excès de barite ; après avoir filtré une dernière fois, on évapore la dissolution et on la fait cristalliser.

## Chlorure de Barium.

Cl, Ba = 104.

*(Propriétés.)* Ce sel est très-vénéneux, soluble dans l'eau, insoluble dans l'alcool anhydre (1), cristallisable en prismes ; il est fusible, indécomposable par la chaleur. Ce sel est peu soluble dans l'eau chargée d'acide chlorhydrique. Il est totalement précipité par le sulfate d'argent ; si les deux sels sont dans des rapports équiva-

(1) Le chlorure de strontium, qui a de l'analogie avec le chlorure de barium, est soluble dans l'alcool anhydre : ce qui le différencie de ce dernier.

lents, le liquide surnageant le précipité de chlorure d'argent et de sulfate de barite, insolubles, n'est plus que de l'eau pure.

(*Usages.*) C'est un des sels de barium les plus employés en chimie.

(*Préparation.*) On l'obtient en traitant le sulfure de barium (provenant du sulfate de barite calciné avec le charbon) par l'acide chlorhydrique, en léger excès : il se dégage du sulfure d'hydrogène, et il se forme du chlorure de barium. On évapore la dissolution de ce dernier ; on calcine le chlorure ; on le redissout dans l'eau, et on le fait cristalliser.

Voici la théorie de la préparation :

$$\begin{array}{ll} \text{S, Ba} \ldots\ldots \left\{ \begin{array}{l} \text{Ba} \ldots\ldots\ldots\ldots\ldots \\ \text{S} \ldots\ldots \end{array} \right. & \\ & \left.\begin{array}{l} \\ \end{array}\right\} \text{S, H.} \qquad \left.\begin{array}{l} \\ \\ \\ \end{array}\right\} \text{Cl, Ba.} \\ \text{Cl, H} \ldots\ldots \left\{ \begin{array}{l} \text{H} \ldots\ldots \\ \text{Cl} \ldots\ldots\ldots\ldots\ldots \end{array} \right. & \end{array}$$

## Chlorate de Barite.

$$\text{Cl, O}^5\text{, Ba, O} = 152.$$

(*Propriétés.*) Le chlorate de barite est insoluble dans l'alcool, soluble dans l'eau ; il cristallise en prismes incolores.

(*Usages.*) Il sert à la préparation de l'acide chlorique.

(*Préparation.*) On l'obtient en traitant le chlorate de potasse, en dissolution, par un excès de fluorhydrate de fluorure de silicium : il se forme du fluorure double de potassium et de silicium, insoluble, et de l'acide chlorique. On neutralise la liqueur par un excès de carbonate de barite : il se précipite du fluorure double de barium et de silicium insoluble ; on filtre pour séparer ce dernier et l'excès de carbonate de barite, et l'on fait cristalliser le chlorate, resté dissous, par une concentration convenable de la liqueur,

### Brômate de Barite.

$$Br, O^5, Ba, O = 194.$$

(*Propriétés.*) Ce sel est blanc, très-peu soluble dans l'eau froide, plus soluble dans l'eau bouillante et cristallisant par le refroidissement. Il est insoluble dans l'alcool. La chaleur le décompose en brômure et en oxigène.

(*Usages.*) On s'en sert pour préparer l'acide brômique.

(*Préparation.*) On l'obtient en traitant la barite par un léger excès de brôme, sous l'influence de l'eau ; on lave le précipité par de l'eau froide, d'abord (pour enlever le brômure formé lequel est soluble dans l'eau), puis par de l'alcool. On recueille le brômate sur un filtre et on le fait sécher.

On peut également le préparer avec le chlorure de brôme : dans ce cas, il se forme seulement du chlorure de barium et du brômate de barite (1).

### Iodate de Barite.

$$I, O^5, Ba, O = 242.$$

(*Propriétés.*) Il est blanc, presque insoluble dans l'eau, insoluble dans l'alcool. Chauffé à une température convenable, son oxigène se dégage, et il reste de l'iodure de potassium.

(*Usages.*) C'est avec ce sel que l'on obtient l'acide iodique.

(*Préparation.*) On peut l'obtenir par le contact de l'iode et de la barite,comme le brômate de barite ; mais on le prépare plus

(1) Avec le chlorure de brôme, on obtient donc, pour une même quantité de brôme, plus de brômate, puisqu'il ne se forme point de brômure.

facilement, en faisant passer un courant de chlore dans une dissolution de barite concentrée, contenant de l'iode en suspension : il y a formation de chlorure de barium et d'iodate de barite. On lave l'iodate à l'eau froide, puis par de l'alcool, et on le fait sécher. C'est donc pour ainsi dire du chlorure d'iode que l'on traite par la barite, le chlore ne servant qu'à faciliter la dissolution de l'iode.

### Phosphure de Barium.

Le phosphure de barium, que l'on emploie quelquefois en chimie, n'est point du phosphure pur : il contient du phosphate, et a pour composition : 5 (Ph, Ba), Ph, $O^5$, Ba, O. Il remplit le même but que le phosphure pur, Ph, Ba, que l'on ne prépare point vu la cherté du barium (laquelle provient de la difficulté de préparation de ce métal).

On l'obtient, en petits fragments, en faisant passer de la vapeur de phosphore sur de la barite anhydre chauffée au rouge :

$$\begin{array}{l} 6\,(Ba, O)\ldots \left\{ \begin{array}{l} Ba,\ O\ldots\ldots\ldots\ldots\ldots\ldots\ldots\ldots \\ 5\,(Ba,\ O) = \left\{ \begin{array}{l} O^5\ldots\ldots\ldots\ldots \\ Ba^5,\ O^5\ldots \left\{ Ba^5 \right\} Ph^5,\ Ba^5 \text{ ou} \end{array} \right. \end{array} \right. \\ 6\ Ph\ldots\ldots \left\{ \begin{array}{l} Ph^5\ldots\ldots\ldots\ldots \} \ 5\,(Ph,\ Ba). \\ Ph\ldots\ldots\ldots\ldots\ldots\ldots\ldots \end{array} \right. \end{array} \quad \begin{array}{l} O^5 + Ph \rightarrow Ph,\ O^5 \\ Ba,\ O + Ph,\ O^5 \rightarrow Ph,\ O^5,\ Ba,\ O. \end{array}$$

Ce phosphure, mis en contact avec l'eau, est décomposé en hydrogène phosphoré inflammable spontanément, et en hypophosphite de barite. On s'en sert quelquefois pour préparer ce dernier sel, ou le phosphure d'hydrogène.

### Hypo-Phosphite de Barite.

Ph, O, Ba, O = 116.

(*Propriétés.*) Ce sel est soluble dans l'eau, cristallisable. En contact avec le chlore, l'acide azotique, il passe à l'état de phosphate de barite insoluble. Il est décomposé par la calcination.

(*Usages.*) Il sert à la préparation de l'acide hypo-phosphoreux.

(*Préparation.*) On l'obtient, soit en décomposant le phosphure de barium par l'eau, soit en chauffant une dissolution, ou un lait (1) de barite, avec du phosphore : il se dégage, dans les deux cas, du phosphure d'hydrogène spontanément inflammable. Lorsque le dégagement a cessé, si c'est avec la barite et le phosphore qu'on le prépare, on ajoute de l'eau, on filtre, on fait passer un courant d'acide carbonique dans la liqueur chaude, pour précipiter l'excès de barite, on filtre de nouveau, on concentre la liqueur, et on la fait cristalliser.

Dans le cas où c'est le phosphure, on filtre après que le dégagement d'hydrogène a cessé, et l'on concentre la liqueur pour faire cristalliser l'hypo-phosphite qu'elle contient.

### Azotate de Barite.

$$Az, O^5, Ba, O = 130.$$

On l'appelle indistinctement azotate, nitrate de barite.

(*Propriétés.*) Il est soluble dans l'eau, plus à chaud qu'à froid ; il cristallise en octaèdres anhydres. Il est peu soluble dans l'acide azotique. La chaleur le décompose en oxigène et en protoxide de barium anhydre.

(*Usages.*) Il sert à préparer la barite.

(*Préparation.*) Il est préférable de le préparer en décomposant le carbonate de barite (obtenu en précipitant le chlorure de

---

(1) On appelle lait de barite, de strontiane, de chaux, de l'eau tenant en suspension ces substances, en trop grande quantité pour pouvoir les dissoudre.

barium par le carbonate de potasse ou de soude) par l'acide azotique, non en excès, que de décomposer le sulfure de barium, directement, par ce dernier acide.

## CARACTÈRES DES SELS DE BARIUM.

Les sels solubles de barium donnent, avec :

L'acide sulfurique, un précipité blanc de sulfate de barite insoluble dans l'eau, les acides chlorhydrique, azotique ;

Les sulfates solubles, également : il a même lieu avec la dissolution de sulfate de strontiane, quoique ce dernier soit presque insoluble dans l'eau ;

La potasse, la soude, un précépité de barite, si les dissolutions sont concentrées ;

L'ammoniaque ne précipite point les sels de barium ; mais son carbonate donne un précipité blanc de carbonate de barite insoluble : la même précipitation a lieu avec les carbonates de potasse, de soude ;

Avec chrômate jaune de potasse, un précipité jaune de chrômate de barite, insoluble dans l'eau.

---

Le strontium (1) formant des composés analogues à ceux du barium, et ceux-là se préparant comme ceux-ci, nous n'étudierons que l'oxide de strontium.

(1) Les principaux minerais de strontium sont le carbonate et le sulfate de strontiane.

## Strontiane (1).

$$St, O = 52.$$

(*Propriétés.*) La strontiane est solide, d'un blanc grisâtre, moins soluble que la barite : l'eau, à l'ébullition, n'en dissout que $\frac{1}{20}$ de son poids, et seulement $\frac{1}{40}$ à la température ordinaire. Cet oxide fond, à l'état anhydre, à une température très-élevée. Il développe avec l'eau une grande chaleur, s'y unit, et forme un hydrate cristallisable, ayant pour formule St, O + 10 (H, O), lequel, par la calcination, est ramené à l'état de mono-hydrate St, O, H, O, fusible à une température moindre que la strontiane anhydre, et indécomposable par la chaleur.

Exposée à l'air, la strontiane en absorbe l'acide carbonique et se transforme en carbonate de strontiane insoluble dans l'eau. Elle donne, de même que la barite, du sulfate de strontiane par l'acide sulfurique : ce dernier sel est seulement soluble dans 4,000 fois son poids d'eau.

La strontiane, chauffée dans l'oxigène, n'absorbe point ce gaz : on ne peut obtenir le per-oxide de strontium, St, $O^2$, que par son contact avec le bi-oxide d'hydrogène : elle diffère donc, en cela, de la barite.

(*Usages.*) On l'emploie dans les laboratoires, mais moins souvent que la barite.

(*Préparation.*) On l'obtient comme la barite : c'est-à-dire par la calcination de l'azotate de strontiane.

---

(1) Quelques Chimistes formulent le strontium par Sr : la formule St ne rappelle-t-elle pas mieux le nom strontium ?

## CARACTÈRES DES SELS DE STRONTIUM.

Les sels solubles de strontium donnent, avec :

L'acide sulfurique, les sulfates solubles (même la dissolution de sulfate de chaux), un précipité blanc, de sulfate de strontiane excessivement peu soluble dans l'eau, etc.;

La potasse, la soude, un précipité de strontiane, si les liqueurs sont concentrées suffisamment;

L'ammoniaque, rien;

Les carbonates de potasse, de soude, d'ammoniaque, un précipité blanc de carbonate de stontiane, insoluble dans l'eau ;

Avec le chrômate jaune de potasse point de précipité : ce qui différencie le strontium du barium ;

Les sels de strontium communiquent à la flamme de l'alcool une couleur pourprée.

### Chaux.

Ca, O = 28.

(*Propriétés.*) La chaux est blanche lorsqu'elle est hydratée; à l'état anhydre, elle est avide d'eau, et forme avec ce liquide un hydrate, ayant pour formule Ca, O, H, O, en développant beaucoup de chaleur. Cet hydrate cristallise en hexaèdres (1). Cet hydrate

(1) La cristallisation ne peut s'effectuer que sous le vide de la machine pneumatique, en présence de l'acide sulfurique. (Les évaporations dans le vide se font toujours de cette manière : l'acide sulfurique concentré, étant très-avide d'eau, s'empare, peu à peu, de ce liquide).

n'est point stable comme les hydrates des oxides précédents : il est décomposé par la chaleur, et perd la totalité de son eau. La chaux anhydre ne fond qu'à la température la plus élevée. La chaux est très-peu soluble dans l'eau : ce liquide n'en dissout, à la température de 15 degrés, que $\frac{1}{770}$ de son poids : elle est encore moins soluble dans l'eau bouillante. Exposée à l'air, la chaux en attire l'humidité d'abord, puis se carbonate et devient insoluble dans l'eau : l'hydrate de chaux n'en absorbe que l'acide carbonique. La chaux est décomposée par le chlore, à une température élevée : il y a formation de chlorure de calcium, dégagement d'oxigène. Chauffée dans l'oxigène, la chaux n'absorbe point ce gaz : on ne peut obtenir le bi-oxide de calcium, $Ca, O^2$, qu'en versant de l'eau oxigénée sur le protoxide de calcium.

(*Usages.*) C'est une des bases les plus fréquemment employées.

(*Préparation.*) Dans les laboratoires, c'est en calcinant le marbre blanc, ou l'azotate de chaux, que l'on se procure la chaux. Dans les arts, la chaux s'obtient en décomposant la craie (qui, comme le marbre, est du carbonate de chaux naturel) par la chaleur.

## Carbonate de Chaux.

$$C, O^2, Ca, O = 50.$$

Ce sel est très-répandu dans la nature. Il constitue les minéraux connus sous les noms de : aragonite, spath d'Islande :

Le marbre, la craie, l'albâtre, sont aussi des carbonates de chaux naturels.

(*Propriétés.*) Ce sel est blanc, insoluble dans l'eau ; se dissolvant dans ce liquide à la faveur de l'acide carbonique. Cette dissolution de carbonate acide de chaux, exposée à l'air, perd son acide carbonique en excès, et laisse déposer le carbonate de chaux cristallisé : de là, la propriété incrustante de certaines eaux, la formation des stalagmites, des stalactites (1).

Le carbonate de chaux est décomposé par une température élevée. Chauffé en vase clos, l'acide carbonique ne peut se dégager, et le carbonate fond : il présente, alors, par le refroidissement, les caractères du marbre.

(*Usages.*) Ses usages sont très-nombreux.

(*Préparation.*) On l'obtient, artificiellement, en décomposant le chlorure, de calcium, en dissolution, par du carbonate de potasse ou de soude. Dans les arts, la craie est le carbonate de chaux dont on se sert.

### Sulfate de Chaux.

$$S, O^3, Ca, O = 68.$$

Le sulfate de chaux se rencontre abondamment dans la nature : il constitue le plâtre, lequel porte les noms de gypse, d'albâtre gypseux. Les eaux qui contiennent du sulfate de chaux sont dites eaux *séléniteuses*.

(*Propriétés.*) Ce sel est blanc, soluble dans 460 fois son poids d'eau, cristallisable en aiguilles, plus soluble dans l'eau contenant de l'acide sulfurique. Il est fusible à une très-haute température, indécomposable par la chaleur.

Le sulfate de chaux anhydre est très-avide d'eau : aussi, lorsqu'on gâche du sulfate de chaux calciné avec de l'eau, absorbe-t-il bientôt ce liquide et se transforme-t-il en hydrate qui se solidifie. Cet hydrate perd son eau, lorsqu'on le chauffe à la température de 200 degrés.

---

(1) On appelle stalactites, stalagmites, les concrétions cristallines de carbonate de chaux qui se forment, dans les souterrains, par le dépôt du carbonate de chaux en dissolution, dans certaines eaux, à la faveur de l'acide carbonique.

(*Usages.*) Le sulfate de chaux a de nombreux usages.

(*Préparation.*) On l'obtient, artificiellement, en traitant, soit le carbonate de chaux par l'acide sulfurique, soit un sel soluble de calcium par du sulfate de potasse ou de soude, ou par l'acide sulfurique.

### Fluorure de Calcium.

Fl, Ca = 38.

Le fluorure de calcium, appelé spath fluor, fluate de chaux, se rencontre abondamment dans la nature.

(*Propriétés.*) Il est blanc, quand il est pur ; mais celui que l'on trouve naturellement est toujours coloré, en vert, en violet, par des matières étrangères. Il est insoluble dans l'eau, indécomposable par la chaleur, fusible à une température élevée. Il paraît lumineux lorsqu'on le chauffe dans l'obscurité. Le chlore ne l'attaque point ; mais l'acide sulfurique le décompose, sous l'influence de l'eau : il y a formation de fluorure d'hydrogène et de sulfate de chaux.

(*Usages.*) C'est le principal minerai de fluor.

(*Préparation.*) On l'obtient, artificiellement, en traitant la chaux ou le carbonate de cette base par l'acide fluorhydrique en excès, ou un fluorure soluble, par un sel soluble de calcium. Dans les deux cas, on lave le fluorure de calcium à grande eau, puis on le dessèche.

### Chlorure de Calcium.

Cl, Ca = 56.

(*Propriétés.*) Ce sel est blanc, déliquescent, difficilement cristallisable, fusible, indécomposable par la chaleur. Si l'on met en contact une dissolution concentrée de potasse avec une dissolution concentrée de chlorure de calcium, les deux liqueurs se prennent en masse : la chaux précipitée étant insoluble dans l'eau.

(*Usages.*) C'est un des corps dessiccateurs le plus souvent employé en chimie.

(*Préparation.*) On le prépare, en traitant la chaux par l'acide chlorhydrique, en excès ; évaporant la dissolution à siccité ; chauffant, ensuite, le chlorure, qui éprouve la fusion aqueuse (1), puis la fusion ignée (1). On le casse en morceaux, et on le conserve dans des vases hermétiquement bouchés. On l'emploie souvent à l'état fondu.

## Des Phosphates de Chaux.

Les phosphates de chaux connus sont les suivants :

$Ph, O^5, 3\,(Ca, O)$,

$3\,(Ph, O^5), 8\,(Ca, O)$,

$Ph, O^5, 2\,(Ca, O)$,

$3\,(Ph, O^5), 4\,(Ca, O)$,

$Ph, O^5, Ca, O$.

Le phosphate $Ph, O^5, Ca, O$ (appelé, ordinairement, phosphate acide de chaux, bi-phosphate de chaux), dont on se sert pour préparer le phosphore, les phosphates de soude, s'obtient de la manière suivante : On traite 4 parties de cendre d'os (laquelle n'est qu'un mélange de 3 parties de phosphate de chaux, ayant pour formule $3\,(Ph, O^5), 8\,(Ca, O)$, et de 1 partie de carbonate

(1) Un sel est en fusion aqueuse, lorsqu'il est rendu liquide par la chaleur, sous l'influence de l'eau, de cristallisation, par exemple, qu'il contient. Il est en fusion ignée, lorsqu'il est liquéfié sous l'influence de la chaleur seule : c'est à dire à l'état anhydre.

de chaux) par 3 parties d'acide sulfurique concentré, que l'on ajoute à la cendre, après l'avoir délayée avec le double de son poids d'eau. On filtre, on évapore la liqueur contenant le phosphate de chaux en dissolution ; on filtre de nouveau la liqueur très-concentrée (pour séparer les dernières traces de sulfate de chaux précipitées pendant la concentration), on l'évapore à siccité, et l'on dessèche ou l'on fond le phosphate.

## CARACTÈRES DES SELS DE CALCIUM.

En dissolution, ils donnent avec :

Acide oxalique, ou oxalate d'ammoniaque, de potasse, de soude, un précipité blanc d'oxalate de chaux, insoluble dans l'eau, etc. ;

L'acide sulfurique, les sulfates solubles (excepté celui de chaux, évidemment), un précipité de sulfate de chaux, si les liqueurs ne sont point trop étendues ;

Avec potasse, soude, un précipité blanc d'hydrate de chaux ;

Avec les carbonates de potasse, de soude, un précipité blanc de carbonate de chaux insoluble ;

Avec l'ammoniaque, aucun précipité ; mais avec le carbonate d'ammoniaque, un précipité de carbonate de chaux ;

Avec chrômate jaune de potasse, rien.

# DES MÉTAUX DE LA DEUXIÈME CLASSE ET DE LEURS COMPOSÉS.

## Magnésium.

Mg = 12.

Ce métal a été découvert, il y a quelques années, par M. Bussy.

(*Propriétés.*) Il a l'éclat de l'argent; il est fusible au rouge, plus dense que l'eau: il décompose un peu ce liquide à la température ordinaire; la décomposition en est complète à la température de l'ébullition. Il est très-avide d'oxigène, et forme, avec ce gaz, un oxide que nous allons étudier.

(*Usages.*) Il est sans usages.

(*Préparation.*) On l'obtient en chauffant, dans un creuset de platine, à l'aide de la lampe à alcool, du chlorure de magnésium, anhydre, avec du potassium :

$$\begin{array}{l} \text{Cl, Mg}\ldots\left\{\begin{array}{l}\text{Mg.}\\ \text{Cl}\ldots\ldots\end{array}\right.\\ \text{K}\ldots\ldots\ldots\ldots\ldots\ldots \end{array}\left.\vphantom{\begin{array}{l}X\\X\end{array}}\right\}\text{Cl, K.}$$

On laisse refroidir le creuset; on traite la masse par l'eau froide, qui dissout le chlorure de potassium, et l'excès de chlorure de magnésium; on dessèche bien le magnésium en terminant par un lavage à l'alcool : on a, ainsi, le magnésium pur (1).

(1) L'aluminium se prépare de la même manière : c'est-à-dire en substituant le chlorure d'aluminium, anhydre, au chlorure de magnésium.

## Magnésie.

$$Mg, O = 20.$$

(*Propriétés.*) Cet oxide est blanc, presque insoluble dans l'eau, et ayant, malgré son peu de solubilité, une réaction alcaline. La magnésie, anhydre, s'unit avec l'eau, mais sans qu'il y ait dégagement de chaleur : il en résulte un hydrate ayant pour formule Mg, O, H, O, lequel perd son eau par une chaleur suffisamment élevée. L'oxide de magnésium est fusible à la température produite à l'aide du chalumeau à gaz oxigène et hydrogène : ce qui prouve que pour la fondre, il faut employer la plus forte chaleur que nous puissions produire. La magnésie est décomposée par le chlore, sous l'influence de la chaleur : il y a formation de chlorure de magnésium, dégagement d'oxigène.

(*Usages.*) Elle est employée dans les laboratoires, en médecine.

(*Préparation.*) Le meilleur moyen de l'obtenir consiste à décomposer le sulfate de magnésie par le carbonate de soude; à laver le précipité formé, et à le calciner au rouge : on obtient alors la magnésie anhydre. On peut encore préparer la magnésie en décomposant l'azotate de cette base par la chaleur.

## Sulfate de Magnésie.

$$S, O^3, Mg, O = 60.$$

Il porte les noms de : sel d'Epsom, de Sedlitz, et se rencontre, en petite quantité, dans les eaux de quelques sources, telles que celles : de Sedlitz, d'Epsom, d'Egra.

(*Propriétés.*) Ce sel cristallise en prismes hydratés, efflorescents, qui contiennent 7 équivalents d'eau, et ont, par conséquent, pour formule $S, O^3, Mg, O, 7 (H, O)$. Il est plus soluble dans l'eau chaude que dans l'eau froide : 100 parties d'eau bouillante dissolvent 72 parties environ de ce sel. Il n'est point fusible, lorsqu'il est anhydre. Il ne se décompose qu'à une température excessivement élevée.

Traité par le carbonate de soude, il se précipite du sous-carbonate de magnésie, ayant pour formule 3 (C, $O^2$, Mg, O), Mg, O, H, O, appelé *magnésia alba*, lequel est employé en médecine.

*(Usages.)* Il est employé dans les laboratoires; en médecine, on l'administre comme purgatif.

*(Préparation.)* Dans les arts, on l'obtient en décomposant la *dolomie* (laquelle, le principal minerai de magnésium, est formée de carbonates de chaux, de magnésie, et se rencontre assez abondamment dans la nature) par l'acide sulfurique. On sépare le sulfate de chaux, qui est peu soluble, et l'on fait cristalliser le sulfate de magnésie.

## Chlorure de Magnésium.

Cl, Mg = 48.

Ce sel correspond, par sa composition, à la magnésie.

*(Propriétés.)* Ce sel est blanc, déliquescent, et par conséquent très-soluble dans l'eau; il est soluble dans l'alcool; indécomposable par la chaleur, lorsqu'il est anhydre. Le chlorure cristallisé, qui est hydraté, se décompose, lorsqu'on le chauffe, en acide chlorhydrique qui se dégage, et en magnésie que l'on obtient pour résidu. Le chlorure anhydre est très-avide d'eau.

*(Usages.)* Le chlorure anhydre sert à préparer le magnésium. Quant au chlorure hydraté, on l'emploie quelquefois dans les laboratoires.

*(Préparation.)* On obtient le chlorure anhydre, en décomposant la magnésie, anhydre, chauffée au rouge, par un courant de chlore. Le chlorure hydraté s'obtient en dissolvant la magnésie par l'acide chlorhydrique non en excès.

# CARACTÈRES DES SELS DE MAGNÉSIUM.

Les dissolutions de ce métal donnent, avec :

La potasse, la soude, un précipité blanc d'hydrate de magnésie;

L'ammoniaque, précipité partiel de magnésie, si le sel est neutre : formation d'un sel double de magnésie et d'oxide d'ammonium ; si le sel de magnésie est acide, formation du même sel double, sans précipitation de magnésie. Les sels de magnésium, neutres, additionnés de sels d'ammonium correspondants, ne sont point précipités par l'ammoniaque ;

Les carbonates de potasse, de soude, d'ammoniaque, précipité blanc de carbonate basique de magnésie;

Les bi-carbonates de potasse, de soude, d'ammoniaque, rien à froid ; mais, à chaud, précipité de sous-carbonate de magnésie ;

Le phosphate d'ammoniaque, précipité blanc de phosphate double de magnésie et d'ammoniaque (appelé phosphate ammoniaco-magnésien), lequel est insoluble dans l'eau.

## Alumine.

$Al^2, O^3$ — 52.

Cet oxide est très-répandu dans la nature : il constitue le rubis, le saphir, l'émeril ; il forme une grande partie des argiles.

(*Propriétés.*) L'alumine est un corps blanc, insoluble dans l'eau; elle est soluble, lorsqu'elle est hydratée, dans la potasse, la soude, les acides; mais, à l'état anhydre, c'est-à-dire après qu'elle a été calcinée, elle devient insoluble et ne peut être dissoute par les acides, qu'autant qu'on la calcine avec de la potasse ou de la soude : c'est-à-dire en la transformant en aluminate de ces bases. Cet oxide n'est fusible qu'à la chaleur du chalumeau. Elle n'est point décomposée par le chlore, même à une haute température; il faut, pour que la décomposition ait lieu, que l'alumine soit mélangée avec du charbon : dans ce cas, il y a dégagement d'oxide de carbone, formation de chlorure d'aluminium anhydre, $Al^2, Cl^3$, correspondant à l'alumine, et doué de propriétés analogues au chlorure de magnésium :

$$\left.\begin{array}{l} Al^2, O^3 .. \left\{\begin{array}{l} Al^2 .................... \\ O^3 .. \end{array}\right. \\ 3\ C ........... \\ Cl^3 ................................ \end{array}\right. \quad \left.\begin{array}{l} O^3 .. \\ 3\ C \end{array}\right\} C^3, O^3 = 3\ (C,\ O). \quad \left.\begin{array}{l} Al^2 \\ Cl^3 \end{array}\right\} Al^2, Cl^3.$$

L'alumine chauffée au rouge avec de l'azotate de cobalt donne de l'aluminate de cobalt, d'une couleur bleue caractéristique.

(*Usages.*) L'alumine est un des oxides qui jouent le plus grand rôle dans l'industrie, par les composés dont il est la base.

Elle entre dans la composition de l'alun, sel très-employé.

(*Préparation.*) On l'obtient anhydre, en décomposant l'alun ammoniacal par la chaleur. Pour l'avoir hydratée, on décompose le sulfate d'alumine ou l'alun, soit potassique, soit ammoniacal, par l'ammoniaque; on lave le précipité floconneux et volumineux formé, puis on le fait sécher.

### Sulfate d'Alumine.

$$3\ (S,\ O^3),\ Al^2,\ O^3 = 172.$$

On trouve dans la nature un sulfate d'alumine qui a pour formule $S, O^3, Al^2, O^3$.

*(Propriétés.)* Ce sel est blanc, à réaction acide, déliquescent cristallisant assez difficilement ; ses cristaux, qui sont ou en houppes soyeuses ou en lames, sont hydratés et contiennent 18 équivalents d'eau ; leur formule est :

$$3\,(S,\,O^3),\,Al^2,\,O^3,\,18\,(H,\,O).$$

Chauffé à une température convenable, il perd son eau de cristallisation ; mais, si la température est trop élevée, il est décomposé : l'acide sulfurique se dégage, et il reste de l'alumine.

La potasse, la soude, l'ammoniaque, en précipitent l'alumine.

En contact avec une dissolution concentrée de sulfate de potasse, il se précipite des cristaux d'un sel nouveau, double, appelé alun potassique.

Cet alun à base de potasse, ou sulfate double d'alumine et de potasse, est peu soluble dans l'eau froide, plus soluble dans l'eau chaude ; il cristallise en octaèdres incolores, hydratés, ayant pour formule $3\,(S,\,O^3),\,Al^2,\,O^3 + S,\,O^3,\,K,\,O + 24\,(H,\,O)$, lesquels, chauffés convenablement, éprouvent la fusion aqueuse et laissent dégager leur eau de cristallisation. Cet alun, chauffé à une température assez élevée, est décomposé : l'acide sulfurique se dégage, il reste de l'aluminate de potasse $Al^2,\,O^3,\,K,\,O$. En présence de la potasse, de la soude, de l'ammoniaque, l'alun laisse précipiter son alumine.

Calciné, en vase clos, avec du charbon, l'alun donne un produit qui s'enflamme par son contact avec l'air, et auquel on donne le nom de *pyrophore*.

Si au lieu de sulfate de potasse, on met du sulfate d'ammoniaque, en dissolution concentrée, en contact avec le sulfate d'alumine, on obtient un alun à base d'ammoniaque, tout à fait identique à l'alun potassique, cristallisant également en octaèdres incolores, hydratés, et ayant pour formule :

$$3\,(S,\,O^3),\,Al^2,\,O^3 + S,\,O^3,\,Az,\,H^4,\,O + 24\,(H,\,O).$$

On le distingue de l'alun à base de potasse, en ce qu'il laisse dégager de l'ammoniaque, lorsqu'on le traite par la potasse, la soude; et que, par la calcination, il donne seulement un résidu d'alumine, l'acide sulfurique et l'ammoniaque se volatilisant par la chaleur. Il donne, comme l'alun potassique, un précipité d'alumine par la potasse, la soude, l'ammoniaque. Cet alun est donc du sulfate double d'alumine et d'oxide d'ammonium.

(*Usages.*) Le sulfate d'alumine sert à fabriquer l'alun.

(*Préparation.*) Il existe dans la nature un composé appelé *alunite* ou *pierre d'alun*, lequel est formé de 1 équivalent de potasse, 3 équivalents de sulfate neutre d'alumine, $3\,(S, O^3, Al^2, O^3)$, 9 équivalents d'eau, et ayant, par cela même, pour formule:

$$3\,(S, O^3, Al^2, O^3),\ S, O^3, K, O + 9\,(H, O).$$

En calcinant cette pierre, convenablement, on la transforme en 1 équivalent d'alun et 2 équivalents d'alumine:

$$\begin{array}{l} 3\,(S,O^3,Al^2, \\ O^3), S, O^3, \\ K, O + 9 \\ (H, O) = \end{array} \left\{ \begin{array}{l} 9\,(H, O). \\ S, O^3, K, O \ldots\ldots\ldots\ldots\ldots\ldots\ldots \\ \begin{array}{l} 3\,(S, O^3, Al^2, \\ O^3) = 3\,(S, \\ O^3) + 3\,(Al^2, \\ O^3) \ldots\ldots \end{array} \left\{ \begin{array}{l} 3\,(S, O^3) \ldots\ldots \\ 3\,(Al^2, \\ O^3) = \end{array} \left\{ \begin{array}{l} Al^2, O^3 \\ 2\,(Al^2, O^3). \end{array} \right. \right. \end{array} \right. \begin{array}{l} \\ \\ 3(S,O^3), \\ Al^2, O^3 \end{array} \left. \begin{array}{l} 3\,(S, O^3), \\ Al^2, O^3 + S, \\ O^3, K, O. \end{array} \right.$$

On traite par l'eau pour dissoudre l'alun; puis l'on transforme les 2 équivalents d'alumine, qui forment le résidu, insoluble en sulfate d'alumine, à l'aide de l'acide sulfurique. On évapore la dissolution, pour avoir le sulfate d'oxide d'aluminium.

On prépare encore le sulfate d'alumine de la manière suivante:

On expose à l'air les minerais argileux de sulfure de fer, appelés pyrites argileuses: le soufre passe à l'état d'acide sulfurique, et il y a formation de sulfates de fer, d'alumine. On traite par l'eau et l'on concentre la dissolution des deux sels; le sulfate de fer, étant moins soluble, cristallise le premier; le sulfate d'alumine reste dans les eaux mères, d'où on l'extrait par l'évaporation.

## CARACTÈRES DES SELS D'ALUMINIUM.

Leurs dissolutions donnent :

Avec la potasse, la soude, un précipité gélatineux d'hydrate d'alumine, soluble dans un excès de réactif;

Avec l'ammoniaque, également un précipité d'hydrate d'alumine, presque insoluble dans un excès d'ammoniaque ;

Avec proto-sulfures de potassium, de sodium, d'ammonium, un précipité d'hydrate d'alumine, et un dégagement de gaz sulfhydrique;

Avec sulfates de potasse, d'ammoniaque, un précipité d'alun, si les liqueurs sont concentrées.

## DES MÉTAUX DE LA TROISIÈME CLASSE

## ET DE LEURS COMPOSÉS.

### Manganèse.

Mn = 28.

(*Propriétés.*) Le manganèse fondu a un aspect métallique, brillant; sa densité est égale à 8 environ; il est très-avide d'oxigène, surtout sous l'influence de l'humidité : aussi ne peut-on le conserver à l'état métallique, et le garantir de l'oxidation, qu'en le renfermant dans un tube de verre parfaitement scellé à la lampe. Ce métal forme, avec l'oxigène, 4 oxides très-remarquables qui sont :

$Mn, O$ = protoxide ou monoxide (base énergique),
$Mn^2, O^3$ = sesqui-oxide,
$Mn^3, O^4$ = oxide-rouge,
$Mn, O^2$ = bi-oxide ou per-oxide.

(*Usages.*) Il est sans usages.

(*Préparation.*) On l'obtient en chauffant, à une température très-élevée, l'oxide rouge de manganèse, ou le carbonate de protoxide, $C, O^2, Mn, O$, dans un creuset brasqué. Ainsi préparé, le manganèse retient toujours un peu de carbone.

## Bi-Oxide de Manganèse.

$$Mn, O^2 = 44.$$

Il est le plus important des oxides de ce métal ; on le rencontre assez abondamment dans la nature : c'est le principal minerai de manganèse ; on le trouve en Allemagne, en France.

(*Propriétés.*) Cet oxide est noirâtre ; calciné, il est décomposé : il laisse dégager de l'oxigène et laisse pour résidu de l'oxide rouge, $Mn^3, O^4$, lequel est indécomposable par la chaleur seule.

Le bi-oxide de manganèse est réduit par l'hydrogène : il se forme de l'eau et du protoxide de manganèse, $Mn, O$, pulvérulent, d'une couleur verte presque noire. Si l'on transforme ce protoxide en azotate, et qu'on calcine ce dernier sel, on obtient un résidu pulvérulent, brun foncé, de sesqui-oxide, $Mn^2, O^3$.

Calciné avec la potassé caustique, le bi-oxide de manganèse donne une matière fusible, soluble dans l'eau, colorant ce liquide en vert foncé, composée de potasse et de manganate de potasse $Mn, O^3, K, O$ (formé de 1 équivalent d'acide manganique,

$Mn, O^3$, et de 1 équivalent de potasse, $K, O$), laquelle porte le nom de caméléon minéral :

$4\,(Mn, O^2)$.. { $3\,(Mn, O^2) =$ { $O$. / $O$..... / $Mn^3, O^4$. } $Mn, O^3$.
{ $Mn^3, O^6$. ....
{ $Mn, O^2$................ } } $Mn, O^3, K, O$.
$K, O$................................... }

La dissolution de manganate de potasse, abandonnée à une évaporation spontanée, donne des cristaux verts de manganate, que l'on recueille sur du biscuit de porcelaine pour les avoir purs. Ce sel est décomposé par l'eau pure, les acides, et se transforme en per-manganate ou hyper-manganate de potasse, $Mn^2, O^7, K\,O$ :

$3\,(Mn, O^3, K, O) = 3\,(Mn, O^3) + 3\,(K, O)$ { $3\,(Mn, O^3) =$ { $Mn, O^2$............. / $Mn^3, O^9$ ..... $Mn^2, O^7$ } $Mn^2, O^7, K, O$.
{ $3\,(K, O)$ { $K, O$.......... }
{ $2\,(K, O)$ } $2\,(S, O^3) + 2\,(K, O) = 2\,(S, O^3, K, O)$......
$2\,(S, O^3)$.................. }
$H, O$....................................... } $Mn, O^2, H, O$.

il se précipite de l'hydrate de bi-oxide de manganèse, $Mn, O^2\,H, O$, et il se forme de la potasse, ou du sulfate de potasse, si l'on a employé de l'acide sulfurique, comme l'indique la théorie. Le per-manganate de potasse est rouge : aussi la dissolution de ce sel est-elle distincte de celle du manganate. L'acide per-manganique, $Mn^2, O^7$, est peu stable ; les acides, avides d'oxigène, le décomposent.

(*Usages.*) Le bi-oxide de manganèse est souvent employé dans les laboratoires. Dans les arts, il sert à la préparation du chlore.

(*Préparation.*) On peut le préparer pur, en décomposant le

manganate de potasse par un acide : il se précipite à l'état d'hydrate Mn, $O^2$, H, O. Généralement on se contente de purifier l'oxide naturel, en le faisant digérer, à froid, avec de l'acide chlorhydrique, pour enlever les matières étrangères, solubles dans cet acide, telles que carbonates de chaux, de barite. Cet oxide est ensuite lavé et séché.

## CARACTÈRES DES SELS DE MANGANÈSE.

Les dissolutions de manganèse donnent :

Avec potasse, soude, un précipité blanc de protoxide hydraté, qui passe bientôt à l'air à un état d'oxigénation plus avancé, et devient brun foncé ;

Avec ammoniaque, si les dissolutions sont neutres, précipité partiel d'oxide de manganèse : formation d'un sel double d'ammonium et de manganèse ; si les liqueurs sont acides, point de précipité : le sel double se forme seulement ;

Avec carbonates de potasse, de soude, d'ammoniaque, précipité blanc de carbonate, de protoxide de manganèse, insoluble, lequel est stable ;

Avec acide sulfhydrique, précipité de sulfure hydraté, si les liqueurs sont neutres ; rien, si elles sont acides (1) ;

Avec proto-sulfures de potassium, de sodium, d'ammonium, précipité blanc rosé de sulfure hydraté ;

(1) Le sulfure de manganèse est décomposé par les acides : il se dégage du gaz sulfhydrique, et le manganèse se dissout.

Avec cyanure jaune de potassium et de fer, précipité blanc, si le sel de manganèse est exempt de sel de fer ;

Avec acide tannique (1), rien.

Les dissolutions de manganèse ne sont point décomposées, lorsqu'on les fait bouillir avec du carbonate de chaux.

## Fer.

Fe = 27.

Ce métal était connu de toute antiquité; il est très-répandu dans la nature : on l'y rencontre principalement à l'état de sulfure, d'oxide.

(*Propriétés.*) Le fer est un métal gris, ductile. Il est le plus tenace de tous les métaux : ainsi, un fil de 2 millimètres de diamètre ne rompt que sous le poids de 245 kilog. Il est malléable, difficile à fondre : il exige, pour entrer en fusion, une température d'environ 1700 degrés. Sa densité est variable : elle est entre 7,70 et 7,88.

Il possède la propriété magnétique au plus haut degré. Il s'oxide rapidement à l'air, sous l'influence de l'humidité ou des acides. Il forme, avec l'oxigène, plusieurs oxides remarquables :

Fe, O = protoxide (base énergique),

$Fe^2$, $O^3$ = sesqui-oxide,

$Fe^3$, $O^4$ = Oxide magnétique, lequel constitue l'*aimant naturel* (que l'on trouve en Suède, Norwége, Sibérie, Allemagne), et peut être considéré comme formé de protoxide, Fe, O, et de sesqui-oxide, $Fe^2$, $O^3$. Enfin, il forme un seul acide : l'acide ferrique, Fe, $O^3$.

(1) Au lieu d'acide tannique, on emploie généralement la dissolution de noix de galle, laquelle contient cet acide.

(*Usages.*) Le fer est le plus important de tous les métaux. Combiné au carbone, il constitue la *fonte*, *l'acier* : ce dernier contient moins de carbone que la fonte.

(*Préparation.*) Le fer pur, obtenu en décomposant le sesqui-oxide de fer par l'hydrogène, est pyrophorique.

On l'obtient en décomposant le sesqui-oxide de fer par le charbon; mais, alors, il contient quelques millièmes de carbone: l'opération se fait dans un creuset brasqué (1).

### Sesqui-Oxide de Fer.

$$Fe^2, O^3 = 78.$$

Il est très-répandu dans la nature : il constitue le fer oligiste, l'hématite rouge et brune, l'ocre, etc., (2).

(*Propriétés.*) A l'état anhydre, il est rouge violet (3), fusible à une température élevée ; à l'état d'hydrate, il est jaune.

Cet oxide est indécomposable par la chaleur. Il est réduit par l'hydrogène, sous l'influence de la chaleur. Il est soluble dans les acides sulfurique, chlorhydrique, surtout lorsqu'il est hydraté. Si l'on fait passer un courant de chlore dans une dissolution concentrée de potasse, tenant en suspension du sesqui-oxide de fer hydraté, il se forme du chlorure de potassium et du ferrate de potasse, $Fe, O^3, K, O$, dont la dissolution est rouge foncé.

(*Usages.*) C'est lui qui sert à l'extraction du fer.

(*Préparation.*) On l'obtient anhydre, en calcinant le sulfate de

---

(1) Dans toutes ces réductions des oxides métalliques, par le charbon, on a l'habitude de mettre un peu de borax, lequel fond et, surnageant le culot métallique, le préserve de l'action de l'air et empêche l'oxidation. Ce borax, ou toute autre matière vitreuse employée à cet effet, s'empare des substances étrangères et forme, avec ces dernières, une matière vitreuse, connue sous le nom de *scorie*, où le métal se trouve enchâssé.

(2) La terre de Sienne est de l'hydrate de peroxide de fer et de manganèse.

(3) Il porte le nom de *colcothar*, dans le commerce.

protoxide de fer : il se dégage de l'acide sulfureux, de l'oxigène et de l'acide sulfurique. Pour l'avoir hydraté, on précipite le sesqui-chlorure de fer par l'ammoniaque ; on lave le précipité floconneux, et on le fait sécher.

### Mono-Sulfure de Fer.

$$S, Fe = 43.$$

Il correspond au protoxide.

(*Propriétés.*) Il est fusible; sa cassure est jaunâtre à éclat métallique. Il est insoluble dans l'eau ; mais, en contact avec l'air, sous l'influence de ce liquide, il passe peu à peu à l'état de sulfate de protoxide de fer qui se dissout. En contact avec l'acide sulfurique, il dégage du mono-sulfure d'hydrogène, et il y a formation de sulfate de protoxide : la réaction a lieu à froid. Il est également décomposé par l'acide chlorhydrique : il se dégage de l'acide sulfhydrique, et il se forme du mono-chlorure de fer.

(*Usages.*) Il est employé pour préparer le gaz sulfure d'hydrogène, dont on a besoin dans certaines opérations.

(*Préparation.*) On l'obtient en chauffant, au rouge, de la tournure de fer, et projetant sur ce dernier un excès de soufre en petits fragments : le sulfure fond, à mesure qu'il se forme.

### Sulfate de Protoxide de Fer.

$$S, O^3, Fe, O = 75.$$

On l'appelle vulgairement *couperose verte*.

(*Propriétés.*) Ce sel cristallise en prismes hydratés, d'un vert émeraude clair, ayant pour formule $S, O^3, Fe, O, 6 (H, O)$, lesquels deviennent blancs et anhydres par la dessication. Chauffé au rouge, il est décomposé : il reste du sesqui-oxide de fer anhy dre. Il est soluble dans l'eau ; sa dissolution, abandonnée à l'air, en absorbe l'oxigène, et il se précipite du sous-sulfate de sesqui-oxide insoluble. En contact avec le chlore, il passe à l'état de sulfate de sesqui-oxide, et il se forme du sesqui-chlorure. L'acide azotique le fait également passer à l'état de sulfate de sesqui-oxide.

(*Usages.*) C'est le sel de fer le plus employé.

(*Préparation.*) Nous avons vu, à l'article sulfate d'alumine, comment le sulfure de fer naturel (c'est du bi-sulfure de fer, $S^2, Fe$) passe à l'état de sulfate, et comment l'on obtient ce sel. Dans les laboratoires, on traite le fer à froid par de l'acide sulfurique étendu d'eau : il se dégage de l'hydrogène, et le fer se dissout à l'état de sulfate de protoxide.

### Sesqui-Chlorure de Fer.

$$Cl^3, Fe^2 = 162.$$

Il correspond au sesqui-oxide.

(*Propriétés.*) A l'état anhydre, il se présente sous la forme de paillettes lamelleuses de couleur violet foncé. Il est déliquescent, soluble dans l'alcool. Il n'est décomposé par la chaleur, que sous l'influence de l'eau : il se dégage de l'acide chlorhydrique, il reste du sesqui-oxide de fer :

$$\begin{array}{ll} Cl^3, Fe^2 \ldots\ldots\ldots & \left\{\begin{array}{l} Cl^3 \ldots\ldots\ldots\ldots \\ Fe^2 \ldots \end{array}\right. \\ 3\,(H,\ O) = H^3,\ O^3 \ldots & \left\{\begin{array}{l} O^3 \ldots \\ H^3 \ldots\ldots\ldots\ldots \end{array}\right. \end{array} \quad \begin{array}{l} Fe^2 \ldots O^3 \ (Fe^2,\ O^3). \\ Cl^3,\ H^3 = 3\,(Cl,\ H). \end{array}$$

(*Usages.*) Il est souvent employé en chimie.

(*Préparation.*) On l'obtient anhydre, en faisant passer un courant de chlore sec (1) sur de la tournure de fer chauffée au rouge.

Quant au chlorure hydraté, ou en dissolution, on dissout le sesqui-oxide de fer dans l'acide chlorhydrique.

## Cyanure jaune de Potassium et de Fer.

$$2\,(Az,\,C^2,\,K),\,Az,\,C^2,\,Fe = 185.$$

Le cyanure jaune de potassium et de fer porte aussi les noms de prussiate jaune de potasse, cyanure jaune de potassium.

(*Propriétés.*) Ce sel est d'un jaune citrin, soluble dans l'eau, insoluble dans l'alcool; il cristallise en primes hydratés, qui contiennent 3 équivalents d'eau, et ont pour formule $2\,(Az,\,C^2.\,K),\,Az,\,C^2,\,Fe + 3\,(H,\,O)$, lesquels deviennent blancs par une légère chaleur, en perdant leur eau de cristallisation. Ce sel est formé de 2 équivalents de cyanure de potassium et de 1 équivalent de proto-cyanure de fer. Il est soluble dans l'acide sulfurique. Soumis à l'action du feu, il entre en fusion d'abord, puis se décompose, si la température est assez élevée: il y a formation de cyanure de potassium, de carbure de fer, dégagement d'azote. Il n'est point décomposé par les sulfures de potassium, de sodium, d'ammonium. Il donne, avec les proto-sels de fer, un précipité blanc qui passe rapidement au bleu. Avec les per-sels de fer, il donne immédiatement un précipité de *bleu de Prusse*, lequel a pour formule $3\,(Az,C^2,Fe),\,3\,(Az,\,C^2),\,Fe^2$, ou $3\,(Cy,Fe),\,Cy^3,\,Fe^2$.

Il ne donne aucun précipité avec l'acide tannique. En contact avec certaines dissolutions métalliques, il forme des cyanures doubles: dans ce cas, 2 équivalents du nouveau métal se substi-

(1) Si, au lieu de chlore sec, on fait passer du gaz chlorhydrique sec, il se forme du proto-chlorure de fer anhydre, qui se sublime en petites paillettes blanches: $Fe + Cl,\,H = Cl,\,Fe + H$ qui se dégage.

tuent aux 2 équivalents de potassium : ainsi, une dissolution d'acétate de plomb donne, avec le cyanure jaune de potassium et de fer, un précipité blanc de cyanure double de plomb et de fer, ayant pour formule : 2 ($Az, C^2, Pb$), $Az, C^2, Fe$, comme l'indique la théorie suivante :

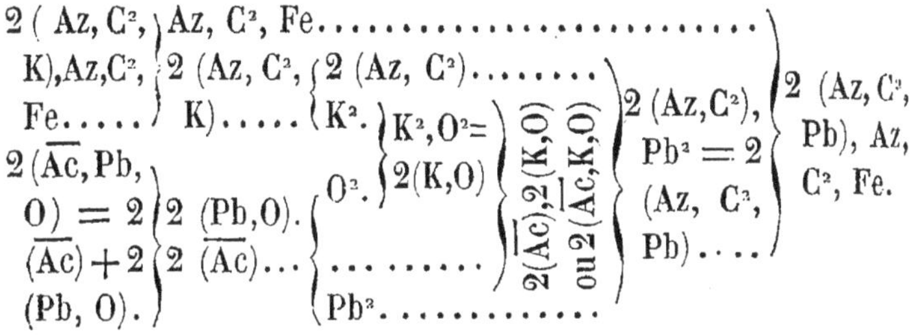

$$
\begin{array}{l|l|l|l|l|l}
2\,(Az, C^2, & Az, C^2, Fe \ldots\ldots\ldots\ldots & & & & 2\,(Az, C^2, \\
K), Az, C^2, & 2\,(Az, C^2, & 2\,(Az, C^2) \ldots\ldots & & 2\,(Az, C^2), & Pb), Az, \\
Fe \ldots\ldots & K) \ldots\ldots & K^2. \quad K^2, O^2 = & 2(\overline{Ac}), 2\,(K,O) & Pb^2 = 2 & C^2, Fe. \\
2\,(\overline{Ac}, Pb, & & O^2. \quad 2(K,O) & \text{ou } 2\,(\overline{Ac}, K, O) & (Az, C^2, & \\
O) = 2 & 2\,(Pb, O). & \ldots\ldots\ldots & & Pb) \ldots\ldots & \\
(\overline{Ac}) + 2 & 2\,(\overline{Ac}) \ldots & & & & \\
(Pb, O). & & Pb^2 \ldots\ldots\ldots\ldots & & &
\end{array}
$$

Les 2 équivalents de potassium passent à l'état d'acétate de potasse. Le nouveau cyanure double est donc formé de 2 équivalents de proto-cyanure de plomb, 2 ($Az, C^2, Pb$), et de 1 équivalent de proto-cyanure de fer, $Az, C^2, Fe$.

(*Usages.*) C'est un corps très-employé en chimie.

(*Préparation.*) On l'obtient, dans les arts, en calcinant des matières animales avec de la potasse ; dissolvant la masse calcinée, et y ajoutant une dissolution de sulfate de fer, jusqu'à formation de précipité de bleu de Prusse ; évaporant la liqueur et la faisant cristalliser, à plusieurs reprises, pour la séparer de tout le sulfate de potasse formé. Dans les laboratoires, on le prépare en chauffant le bleu de Prusse avec de l'acide sulfurique ; on lave ensuite la masse à grande eau ; puis on la met en contact avec une dissolution de potasse bouillante peu concentrée ; on filtre la liqueur, on l'évapore, et l'on fait cristalliser le cyanure plusieurs fois pour l'avoir pur.

### Cyanure rouge de Potassium et de Fer.

$$3\,(Az, C^2, K),\ 3\,(Az, C^2),\ Fe^2 = 330.$$

On l'appelle aussi cyanure rouge de potassium, prussiate rouge de potasse.

(*Propriétés.*) Ce sel se présente sous la forme de cristaux rouge rubis, anhydres, solubles dans l'eau, insolubles dans l'alcool.

Ce sel a pour caractère de précipiter en bleu par les proto-sels de fer : c'est du bleu de Prusse qui se forme. Il ne donne point de précipité par les per-sels de fer : ce qui le distingue parfaitement du cyanure jaune de potassium et de fer.

Lorsqu'on met le cyanure rouge de potassium avec un sel de protoxide de fer (du sulfate de protoxide de fer, par exemple) 3 équivalents de fer se substituent aux 3 équivalents de potassium, et il se forme 3 équivalents de sulfate de potasse. Si, au lieu d'un sel de fer, on emploie un sel d'argent, on obtient un précipité jaune orangé de cyanure double d'argent et de fer, ayant pour formule : $3\,(Az, C^2, Ag),\ 3\,(Az, C^2), Fe^2$ : c'est-à-dire formé de 3 équivalents de proto-cyanure d'argent, $3\,(Az, C^2, Ag)$, et de 1 équivalent de sesqui-cyanure de fer, $3\,(Az, C^2), Fe^2$ : si c'est de l'azotate d'argent dont on s'est servi, il se forme 3 équivalents d'azotate de potasse.

Le cyanure rouge de potassium est formé de 3 équivalents de cyanure de potassium et de 1 équivalent de sesqui-cyanure de fer.

(*Usages.*) On l'emploie dans les laboratoires.

(*Préparation.*) On l'obtient en faisant passer un courant de chlore dans une dissolution de cyanure jaune de potassium et de fer, en ayant soin d'agiter et d'arrêter le courant de chlore aussitôt que la liqueur cesse de précipiter par les per-sels de fer : il se forme du chlorure de potassium ; on concentre la liqueur, et, par plusieurs cristallisations, on obtient le cyanure rouge de potassium et de fer pur :

$$\begin{array}{lll}
\left.\begin{array}{l} 2\,(Az, C^2, K), \\ Az, C^2, Fe = \end{array}\right\{ \begin{array}{l} 2\,(Az, C^2, K) \ldots\ldots\ldots\ldots\ldots\ldots \\ Az, C^2, Fe \ldots\ldots\ldots\ldots \end{array} & & \\
\left.\begin{array}{l} 2\,(Az, C^2, K), \\ Az, C^2, Fe = \end{array}\right\{ \begin{array}{l} Az, C^2, Fe \ldots\ldots\ldots\ldots \\ 2\,(Az, C^2, K) = \left\{ \begin{array}{l} Az, C^2, K = \left\{ \begin{array}{l} Az, C^2 \\ K \ldots\ldots \end{array} \right. \\ Az, C^2, K \ldots\ldots \end{array} \right. \end{array} & \left.\begin{array}{l} 3\,(Az, C^2), \\ Fe^2 \ldots\ldots \\ \\ \\ \ldots\ldots\ldots \end{array}\right\} & 3\,(Az, C^2, K), 3\,(Az, C^2), Fe^2. \\
Cl \ldots\ldots\ldots\ldots\ldots\ldots\ldots\ldots\ldots\ldots & Cl, K. &
\end{array}$$

# CARACTÈRES DES SELS DE FER.

## DES PROTO-SELS.

Leurs dissolutions donnent :

Avec potasse, soude, un précipité blanc d'hydrate de protoxide de fer, insoluble dans un excès de réactif, lequel passe, à l'air, au vert, puis au jaune brun ;

Avec ammoniaque, même réaction qu'avec potasse et soude : seulement, le précipité est soluble dans un excès d'ammoniaque ;

Avec carbonates de potasse, de soude, d'ammoniaque, précipité insoluble dans un excès de réactif ;

Avec acide sulfhydrique, rien ;

Avec les proto-sulfures de potassium, de sodium, d'ammonium, précipité noir de proto-sulfure hydraté ;

Avec acide tannique, rien ;

Avec cyanure jaune de potassium et de fer, précipité blanc, qui passe bientôt au bleu, sous l'influence du chlore ;

Avec cyanure rouge de potassium et de fer, précipité instantané de bleu de Prusse ;

Avec chlorure d'or, réduction d'or.

## DES PER-SELS.

Leurs dissolutions donnent :

Avec potasse, soude, ammoniaque, un précipité jaune rougeâtre de sesqui-oxide de fer hydraté, insoluble dans un excès de réactif;

Avec carbonates de potasse, de soude, d'ammoniaque, même résultat;

Avec acide sulfhydrique, dépôt de soufre, et le per-sel de fer est ramené à l'état de proto-sel;

Avec acide tannique, précipité noir de tannate de sesqui-oxide de fer;

Avec cyanure jaune de potassium et de fer, précipité instantané de bleu de Prusse;

Avec cyanure rouge de potassium et de fer, point de précipité: seulement, la liqueur devient plus foncée;

Avec sulfo-cyanure de potassium, point de précipité: la liqueur prend une couleur rouge de sang.

Les sels de sesqui-oxide de fer sont décomposés, lorsqu'on fait bouillir leurs dissolutions avec du carbonate de chaux: ce qui permet de les séparer des sels de manganèse.

## Zinc.

Zn = 34.

(*Propriétés.*) Le zinc a une couleur blanc bleuâtre; il est peu tenace; il n'est bien malléable, que lorsqu'il est chauffé à une température de 120 degrés au plus; une chaleur plus élevée le rendrait cassant. Sa densité est entre 6, 8 et 7, 2. Il est fusible à 410 degrés environ; cristallisable, volatil. Chauffé à l'air, le zinc brûle avec éclat, et donne des flocons blancs légers d'oxide de zinc, lequel était appelé, autrefois, *fleur de zinc, lana philosophica.* Il existe deux oxides de zinc. En contact avec la potasse en dissolution, il y a, à l'aide de la chaleur, décomposition de l'eau: l'hydrogène de ce dernier liquide se dégage, et il se forme de l'oxide de zinc qui se dissout dans l'alcali.

*(Usages.)* Le zinc a de nombreux usages.

Le fer galvanisé n'est autre que du fer étamé avec du zinc.

*(Préparation.)* On l'obtient en réduisant l'oxide de zinc par le charbon. Dans les arts, c'est le carbonate de zinc naturel, appelé *calamine* (1), que l'on traite par le charbon : le zinc réduit se volatilise ; on le reçoit dans de l'eau. Le zinc du commerce a besoin de subir plusieurs distillations pour être pur, attendu qu'il entraîne avec lui des métaux étrangers, que contient la calamine : du plomb, par exemple.

### Protoxide de Zinc.

$$Zn, O = 42.$$

*(Propriétés.)* L'oxide de zinc est solide, blanc, insoluble dans l'eau ; se dissolvant dans les acides sulfurique, chlorhydrique. Il est soluble dans la potasse, la soude, l'ammoniaque, et forme de véritables zincates de potasse, de soude, d'ammoniaque : (Zn, O, K, O), (Zn, O, Na, O), etc. Calciné, il devient jaune ; mais il recouvre sa couleur blanche, par le refroidissement.

Il est indécomposable par la chaleur ; il entre en fusion à une température très-élevée ; il est fixe : si, en chauffant le zinc à l'air, on obtient des fumées d'oxide de zinc, cela tient à la vapeur du métal qui s'oxide, et non à l'oxide qui se volatilise.

Il passe à l'état de per-oxide, lorsqu'on le met, à l'état d'hydrate, en contact avec le per-oxide d'hydrogène.

*( Usages. )* C'est avec cet oxide qu'on prépare le zinc pur, dans les laboratoires.

*(Préparation.)* On l'obtient en décomposant le sulfate de zinc

---

(1) Le zinc peut être extrait du minerai connu sous le nom de *blende*, lequel est du sulfure de zinc, et est très-répandu dans la nature.

par le carbonate de soude : il se forme du sulfate de soude soluble et du sous-carbonate de zinc [ayant pour formule, 3 ( C, $O^2$, Zn, O), 5 (Zn, O), 6 (H, O) ] insoluble; on le lave, et on le calcine à une température rouge : il reste de l'oxide de zinc anhydre.

## Sulfate de Zinc.

$$S, O^3, Zn, O = 82.$$

Le sulfate de zinc est vulgairement appelé *couperose blanche*.

(*Propriétés.*) Ce sel est blanc, soluble dans l'eau ; il cristallise en prismes hydratés, contenant 7 équivalents d'eau ( et ayant pour formule S, $O^3$, Zn, O, 7 (H, O ) ), qui perdent cette eau de cristallisation par la dessication.

(*Usages.*) Il est employé dans les laboratoires ; en médecine, on le prescrit comme astringent.

(*Préparation.*) On l'obtient en traitant le zinc en grenaille par l'acide sulfurique étendu d'eau (1) ; l'hydrogène ayant cessé de se dégager, on concentre la liqueur, et on la fait cristalliser.

---

(1) Voir la préparation de l'hydrogène.

## CARACTÈRES DES SELS DE ZINC.

Leurs dissolutions donnent, avec :

La potasse, la soude, l'ammoniaque, un précipité blanc d'hydrate d'oxide de zinc, soluble dans un excès de réactif ;

Les carbonates de potasse, de soude, un précipité blanc de sous-carbonate, insoluble dans un excès de réactif ;

L'acide sulfhydrique, un précipité blanc de sulfure de zinc hydraté, si les dissolutions sont neutres ; rien, si elles sont acides ;

Les proto-sulfures de potassium, de sodium, d'ammonium, précipité blanc d'hydrate de sulfure de zinc ;

Le cyanure jaune de potassium et de fer, un précipité blanc.

### Nickel.

Ni = 30.

La découverte de ce métal date de la fin du XVIII^e siècle. On le rencontre dans la nature, à l'état d'arseniure, de sulfo-arseniure : ce sont les deux principaux minerais de Nickel ( Suède, etc. )

(*Propriétés.*) Le nickel est blanc, très-ductile, tenace, d'une densité égale à 8,32 à l'état de fils. Il est fusible, à une température très-élevée, peu volatil. Il est magnétique.

Il forme, avec l'oxigène, deux oxides :

Un protoxide, Ni, O, un sesqui-oxide, $Ni^2$, $O^3$.

En contact avec l'acide sulfurique étendu d'eau, il y a dégagement d'hydrogène, formation de sulfate de protoxide de nickel, S, $O^3$, Ni, O.

(*Usages.*) Il sert à la fabrication de quelques alliages.

(*Préparation.*) Dans les laboratoires, on l'obtient pur, en calcinant l'oxalate de nickel, $C^2$, $O^3$, Ni, O, à une température élevée.

L'oxide de nickel, calciné dans un creuset brasqué, donne du nickel contenant du carbone. Quant à l'extraire de la mine arsenicale, le procédé est analogue à celui employé pour l'extraction du cobalt, de l'arseniure, ou du sulfo-arseniure de ce dernier métal.

## CARACTÈRES DES SELS DE NICKEL.

Leurs dissolutions forment :

Avec la potasse, la soude, un précipité vert-pomme d'hydrate de protoxide de nickel, insoluble dans un excès de réactif;

Avec l'ammoniaque, un précipité soluble dans un excès de réactif, et la liqueur devient bleue;

Avec l'acide sulfhydrique, précipité noir, si les dissolutions sont neutres ; rien, si les sels de nickel sont acides;

Avec proto-sulfures de potassium, de sodium, d'ammonium, précipité noir de proto-sulfure de nickel;

Avec cyanure jaune de potassium et de fer, précipité blanc-verdâtre.

## Cobalt (1).

$Cb = 30.$

La découverte du cobalt est due à M. Brandt : il la fit au commencement du XVIIIe siècle. Les principaux minerais de ce métal sont l'arseniure et le sulfo-arseniure, lesquels se rencontrent assez abondamment dans la nature. La mine de cobalt de Tunaberg est la plus riche.

(*Propriétés.*) Ce métal a une couleur grise ; il ressemble au fer. Sa densité est égale à 8,5. Il est difficile à fondre, et exige une température correspondant à 130 degrés du pyromètre de Wedgwood. Il n'est point volatil ; n'est sensiblement magnétique que lorsqu'il contient du carbone. Il est malléable, lorsqu'il est chimiquement pur.

Le cobalt forme, avec l'oxigène, deux oxides :

$Cb, O =$ protoxide,
$Cb^2, O^3 =$ Sesqui-oxide.

En présence de l'eau et de l'acide sulfurique, le cobalt est dissous à l'état de sulfate de protoxide de cobalt, $S, O^3, Cb, O$, et il se dégage de l'hydrogène.

(*Usages.*) Les composés de cobalt, seulement, sont employés.

(*Préparation.*) On l'obtient pur, en calcinant l'oxalate de cobalt, $C^2, O^3, Cb, O$. Celui obtenu par l'oxide chauffé dans un

(1) La plupart des Chimistes formulent le cobalt par Co. Il est préférable, selon nous, d'admettre la formule Cb, attendu que les élèves peuvent confondre facilement certains composés de cobalt avec les combinaisons oxigénées du carbone. Ainsi, par exemple, le sesqui-oxide de cobalt est représenté par $Co^2, O^3$ : ils peuvent, en effet, prendre cette formule comme étant $C, O^2 + O^3$, représentant 1 équivalent d'acide carbonique et 3 équivalents d'oxigène. De même, le signe Co, pour le Cobalt, pourra être regardé comme indiquant de l'oxide de Carbone, C, O.

creuset brasqué, contient du carbone. Dans les arts, le cobalt s'extrait de la mine arsenicale : On grille cette dernière, préalablement réduite en poudre : il se dégage de l'acide arsenieux, et il reste du sous-arseniate de cobalt; calcinant ce dernier avec du charbon, on obtient de l'arseniure de cobalt, que l'on grille de nouveau à l'air. Réitérant ces opérations (grillage, calcination), jusqu'à ce qu'il ne se dégage plus de vapeurs blanches, on obtient un résidu d'oxide de cobalt, que l'on réduit d'après ce qui vient d'être dit plus haut.

## CARACTÈRES DES SELS DE COBALT.

Les dissolutions de cobalt donnent :

Avec potasse, soude, un précipité bleu, qui passe au vert sous l'influence de l'air ;

Avec l'ammoniaque, point de précipité, si les dissolutions sont acides ; précipité, si les liqueurs sont neutres ;

Avec carbonates de potasse, de soude, précipité rouge-pâle de sous-carbonate de cobalt ;

Avec phosphate de soude ordinaire, précipité bleu violet de phosphate de cobalt ;

Avec arseniate de soude, précipité rose d'arseniate ;

Avec acide sulfhydrique, rien, si les liqueurs sont acides ;

Avec proto-sulfures de potassium, de sodium, d'ammonium, précipité noir de sulfure de cobalt ;

Avec cyanure jaune de potassium et de fer, précipité vert sale.

Les dissolutions de cobalt ne sont point décomposées, lorsqu'on les fait bouillir avec du carbonate de chaux : aussi, ce dernier est-il employé pour séparer le cobalt du fer.

## Cadmium.

Cd = 56.

Il a été découvert en 1818 ; il existe dans quelques calamines et quelques blendes.

(*Propriétés.*) Il est plus blanc que le zinc ; fusible, volatil ; entre en ébullition entre 600 et 700 degrés. Il cristallise en octaèdres. Sa densité est égale à 8,7. Chauffé à l'air, il brûle avec flamme, en produisant de l'oxide de cadmium anhydre, brun, indécomposable par la chaleur, fixe : cet oxide a pour formule Cd, O ; il est blanc, à l'état d'hydrate. Le cadmium, en s'unissant au soufre, forme un sulfure, correspondant à l'oxide (S, Cd), doué d'une belle couleur jaune orangé, que l'on emploie en peinture. Ce métal a de l'analogie avec le zinc.

(*Usages.*) Étant peu répandu dans la nature, il n'a d'usages qu'à l'état de sulfure.

(*Préparation.*) On dissout la calamine, ou la blende, dans l'acide sulfurique étendu d'eau et à l'aide de la chaleur. Dans la liqueur se trouve du sulfate de cadmium, S, $O^3$,Cd, O, du sulfate de zinc. On traite la dissolution, acide et froide, par du gaz sulfhydrique ; on recueille le précipité de sulfure de cadmium ; on le redissout dans l'acide chlorhydrique, et on décompose le chlorure de cadmium formé par de la potasse ou de la soude en excès (afin de redissoudre l'oxide de zinc, si la liqueur contenait encore de ce métal) ; on lave l'oxide de cadmium, et on le calcine avec du charbon : le métal, réduit, distille et est reçu dans de l'eau.

## CARACTÈRES DES SELS DE CADMIUM.

Leurs dissolutions donnent :

Avec potasse, soude, un précipité blanc d'hydrate d'oxide de cadmium, insoluble dans un excès de réactif;

Avec ammoniaque, précipité blanc, soluble dans un excès de réactif;

Avec carbonates de potasse, de soude, un précipité blanc de carbonate de cadmium;

Avec acide sulfhydrique, précipité jaune de sulfure de cadmium;

Avec proto-sulfures de potassium, de sodium, d'ammonium, précipité de sulfure;

Avec cyanure jaune de potassium et de fer, un précipité blanc de cyanure double de cadmium et de fer;

Avec lame de zinc, réduction de cadmium : le zinc se substitue à ce dernier.

### Chrôme.

Cr = 28.

Ce métal, a été découvert par M. Vauquelin, en 1797, dans le plomb rouge (1).

(1) Chrômate de plomb naturel.

(*Propriétés.*) Le chrôme est blanc-grisâtre, très-dur, fusible à une température très-élevée, et se présentant généralement sous la forme d'une masse poreuse. Sa densité est égale à 5,9. En contact avec l'oxigène, à une température rouge, il s'oxide : il forme deux composés oxigénés :

$Cr^2, O^3 =$ oxide de chrôme,
$Cr, O^3 =$ acide chrômique.

(*Usages.*) Ses composés sont seuls employés.

(*Préparation.*) On l'obtient en décomposant l'oxide de chrôme dans un creuset brasqué : il se dégage de l'oxide de carbone, et le chrôme reste en masse spongieuse plus ou moins agglomérée, selon l'élévation de température à laquelle elle a été soumise.

## Oxide de Chrôme.

$$Cr^2, O^3 = 80.$$

(*Propriétés.*) Cet oxide est vert, insoluble dans l'eau, presque infusible, sans action sur le gaz oxigène, très-stable, indécomposable par la chaleur, même sous l'influence de l'hydrogène, du soufre, du chlore. Il est réduit par le carbone. Il se transforme en chrômate de potasse, lorsqu'on le chauffe avec cette dernière, sous l'influence de l'air ou de l'oxigène. Il est difficilement soluble dans les acides. Il colore le borate de soude en vert-émeraude, lorsqu'on le fond avec ce dernier.

(*Usages.*) Ses usages sont peu nombreux.

(*Préparation.*) On l'obtient : 1° en calcinant le chrômate de protoxide de mercure; 2° en décomposant le bi-chrômate de potasse, par la chaleur : il se dégage de l'oxigène, et on obtient un résidu de chrômate neutre de potasse et d'oxide de chrôme que l'on traite par l'eau, etc.; 3° en chauffant parties égales de chrômate de potasse et de soufre; 4° en chauffant parties égales de chrômate de potasse et de chlorure d'ammonium; 5° en décomposant le chrômate de plomb par le charbon ; 6° l'acide chloro-chrômique, $Cl, Cr, O^2$, donne de l'oxide de chrôme, en se décomposant par la chaleur : dans ce cas, on obtient des cristaux octaédriques très-durs, gris d'acier, d'oxide de chrôme ; 7° à l'état d'hydrate, d'un gris-verdâtre sale, en versant de l'ammoniaque dans du proto-chlorure de chrôme en dissolution.

## Acide Chrômique.

$$Cr, O^3 = 52.$$

(*Propriétés.*) Il est solide, rouge foncé, très-soluble dans l'eau, l'alcool : sa dissolution alcoolique, portée à l'ébullition, éprouve des modifications : il y a formation d'oxide de chrôme. Il est décomposé par l'acide chlorhydrique concentré : il se produit du proto-chlorure de chrôme, de l'eau et du chlore. Chauffé avec l'acide sulfurique, il se dégage de l'oxigène et il se forme du sulfate d'oxide de chrôme $3(S, O^3), Cr^2, O^3$.

La chaleur, seule, le transforme en oxigène et oxide de chrôme.

(*Usages.*) Il n'est employé qu'à l'état de chrômates.

(*Préparation.*) On peut l'obtenir : 1° en décomposant la vapeur d'acide fluo-chrômique, $Fl, Cr, O^2$, par l'eau :

$$\begin{array}{ll} Fl, Cr, O^2 \ldots \left\{ \begin{array}{l} Fl \ldots\ldots\ldots\ldots\ldots\ldots \\ Cr, O^2 \ldots \end{array} \right. & \\ H, O \ldots\ldots \left\{ \begin{array}{l} O \ldots\ldots\ldots \\ H \ldots\ldots\ldots\ldots\ldots\ldots \end{array} \right. & \end{array} \quad \begin{array}{l} (Cr, O^2 + O) = Cr, O^3. \\ (Fl + H) = Fl, H. \end{array}$$

L'acide fluorhydrique formé se dégage par l'ébullition de la dissolution aqueuse d'acide chrômique. 2° En décomposant le chrômate de barite par l'acide sulfurique étendu d'eau.

### Chrômate de Potasse.

$$Cr, O^3, K, O = 100.$$

On l'appelle souvent chrômate jaune de potasse.

(*Propriétés.*) Le chrômate neutre de potasse cristallise en prismes d'un jaune citron, hydratés, qui perdent leur eau de cristallisation par la dessication. Il est fusible, indécomposable par la chaleur. Il est transformé en bi-chrômate par les acides sulfurique, azotique, acétique, en quantités convenables : il y a formation de sulfate, d'azotate, d'acétate de potasse. Chauffé avec une quantité convenable d'acide chlorhydrique, il y a formation de proto-chlorure de chrôme, d'eau, de chlorure de potassium. Avec l'acide sulfureux, la décomposition a également lieu : il se forme des sulfates de chrôme, de potasse. En contact avec un sel de plomb, il y a formation de chrômate jaune de plomb, $Cr, O^3, Pb, O$, insoluble, employé en peinture, et connu sous le nom de *jaune de chrôme*. Il forme, avec l'azotate de protoxide de mercure, du chrômate de mercure, $Cr, O^3, Hg^2, O$, rouge orangé, lequel, par la calcination, donne de l'oxide de chrôme vert pour résidu.

(*Usages.*) Il est employé dans les laboratoires.

(*Préparation.*) D'après nos expériences sur les chrômates, il est préférable de le préparer comme il suit : On sature du bi-chrômate de potasse par un excès de chaux ; on filtre pour séparer l'excès de chaux ; on fait bouillir quelques instants la liqueur pour carbonater la chaux libre en dissolution : cette dernière contient donc un mélange de chrômates de potasse et de chaux :

$$\left.\begin{array}{l} 2\,(Cr, O^3), K, O. \begin{cases} Cr, O^3 \ldots\ldots\ldots\ldots\ldots \\ Cr, O^3, K, O \ldots\ldots\ldots\ldots \end{cases} \\ Ca, O \ldots\ldots\ldots\ldots\ldots\ldots\ldots\ldots\ldots\ldots \end{array}\right\} Cr, O^3, Ca, O.$$

On décompose le chrômate de chaux, contenu dans la liqueur,

par une dissolution de carbonate de potasse non en excès : il y a formation de carbonate de chaux qui se précipite, et de chrômate de potasse soluble qui se joint à celui existant déjà :

$$\begin{array}{l} \text{Cr, O}^3\text{, Ca, O} = \left\{\begin{array}{l}\text{Cr, O}^3 \ldots\ldots\ldots\ldots\ldots\ldots \\ \text{Ca, O} \ldots\ldots \end{array}\right. \\ \text{C, O}^2\text{, K, O} = \left\{\begin{array}{l}\text{C, O}^2 \ldots\ldots \\ \text{K, O} \ldots\ldots\ldots\ldots\ldots\ldots \end{array}\right. \end{array} \quad \text{Ca, O} + \text{C, O}^2 = \text{C, O}^2\text{, Ca, O.} \qquad \text{Cr, O}^3 + \text{K, O} = \text{Cr, O}^3\text{, K, O.}$$

On filtre, pour séparer le carbonate de chaux insoluble, on concentre la liqueur, et on la fait cristalliser.

### Bi-Chrômate de Potasse.

$$2\ (\text{Cr, O}^3)\text{, K, O} = 152.$$

Il est appelé vulgairement chrômate rouge de potasse.

(*Propriétés.*) Ce sel est soluble dans l'eau, insoluble dans l'alcool ; ses cristaux sont anhydres, rectangulaires, d'une belle couleur rouge. Il est transformé en oxigène, oxide de chrôme et chrômate neutre de potasse par la chaleur :

$$2 \times 2\ (\text{Cr, O}^3)\text{, K, O} = \left\{\begin{array}{l} 2\ (\text{Cr, O}^3)\text{, K, O.} \\ 2\ (\text{Cr, O}^3) \\ \text{K, O} \ldots \end{array}\right. \quad \begin{array}{l} 2\ (\text{Cr, O}^3)\text{, K, O} + \text{K, O} = 2(\text{Cr,O}^3)\text{,}2(\text{K,O}) = 2\ (\text{Cr,O}^3\text{,K,O}). \\ 2\ (\text{Cr, O}^3) = \text{Cr}^2\text{, O}^6 = \left\{\begin{array}{l}\text{O}^3. \\ \text{Cr}^2\text{, O}^3.\end{array}\right. \end{array}$$

Chauffé avec de l'acide sulfurique concentré, il y a dégagement d'oxigène, formation de sulfates de potasse, de chrôme. En chauffant, quelque temps seulement, du bi-chrômate de potasse avec une quantité convenable d'acide chlorhydrique, on obtient, par le refroidissement de la liqueur, de volumineux cristaux rouges de chloro-chrômate de potasse, composé formé d'acide chrômique et de chlorure de potassium, $2\ (\text{Cr, O}^3)\text{, Cl, K}$, lequel porte aussi le nom de bi-chrômate de chlorure de potassium. Si l'on prolonge le contact de l'acide chlorhydrique avec le bi-chrômate de potasse, l'acide chrômique est décomposé : il se forme du chlorure de potassium et du chlorure de chrôme. Il se comporte avec les sels métalliques, comme le chrômate neutre.

(*Usages.*) C'est le chrômate le plus employé dans les laboratoires et dans les arts.

(*Préparation.*) On peut l'obtenir comme il suit : On prend du minerai de chrôme (connu sous les noms de *fer chrômé*, *chrômate de fer*, lequel a pour formule, $Fe, O, Cr^2, O^3$ ; on le pulvérise et on le calcine avec deux ou trois fois son poids d'azotate de potasse : il se forme du chrômate neutre de potasse et du sesqui-oxide de fer :

$$2\,(Cr^2, O^3, Fe, O) + 4\,(Az, O^5, K, O) = \left\{\begin{array}{l} 4\,(Cr, O^3, K, O). \\ 4\,(Az, O^2). \\ Fe^2, O^3. \\ O^5. \end{array}\right.$$

On traite par l'eau ; mais comme il y a un excès d'azotate employé, et que la mine de chrôme contient de l'alumine et de la silice, on obtient dans la liqueur, outre le chrômate de potasse, de la potasse libre tenant en dissolution l'alumine et la silice. On traite la liqueur par l'acide acétique : le chrômate passe à l'état de bi-chrômate ; formation d'acétate de potasse, précipité de silice et de la totalité de l'alumine, si l'acide acétique n'est point employé en excès :

$$\begin{array}{l} 2\,(Cr, O^3, K, O)\ldots \left\{\begin{array}{l} Cr, O^3, K, O\ldots\ldots\ldots \\ Cr, O^3, K, O = \left\{\begin{array}{l} Cr, O^3 \\ K, O\ldots \end{array}\right. \end{array}\right. \\ \overline{Ac}\ldots\ldots\ldots\ldots\ldots\ldots\ldots\ldots\ldots\ldots \end{array} \begin{array}{l} \}\,2\,(Cr, O^3), K, O. \\ \}\,\overline{Ac}, K, O. \end{array}$$

---

$$\begin{array}{l} X\,(\overline{Ac})\ldots\ldots\ldots\ldots\ldots\ldots\ldots\ldots \\ X\,(K, O) + Si, O^3 + \left\{\begin{array}{l} X\,(K, O)\ldots \\ Si, O^3 + Al^2, O^3. \end{array}\right. \\ Al^2, O^3\ldots\ldots\ldots \end{array} \Big\}\, X(\overline{Ac}), X(K, O) = X\,(\overline{Ac}, K, O).$$

On filtre, on évapore et on laisse cristalliser : le bi-chrômate de potasse, étant moins soluble que l'acétate, cristallise le premier.

D'après nos expériences sur les chrômates (1), on peut obtenir facilement le bi-chrômate de potasse comme il suit : On calcine 2 équivalents de minerai de chrôme avec 2 équivalents d'azotate de potasse, 2 équivalents de chaux hydratée et 3 équivalents de bi-oxide de manganèse : il y a formation de 2 équivalents de chrômate de potasse, de 2 équivalents de chrômate de chaux, et de 1 équivalent de sesqui-oxide de fer :

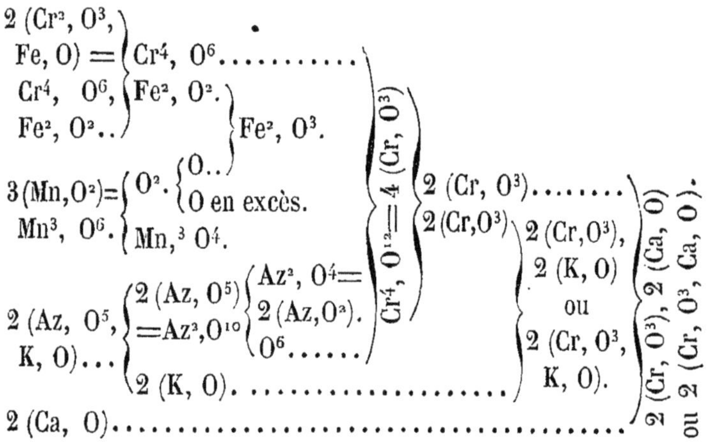

$2\,(Cr^2, O^3, Fe, O) = \left\{ Cr^4, O^6, Fe^2, O^2 \right. \ldots$ $\left\{ Cr^4, O^6 \ldots ; \; Fe^2, O^2 \right.$

$3\,(Mn, O^2) = \left\{ Mn^3, O^6 \right\} = \left\{ O^2 \left\{ O \ldots ; \; O \text{ en excès} \right. ; \; Mn,^3 O^4 \right.$ ; $Fe^2, O^2 + O = Fe^2, O^3$.

$2\,(Az, O^5, K, O) \ldots \left\{ 2\,(Az, O^5) = Az^2, O^{10} \left\{ Az^2, O^4 = 2\,(Az, O^2) ; \; O^6 \ldots \right. ; \; 2\,(K, O) \ldots \right.$

$Cr^4, O^6 + O^6 : \; Cr^4, O^{12} = 4\,(Cr, O^3) \left\{ 2\,(Cr, O^3) \ldots ; \; 2\,(Cr, O^3) \right.$

$2\,(Cr, O^3) + 2\,(K, O) = 2\,(Cr, O^3), 2\,(K, O)$ ou $2\,(Cr, O^3, K, O)$.

$2\,(Ca, O) \ldots$

$2\,(Cr, O^3), 2\,(Ca, O)$ ou $2\,(Cr, O^3, Ca, O)$.

On traite par l'eau le résidu de la calcination, afin de dissoudre le chrômate double de potasse et de chaux ; puis on ajoute 1 équivalent d'acide sulfurique qui enlève l'équivalent de chaux en formant avec cette dernière du sulfate de chaux qui se précipite en partie il reste en dissolution du bi-chrômate de potasse : voici la théorie de l'opération :

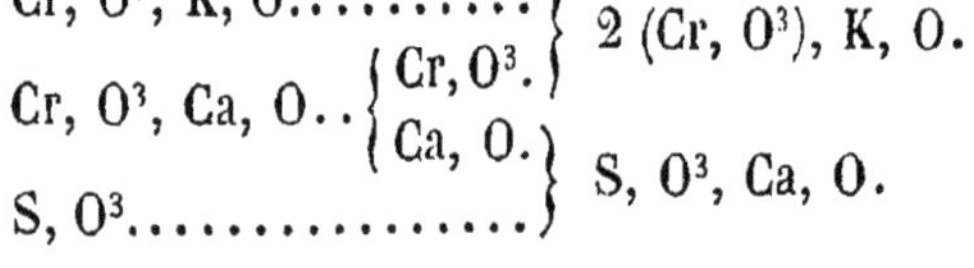

$Cr, O^3, K, O \ldots\ldots + Cr, O^3 = 2\,(Cr, O^3), K, O.$

$Cr, O^3, Ca, O \ldots \left\{ Cr, O^3. \; ; \; Ca, O. \right.$

$Ca, O + S, O^3 \ldots\ldots = S, O^3, Ca, O.$

(1) Voir, dans la *Revue Scientifique* de M. Quesneville, du mois de novembre 1846, nos expériences antérieures sur les chrômates.

## Chrômate de Barite.

$Cr, O^3, Ba, O = 128.$

(*Propriétés.*) Le chrômate neutre de barite est solide, jaune pâle, insoluble dans l'eau, décomposable par l'acide sulfurique, en donnant du sulfate de barite insoluble et de l'acide chrômique soluble. Il est décomposé par l'acide azotique : aussi se dissout-il dans cet acide, en se transformant en azotate de barite, acide chrômique, solubles. Il est détruit par l'acide chlorhydrique.

(*Usages.*) Il sert à préparer l'acide chrômique.

(*Préparation.*) On l'obtient en précipitant un sel soluble de barium par du chrômate neutre de potasse ; on lave le précipité, et on le fait sécher.

## Sesqui-Chlorure de Chrôme.

$Cl^3, Cr^2 = 164.$

Il correspond à l'oxide de chrôme.

(*Propriétés.*) Le proto-chlorure de chrôme anhydre est violet ; à l'état hydraté, il est vert. Ce sel est soluble dans l'eau, l'alcool ; ses dissolutions sont vertes. Calciné, à l'état d'hydrate, il se dégage de l'acide chlorhydrique, et il reste de l'oxide de chrôme.

(*Usages.*) C'est le proto-sel de chrôme dont on se sert le plus souvent dans les laboratoires.

(*Préparation.*) Pour l'avoir anhydre, on fait passer un courant de chlore sec sur un mélange de charbon et d'oxide de chrôme chauffé au rouge.

Quant à l'hydrate, on peut l'obtenir en décomposant le chrômate de plomb par l'acide chlorhydrique : il en résulte des chlorures de chrôme de plomb ; on évapore à siccité, et l'on traite par l'alcool, qui ne dissout que le chlorure de chrôme ; on concentre la dissolution alcoolique, et l'on fait cristalliser le chlorure.

## CARACTÈRES DES PROTO-SELS DE CHRÔME.

Leurs dissolutions donnent :

Avec la potasse, la soude, un précipité gris verdâtre d'hydrate d'oxide de chrôme, soluble dans un excès de réactif ;

Avec carbonates de potasse, de soude, un précipité de verdâtre de carbonate de chrôme, insoluble dans un excès de carbonate employé ;

Avec ammoniaque, précipité gris verdâtre, à peine soluble dans un excès de réactif ;

Avec acide sulfhydrique, rien ;

Avec proto-sulfures de potassium, de sodium, d'ammonium, précipité gris verdâtre d'oxide de chrôme hydraté, dégagement de gaz sulfhydrique ;

Avec cyanure jaune de potassium et de fer, précipité vert de cyanure de chrôme ferrugineux ;

Avec acide tannique, précipité brun.

## DES MÉTAUX DE LA QUATRIÈME CLASSE
## ET DE LEURS COMPOSÉS.

---

### Étain.

Sn = 58.

L'étain est assez répandu dans la nature ; le plus pur est celui qui provient des mines de Malaca, de Banca, dans les Indes.

(*Propriétés.*) Ce métal est d'un blanc d'argent, malléable ; lorsqu'on le ploie, il fait entendre un craquement auquel on a donné le nom de *cri de l'étain*. Sa densité est égale à 7,.3. Il est liquide à 230 degrés ; il n'est point volatil. Il s'oxide à l'air, lorsqu'on le chauffe au rouge, et forme avec l'oxigène deux oxides : Sn, O ou protoxide, Sn, $O^2$ ou per-oxide.

Il est attaqué par les acides chlorhydrique, azotique. L'acide sulfurique, étendu, est sans action sur lui.

(*Usages.*) Ses usages sont nombreux. Le fer-blanc n'est que de la tôle étamée.

(*Préparation.*) On l'obtient en décomposant l'oxide d'étain par le charbon.

### Bi-Oxide d'Étain.

Sn, $O^2$ = 74.

Le bi-oxide d'étain, appelé aussi acide stannique, per-oxide d'étain, se rencontre assez abondamment dans la nature : en Angleterre, en Allemagne, etc. ; c'est le principal minerai d'étain.

(*Propriétés.*) Il est blanc, insoluble dans l'eau, infusible, indécomposable par la chaleur. Il se colore, lorsqu'on le chauffe, mais reprend sa couleur blanche par le refroidissement. Il est insoluble dans les acides sulfurique, azotique. Il est soluble dans la potasse, la soude, et forme des stannates de potasse, de soude. Il est soluble dans l'acide chlorhydrique.

(*Usages.*) On l'emploie dans la fabrication des émaux.

(*Préparation.*) On l'obtient en traitant l'étain par l'acide azotique : il est alors à l'état d'hydrate ; on le lave à grande eau et on le fait sécher. Dans les arts, on le prépare en grillant l'étain à l'air : il est alors anhydre.

## Bi-Sulfure d'Étain.

$S^2, Sn = 90.$

Ce corps, appelé or mussif, correspond au bi-oxide d'étain.

(*Propriétés.*) Il a une couleur jaune d'or. Il est décomposé par la chaleur, et ramené à l'état de proto-sulfure, S, Sn, correspondant au protoxide. Chauffé à l'air, il est transformé en bi-oxide d'étain, avec dégagement d'acide sulfureux. Il est soluble dans les sulfures alcalins. Il n'est point décomposé par l'acide chlorhydrique. Il est décomposé par la potasse, la soude : il y a formation de sulfure double d'étain et de potassium ou de sodium, et de stannate de potasse ou de soude.

(*Usages.*) Il sert à faire de fausses dorures sur bois ; on l'emploie pour frotter les coussins des machines électriques.

(*Préparation.*) On fait un amalgame d'étain, avec 12 parties d'étain et 6 parties de mercure, en fondant l'étain dans le mercure ; on pulvérise l'amalgame et on le mélange avec 6 parties de chlorure d'ammonium et 7 parties de fleur de soufre ; on chauffe le tout dans un matras à fond plat, en ayant le soin de mettre ce dernier dans un bain de sable, et de chauffer convenablement : c'est-à-dire en évitant de trop élever la température, attendu que l'on n'obtiendrait que du proto-sulfure.

## Proto-Chlorure d'Étain.

$$Cl, Sn = 94.$$

Il correspond au protoxide, au proto-sulfure.

(*Propriétés.*) Ce sel, à l'état d'hydrate, cristallise en prismes aiguillés incolores. Il est décomposé par l'eau en oxi-chlorure, et en chlorure acide : aussi ne doit-on le dissoudre que dans de l'eau contenant de l'acide chlorhydrique. Il décompose l'acide sulfureux, en en précipitant le soufre. Il précipite le deuto-chlorure de mercure en blanc ; le proto-chlorure de mercure précipité est lui-même réduit ensuite, sous l'influence du proto-chlorure d'étain. Il réduit la dissolution de chlorure d'or. Traité par l'ammoniaque en excès, il se précipite de l'hydrate de protoxide d'étain blanc, lequel devient gris noir et anhydre, au sein même du liquide, si on le chauffe dans de l'eau bouillante.

(*Usages.*) Il est employé comme désoxidant.

(*Préparation.*) On l'obtient en traitant l'étain par l'acide chlorhydrique.

## Bi-Chlorure d'Étain.

$$Cl^2, Sn = 130.$$

Le bi-chlorure d'étain, ou per-chlorure d'étain, correspond au bi-oxide. A l'état anhydre, il porte le nom de liqueur fumante de Libavius.

(*Propriétés.*) A l'état anhydre, il est liquide, incolore, volatil ; il répand d'épaisses fumées à l'air, entre en ébullition à 120 degrés. Il est soluble dans l'eau. Quant au bi-chlorure hydraté, il est blanc, cristallisable en aiguilles. Le bi-chlorure d'étain n'est nullement désoxidant.

(*Usages.*) On l'emploie en teinture.

(*Préparation.*) Pour l'avoir anhydre, on traite l'étain, chauffé au rouge, par un courant de chlore sec. On peut encore l'obtenir, en distillant une partie d'amalgame d'étain (fait avec 3 parties d'étain et 1 partie de mercure) avec 3 parties de deuto-chlorure de mercure.

Le bi-chlorure d'étain hydraté s'obtient en traitant l'étain par un mélange d'acides chlorhydrique et azotique.

## CARACTÈRES DES SELS D'ÉTAIN.

### DES PROTO-SELS.

Leurs dissolutions donnent :

Avec potasse, soude, un précipité blanc de protoxide d'étain hydraté, soluble dans un excès de réactif ;

Avec acide sulfhydrique et proto-sulfures de potassium, de sodium, d'ammonium, précipité brun chocolat d'hydrate de proto-sulfure ;

Avec cyanure jaune de potassium et de fer, précipité blanc ;

Avec deuto-chlorure de mercure, précipité blanc de proto-chlorure de mercure, qui se réduit bientôt ;

Avec chlorure d'or, précipité pourpre d'or réduit ;

Avec sels de sesqui-oxide de fer, de deutoxide de cuivre, formation de proto-sels de fer, de cuivre.

DES PER-SELS.

En dissolution, ils donnent :

Avec la potasse, la soude, un précipité blanc d'hydrate de bi-oxide, soluble dans un excès de potasse, de soude ;

Avec proto-sulfures de potassium, de sodium, d'ammonium, un précipité jaune de bi-sulfure d'étain hydraté, soluble dans un excès de réactif ;

Avec cyanure jaune de potassium et de fer, un précipité blanc;
Avec deuto-chlorure de mercure, chlorure d'or, point de réduction.

### Antimoine.

Sb = 128.

La découverte de ce métal remonte à une époque reculée.

(*Propriétés.*) Ce métal est blanc bleuâtre, brillant, cassant, facile à pulvériser, fusible à 425 degrés, volatil au rouge blanc. Il cristallise en cubes, brûle à l'air en donnant des fumées blanches d'oxide d'antimoine. On connaît trois combinaisons oxigénées d'antimoine : l'oxide d'antimoine, l'acide antimonieux, l'acide antimonique. La densité de l'antimoine est égale à 6, 8. Il donne avec l'hydrogène, à l'état naissant, de l'antimoniure d'hydrogène. Si l'on calcine l'antimoine avec 75 p. 0/0 de son poids de crème de tartre, on obtient un alliage de potassium et d'antimoine, lequel produit avec l'eau une explosion : l'eau est décomposée.

En contact avec le chlore, la réaction est vive. On connaît deux chlorures d'antimoine :

$Cl^3, Sb$ = Proto-chlorure,
$Cl^5, Sb$ = Per-chlorure.

(*Usages.*) Il entre dans la composition du métal d'Alger, des caractères d'imprimerie : ces derniers contiennent environ 4 parties de plomb et 1 partie d'antimoine. C'est à l'antimoine que l'émétique doit ses propriétés.

(*Préparation.*) Après l'avoir débarrassé de sa gangue, on grille le sulfure d'antimoine naturel, en évitant de le fondre ; lorsqu'on l'a transformé en oxide, on calcine ce dernier avec du charbon (1). On le purifie, ensuite, en le calcinant avec le dixième de son poids d'azotate de potasse.

### Protoxide d'Antimoine.

$$Sb, O^3 = 152.$$

(*Propriétés.*) Cet oxide est blanc, insoluble dans l'eau, soluble dans l'acide chlorhydrique, fusible, volatil. Obtenu par l'oxidation directe du métal, il est cristallisé et porte le nom de *fleurs argentines d'antimoine.* Il brûle et se suroxide à une température élevée.

(*Usages.*) On l'emploie pour préparer l'émétique.

(*Préparation.*) On l'obtient, soit en oxidant le métal directement, à l'aide d'un courant d'air, soit en traitant le proto-chlorure d'antimoine par du carbonate de soude : dans ce dernier cas, on lave le précipité formé et on le fait sécher.

### Acide Antimonieux.

$$Sb, O^4 = 160.$$

(*Propriétés.*) Il est blanc, insoluble dans l'eau ; à l'état d'hy-

---

(1) L'antimoine du commerce présente à sa surface des cristallisations offrant la forme de feuilles de fougères. Il est rarement pur; de là la nécessité de le purifier.

drate, il rougit la couleur bleue de tournesol. Il devient jaune lorsqu'on le chauffe. Il est infusible, fixe, indécomposable à une température élevée. Il est sans action sur l'oxigène, décomposé par le charbon. Il se dissout dans l'acide chlorhydrique, dans la potasse, la soude.

(*Usages.*) Il est presque sans usages.

(*Préparation.*) On l'obtient en traitant l'antimoine par l'acide azotique, et calcinant au rouge la poudre blanche insoluble.

### Acide Antimonique.

$$Sb, O^5 = 168.$$

(*Propriétés.*) Il est jaunâtre, à l'état anhydre ; blanc à l'état d'hydrate : dans ce dernier cas, il rougit la teinture de tournesol. Il est insoluble dans l'eau, soluble dans l'acide chlorhydrique, dans la potasse, la soude. Il est décomposé, par la chaleur, en acide antimonieux et oxigène.

(*Usages*). Ses usages sont peu nombreux.

(*Préparation.*) On l'obtient, soit en décomposant le per-chlorure d'antimoine (obtenu en dissolvant l'antimoine dans l'eau régale) par l'eau, soit en décomposant, par un acide, l'antimoniate de potasse (obtenu par la calcination de l'antimoine avec l'azotate de potasse).

### Antimoniure d'Hydrogène ou Hydrogène Antimonié.

$$Sb, H^3 = 131.$$

(*Propriétés.*) Il est gazeux, incolore, vénéneux ; il a la plus grande analogie avec l'arseniure d'hydrogène : c'est-à-dire qu'il est inflammable, et laisse déposer de l'antimoine par sa combustion. 1 litre de ce gaz renferme 1 litre $\frac{1}{2}$ d'hydrogène. Il se distingue de l'arseniure d'hydrogène, avec lequel on peut le confondre, en ce qu'il ne précipite point le sulfate de cuivre. Il est décomposé, par la chaleur, en antimoine et hydrogène. Les taches qu'il donne à l'appareil de Marsh se distinguent de celles de l'hydrogène arseniqué, en ce qu'elles ont un éclat métallique bleuâtre et sont peu volatiles. Il est réduit par l'oxigène, sous l'influence de l'eau.

Il est décomposé par le chlore : il y a formation de chlorure d'hydrogène et de chlorure d'antimoine.

Il précipite les sels d'argent ; le chlorure d'or est réduit par l'antimoniure d'hydrogène.

(*Usages.*) Il sert dans les recherches de l'antimoine. (Voir article arseniure d'hydrogène.)

(*Préparation.*) On l'obtient en mettant une dissolution d'émétique (tartrate double de potasse et d'antimoine) avec du zinc et de l'acide sulfurique étendu d'eau. Cette préparation demande des précautions ; elle est la même que celle de l'arseniure d'hydrogène.

## Proto-Sulfure d'Antimoine.

$$S^3, Sb = 176.$$

Il correspond au protoxide d'antimoine, à l'hydrogène antimonié.

C'est le principal minerai d'antimoine ; on le rencontre abondamment dans la nature : en France, par exemple.

(*Propriétés.*) Ce corps est gris bleuâtre, cristallisé en aiguilles, fusible, indécomposable par la chaleur ; il se transforme en oxide et en acide sulfureux sous l'influence de l'oxigène de l'air et de la chaleur. Il est décomposé par l'hydrogène, le carbone, le fer. L'acide chlorhydrique le transforme en proto-chlorure d'antimoine et en gaz sulfhydrique. Il est décomposé par une dissolution bouillante de potasse, de soude ou de leurs carbonates: il y a formation de sulfures de potassium, de sodium, et du *kermès* (1), lequel est un oxi-sulfure d'antimoine hydraté, brun rouge, se précipite par le refroidissement. Le composé appelé *soufre doré* est le sulfure d'antimoine hydraté, brun jaunâtre, qui se précipite lorsqu'on traite les eaux mères du kermès par un acide.

(*Usages.*) Il sert à l'extraction de l'antimoine ; c'est avec ce sulfure que l'on prépare le gaz sulfhydrique pur.

(*Préparation.*) On peut l'obtenir, artificiellement, en chauffant, dans un creuset de platine, parties égales de soufre et d'antimoine.

---

On connaît deux autres sulfures d'antimoine : $S^4$, Sb, qui correspond à l'acide antimonieux, et $S^5$, Sb, qui correspond à l'acide antimonique.

## Proto-Chlorure d'Antimoine.

$Cl^3$, Sb $=$ 236.

Il correspond au protoxide, au proto-sulfure d'antimoine; il porte, vulgairement, le nom de *beurre d'antimoine.*

(*Propriétés.*) Ce sel est blanc, demi-transparent, caustique, déliquescent, cristallisable, fusible, volatil, décomposé en partie par l'eau: si cette dernière est en quantité convenable, on obtient un précipité blanc d'oxi-chlorure d'antimoine, connu sous le nom de *poudre d'algaroth* (2). Le proto-chlorure d'antimoine est soluble dans l'acide chlorhydrique.

---

(1) Le kermès est employé en médecine.

(2) La poudre d'algaroth s'obtient en ajoutant 8 parties d'eau, environ, à 1 partie de proto-chlorure d'antimoine.

(*Usages.*) Il est employé en médecine, comme caustique. Dans les arts, on s'en sert pour bronzer les métaux.

(*Préparation.*) On le prépare en chauffant le proto-sulfure d'antimoine avec de l'acide chlorhydrique ; on évapore la liqueur, pour chasser l'excès d'acide, et l'on distille le chlorure d'antimoine, que l'on fait arriver dans un flacon à large ouverture, où on le conserve à l'abri de l'humidité atmosphérique.

## CARACTÈRES DES SELS D'ANTIMOINE.

Les dissolutions de proto-sels donnent :

Avec la potasse, la soude, l'ammoniaque, un précipité blanc d'hydrate de protoxide d'antimoine ;

Avec acide sulfhydrique, proto-sulfures de potassium, de sodium, d'ammonium, un précipité jaune orangé de proto-sulfure hydraté ;

Avec cyanure jaune de potassium et de fer, un précipité blanc ;

Avec lame de zinc, d'étain, réduction d'antimoine, à l'état de poudre grise, laquelle prend feu spontanément à l'air, lorsqu'on la dessèche à l'aide de la chaleur.

## DES MÉTAUX DE LA CINQUIÈME CLASSE

## ET DE LEURS COMPOSÉS.

---

### Cuivre.

$Cu = 32.$

Le cuivre, dont la découverte remonte aux temps les plus reculés, se rencontre dans la nature sous différents états : à l'état natif, d'oxide, de carbonate, de sulfure.

(*Propriétés.*) Le cuivre est rouge, brillant, très-ductible, malléable, très-tenace, fusible vers 1100 degrés environ, peu volatil, communiquant à la flamme une couleur verte. Sa densité est égale à 8,85. Il est inaltérable dans l'air sec; sous l'influence de l'humidité, il en absorbe l'oxigène, et prend une teinte verte, due à du carbonate de cuivre formé.

Chauffé dans l'air, il s'oxide rapidement.

Il ne décompose l'eau qu'à une température très-élevée. Il est facilement dissous par l'acide azotique.

Chauffé avec de l'acide sulfurique, il se dégage de l'acide sulfureux, et le cuivre passe à l'état de sulfate.

Trois oxides de cuivre sont connus aujourd'hui ; ce sont :

$Cu^2, O$ = Protoxide,

$Cu, O$ = Deutoxide ou monoxide,

$Cu, O^2$ = bi-oxide, appelé quadroxide attendu qu'il contient 4 fois autant d'oxigène que le protoxide, puisque $2(Cu, O^2) =$

$Cu^2, O^4$ ou $Cu^2, O + O^3$. Le cuivre a une très-grande affinité pour le soufre : il forme avec ce métalloïde deux sulfures correspondants au protoxide et au deutoxide : $S, Cu^2$, et $S, Cu$. Le cuivre est attaqué par le chlore : il en résulte des chlorures qui ont pour formules $Cl, Cu^2$ et $Cl, Cu$.

(*Usages.*) Ses usages sont des plus nombreux : il entre dans la composition du laiton, du bronze, du maillechort, des monnaies.

(*Préparation.*) On l'obtient à l'état de pureté dans les laboratoires, en décomposant le deutoxide de cuivre chauffé par l'hydrogène. Celui préparé à l'aide de l'oxide et du charbon n'est point pur. Dans les arts, on l'extrait ordinairement de la pyrite cuivreuse, laquelle est un sulfure double de fer et de cuivre.

### Deutoxide de Cuivre (1).

$$Cu, O = 40.$$

(*Propriétés.*) A l'état anhydre il est brun noir, fusible à une température élevée, réduit par l'hydrogène le carbone; à l'état d'hydrate, il est bleu.

Chauffé avec 1 équivalent de cuivre, 1 équivalent de deutoxide de cuivre donne 1 équivalent de protoxide de ce métal :

$$Cu, O + Cu = Cu^2, O.$$

Le deutoxide de cuivre, soit à l'état anhydre, soit à l'état d'hydrate, est insoluble dans l'eau, la potasse, la soude. L'ammoniaque dissout l'hydrate, en donnant une liqueur bleue : c'est l'amidure de cuivre, $Az, H^2, Cu$, qui se forme. Il est soluble dans

---

(1) D'après les nouveaux équivalents, le deutoxide de cuivre n'est plus du bi-oxide, comme avec les anciens, mais bien du monoxide de cuivre.

les acides sulfurique, azotique. Il est sans action sur l'oxigène. L'hydrate de monoxide de cuivre a une grande tendance à devenir anhydre. Fondu avec le borax, le deutoxide de cuivre communique une couleur verte à ce dernier.

(*Usages.*) Il est employé dans les analyses organiques. On s'en sert pour préparer le cuivre pur.

(*Préparation.*) On l'obtient dans les laboratoires, en décomposant l'azotate de deutoxide de cuivre par la chaleur.

### Sulfate de Deutoxide de Cuivre.

$$S, O^3, Cu, O = 80.$$

Il porte les noms vulgaires de *couperose bleue, vitriol bleu.*

(*Propriétés.*) Il est soluble dans l'eau ; il donne des cristaux bleus, prismatiques, volumineux, hydratés, lesquels fondent, blanchissent par la dessication, en perdant leur eau de cristallisation. Chauffé à une température assez élevée, le sulfate de deutoxide laisse du monoxide ou deutoxide de cuivre pour résidu. En contact avec l'ammoniaque, il se précipite de l'hydrate de deutoxide qui se redissout dans un excès d'ammoniaque, en formant un sulfate double ammoniacal doué d'une couleur bleue très-vive. En contact avec du carbonate de soude, il se précipite un oxicarbonate de cuivre, bleu foncé, ayant pour formule $2\,(C, O^2, Cu, O), Cu, O, H, O$.

(*Usages.*) C'est le sel de cuivre le plus employé dans les arts et les laboratoires.

(*Préparation.*) On l'obtient en chauffant le cuivre avec l'acide sulfurique :

Cu.................... } Cu, O.
2 (S, $O^3$).. { S, $O^3$. { O.... }
  { S, $O^2$.
S, $O^3$ .............. } S, $O^3$, Cu, O.

Le sulfate de cuivre, livré dans le commerce, contient toujours du sulfate de sesqui-oxide de fer. On le purifie en ajoutant à la dissolution de sulfate de cuivre un excès de deutoxide de cuivre le sesqui-oxide de fer est bientôt précipité, et l'on obtient par la cristallisation du sulfate de deutoxide pur.

### Azotate de Deutoxide de Cuivre.

$$Az, O^5, Cu, O = 94.$$

(*Propriétés.*) L'azotate de deutoxide de cuivre est très-soluble dans l'eau, soluble dans l'alcool ; ses cristaux sont bleus. Il forme avec l'ammoniaque un sel double cristallisable. Il est décomposé par la chaleur, et donne du deutoxide de cuivre pour résidu.

(*Usages.*) Il sert principalement à préparer le deutoxide de cuivre.

(*Préparation.*) On l'obtient en dissolvant le cuivre dans l'acide azotique, étendu d'eau, afin de ralentir l'action qui serait trop vive avec l'azotique concentré.

## CARACTÈRES DES SELS DE CUIVRE.

#### DES PROTO-SELS.

Leurs dissolutions donnent :

Avec potasse, soude, un précipité jaune d'hydrate de protoxide ;

Les proto-sels passent facilement à l'état de per-sels par le chlore, l'acide azotique.

DES PER-SELS.

En dissolution, ils forment :

Avec la potasse, la soude, un précipité bleu d'hydrate de deutoxide de cuivre, insoluble dans un excès de réactif, lequel devient noir, et par conséquent anhydre, en portant la liqueur à l'ébullition ;

Avec ammoniaque en excès, l'hydrate bleu précipité se redissout et forme une liqueur bleue intense ;

Avec acide sulfhydrique, proto-sulfures de potassium, de sodium, d'ammonium, précipité noir de deuto-sulfure de cuivre ;

Avec cyanure jaune de potassium et de fer, précipité brun de cyanure double de cuivre et de fer ;

Avec lames de zinc, d'étain, réduction de cuivre avec éclat métallique.

## Cuivre Jaune ou Laiton.

Le cuivre jaune est un alliage de cuivre et de zinc (1) dont la formule peut être représentée par $Cu^2$, Zn.

(*Propriétés.*) Il est jaune, ductile, malléable à froid, fragile lorsqu'on le chauffe, plus fusible que le cuivre rouge, et laissant volatiliser son zinc à une température élevée. Il est moins oxidable que le cuivre rouge, à froid. Il s'oxide à l'air, sous l'influence de la chaleur. Il est rapidement dissout par l'acide azotique. Le laiton, fait avec 4 parties de cuivre et 1 partie de zinc, a tout à fait l'apparence de l'or.

---

(1) On a l'habitude, afin de pouvoir bien le travailler, d'y ajouter 2 à 3 p. % d'étain ou de plomb ; sans cela, les limes sont empâtées promptement et ne peuvent plus fonctionner.

(*Usages.*) Il sert à faire beaucoup d'instruments de physique, de chimie, etc. ; en feuilles minces, il constitue le *clinquant.*

(*Préparation.*) On l'obtient en chauffant le cuivre avec le zinc. Il est préférable de calciner le mélange suivant : 10 parties d'oxide de zinc, 19 parties de deutoxide de cuivre et 15 parties de charbon.

## Maillechort.

Le maillechort est un alliage de cuivre, de zinc et de nickel, dans les rapports suivants :

| | | | |
|---|---|---|---|
| Métal pour couverts...... | Cuivre...... | 50.... | 2 p., |
| | Zinc........ | 25.... | 1 p., |
| | Nickel...... | 25.... | 1 p. |
| | | 100 | |
| Métal pour laminer....... | Cuivre...... | 60.... | 3 p., |
| | Zinc........ | 20.... | 1 p., |
| | Nickel...... | 20.... | 1 p. |
| | | 100 | |
| Métal pour les objets ayant des soudures.......... | Cuivre...... | 57, | |
| | Zinc........ | 20, | |
| | Nickel...... | 20, | |
| | Plomb...... | 3. | |
| | | 100 | |

Le cuivre chinois est une espèce de maillechort contenant quelques centièmes de fer.

## Bronze.

Le bronze est un alliage de cuivre et d'étain dont les proportions varient suivant l'usage auquel on le destine.

Le bronze des canons, des statues, qui est le plus remarquable, peut être considéré comme ayant pour formule $Cu^{66}$, $Sn^{4}$.

(*Propriétés.*) Le bronze est jaunâtre, légèrement malléable, plus fusible que le cuivre. Il devient dur, plus cassant, plus sonore lorsqu'on augmente sa proportion d'étain. Si, au contraire, c'est celle du cuivre, il devient plus mou. Il laisse de l'acide stannique pour résidu, lorsqu'on le dissout dans l'acide azotique. Il sert à faire les canons, les statues, les cloches, etc.

Le bronze des canons, des statues, s'obtient en alliant 100 parties de cuivre avec 11 parties d'étain : ce sont les proportions les plus convenables pour avoir un bel et bon alliage.

Le bronze des cloches, des tamtams, est formé de : cuivre 8 parties, étain 2 parties.

Celui des miroirs réflecteurs contient :

68 parties de cuivre et 32 parties d'étain.

## Plomb.

$Pb = 104.$

Le plomb était connu des anciens. Son principal minerai est la *galène* (sulfure de plomb), laquelle se rencontre abondamment dans la nature.

(*Propriétés.*) Ce métal est blanc bleuâtre, brillant, mou, rayé par l'ongle, malléable, peu tenace, d'une densité égale à 11,47.

Il est fusible à 325 degrés, un peu volatil.

Il s'oxide à l'air sous l'influence de la chaleur ; il s'y ternit, à la température ordinaire, lorsque ce gaz est humide.

En contact avec l'eau pure seulement, le plomb s'oxide et se dissout. On connaît 4 oxides de plomb, savoir :

$Pb^2, O$ = sous-oxide,
$Pb, O$ = deutoxide ou monoxide,
$Pb^3, O^4$ = oxide particulier,
$Pb, O^2$ = Bi-oxide.

Le plomb a beaucoup d'affinité pour le soufre ; chauffé avec ce dernier, il s'y combine et donne du sulfure de plomb S, Pb, ou galène artificielle.

Le plomb est facilement attaqué par l'acide azotique.

(*Usages.*) Ses usages sont nombreux. Allié avec 2 fois son poids d'étain, il constitue la soudure des plombiers ; celle des ferblantiers contient 3 parties d'étain pour 1 partie de plomb.

(*Préparation.*) On l'extrait du sulfure de plomb naturel, lequel a pour formule S, Pb : 1° en grillant la galène qui se convertit, à l'air, en oxide, etc. ; puis décomposant la masse grillée par le charbon ; 2° en grillant le sulfure à une température peu élevée, de manière à en faire passer la moitié à l'état d'oxide et de sulfate, puis à chauffer rapidement la masse provenant du grillage : l'oxigène de l'oxide se porte sur le soufre de la galène, non oxidée, et il en résulte de l'acide sulfureux qui se dégage, et du plomb métallique, etc.

## Monoxide de Plomb

$$Pb, O = 112.$$

Il porte le nom vulgaire de *massicot*.

(*Propriétés.*) Cet oxide est un corps jaune, fusible : à l'état fondu, il porte le nom de *litharge*. Le massicot est presque insoluble dans l'eau. Chauffé convenablement à l'air, il s'oxide, devient rouge, et donne un composé connu sous le nom de *minium* (1),

(1) Le minium est employé dans les arts. Il ne faut point que la température soit trop élevée, car le minium serait décomposé.

lequel a pour formule $Pb^3, O^4$, et peut être représenté par 2 équivalents de monoxide de plomb, $Pb^2 O^2$ ou 2 (Pb,O), plus un équivalent de bi-oxide, $Pb,O^2$. Exposé à l'air, le massicot en absorbe l'acide carbonique. A l'état d'hydrate, le monoxide de plomb est blanc, cristallisable. Il est soluble dans la potasse, la soude : si l'on abandonne à l'air sa dissolution potassique ou sodique, ces deux bases se carbonatent, et le monoxide de plomb hydraté, Pb, O, H, O, se précipite en cristaux brillants. Le monoxide de plomb est décomposé par l'hydrogène, le carbone. Son affinité pour la silice est très-grande : aussi attaque-t-il fortement les vases de terre, sous l'influence de la chaleur. Chauffé avec du soufre, il y a formation d'acide sulfureux et de sulfure de plomb. Le monoxide de plomb est soluble dans l'acide azotique.

(*Usages.*) On l'emploie dans les arts, soit à l'état de massicot, soit à l'état de litharge.

(*Préparation.*) On l'obtient pur en décomposant, à l'abri du contact de l'air, le carbonate de plomb. Dans les arts, on le prépare en calcinant le plomb à l'air, à une température convenable, selon qu'on veut l'avoir à l'état de massicot ou de litharge. L'hydrate de monoxide de plomb se prépare en précipitant l'azotate de ce métal par l'ammoniaque en très-léger excès.

### Bi-Oxide de Plomb.

$$Pb, O^2 = 120.$$

Il porte les noms de per-oxide, d'oxide puce.

(*Propriétés.*) Il a une couleur puce; il est insoluble dans l'eau. Il laisse dégager de l'oxigène par la chaleur. En contact avec 2 équivalents de soufre, sous l'influence d'une très-légère chaleur, il s'enflamme lorsqu'on vient à le triturer dans un mortier : il se dégage du gaz sulfureux, et il se forme du sulfure de plomb :

$$\left.\begin{array}{l} Pb, O^2 \ldots \left\{\begin{array}{l} Pb \ldots\ldots\ldots\ldots \\ O^2 \ldots \end{array}\right. \\ 2\,S \ldots\ldots \left\{\begin{array}{l} S \ldots \\ S \ldots\ldots\ldots\ldots \end{array}\right. \end{array}\right. \quad O^2 + S \to S, O^2. \qquad Pb + S \to S, Pb.$$

Il est décomposé par l'acide chlorhydrique, avec dégagement de chlore :

$$\left.\begin{array}{ll} \mathrm{Pb, O^2} \ldots\ldots\ldots\ldots & \left\{\begin{array}{l} \mathrm{Pb} \ldots\ldots\ldots\ldots\ldots\ldots\ldots\ldots\ldots\ldots \\ \left.\begin{array}{l} \mathrm{O^2} \ldots \\ \mathrm{H^2} \ldots \end{array}\right\} \mathrm{H^2, O^2 = 2\,(H, O).} \end{array}\right. \\ \mathrm{2\,(Cl, H) = Cl^2, H^2} & \left\{\begin{array}{l} \\ \mathrm{Cl^2} \ldots \left\{\begin{array}{l} \mathrm{Cl} \ldots\ldots\ldots\ldots\ldots\ldots \\ \mathrm{Cl.} \end{array}\right. \end{array}\right. \end{array}\right\} \mathrm{Cl, Pb.}$$

L'ammoniaque lui enlève de l'oxigène : il y a formation d'eau, d'azotate de plomb.

Il se transforme en sulfate de plomb, sous l'influence de l'acide sulfureux.

(*Usages.*) On s'en sert quelquefois, dans les laboratoires, comme oxidant.

(*Préparation.*) On l'obtient en traitant le minium par l'acide azotique : il se forme de l'azotate de plomb, et le bi-oxide de plomb reste à l'état insoluble ; on le lave et on le fait sécher.

## Carbonate de Plomb.

$$\mathrm{C, O^2, Pb, O = 134.}$$

Ce sel porte, dans le commerce, les noms de *céruse*, *blanc de plomb*.

(*Propriétés.*) Le carbonate de monoxide de plomb est blanc, insoluble dans l'eau, soluble dans les acides azotique et acétique, avec effervessence due au dégagement de l'acide carbonique.

Il est décomposé par la chaleur en monoxide de plomb et acide carbonique.

Il est réduit par le carbone.

(*Usages.*) On l'emploie en peinture.

(*Préparation.*) On le prépare dans les arts, en décomposant l'acétate de plomb tri-basique, en dissolution, par un courant d'acide carbonique : il se forme de l'acétate neutre de plomb, qui reste dissout, et du carbonate de plomb insoluble qui se précipite ; on le lave et on le fait sécher.

## Azotate de Monoxide de Plomb.

Az, $O^5$, Pb, O = 166.

(*Propriétés.*) Ce sel est blanc, soluble dans l'eau, plus à chaud qu'à froid ; il cristallise en octaèdres anhydres. Il est insoluble dans l'alcool. Lorsqu'on fait bouillir sa dissolution avec du plomb, il se transforme en azotite de plomb, lequel contient plus ou moins de base, selon la quantité de plomb mise en contact avec l'azotate : ainsi, en faisant bouillir 3 parties de plomb avec 2 parties d'azotate de plomb neutre en dissolution, et filtrant la liqueur bouillante, l'azotite cristallise en lames jaunes par le refroidissement. Si l'on prend 1 équivalent d'azotite tribasique de plomb, Az, $O^3$, 3 (Pb,O), et qu'on y ajoute 2 équivalents d'acide sulfurique, il se forme 2 équivalents de sulfate de plomb, qui se précipitent, et il reste dans la liqueur de l'azotite de plomb neutre, Az, $O^3$, Pb, O.

L'azotate de plomb est décomposé par la chaleur : il reste du monoxide de plomb.

(*Usages.*) C'est l'un des sels de plomb les plus employés dans les laboratoires.

(*Préparation.*) On l'obtient en dissolvant le monoxide de plomb dans l'acide azotique.

## CARACTÈRES DES SELS DE PLOMB.

Leurs dissolutions donnent :

Avec potasse, soude, un précipité blanc d'hydrate d'oxide de plomb, soluble dans un excès de réactif;

Avec ammoniaque, un précipité blanc, légèrement soluble dans un excès de réactif;

Avec carbonates de potasse, de soude, d'ammoniaque, précipité blanc de carbonate de plomb, insoluble dans un excès de réactif;

Avec acide sulfhydrique, proto-sulfures de potassium, de sodium, d'ammonium, précipité noir de mono-sulfure de plomb hydraté;

Avec acide sulfurique, précipité blanc de sulfate de plomb, insoluble;

Avec iodure de potassium, si les liqueurs sont concentrées, précipité jaune d'iodure de plomb : si on lave le précipité à l'eau froide, et si ensuite on le fait bouillir avec de l'eau , on obtient une dissolution d'iodure de plomb, laquelle donne, par le refroidissement, des cristaux brillants d'iodure de plomb, ayant tout à fait la couleur de l'or;

Avec cyanure jaune de potassium et de fer, précipité blanc;

Avec chrômates solubles, précipité jaune de chrômate de plomb, insoluble dans l'eau;

Avec lames de zinc, d'étain, précipitation de plomb métallique.

## Bismuth.

$Bi = 108$.

Le bismuth portait autrefois le nom d'étain de glace ; on le rencontre dans la nature à l'état natif, allié avec l'arsenic, en Bretagne, etc. Sa découverte paraît dater du commencement du XVIe siècle.

(*Propriétés.*) Ce métal est d'un blanc gris particulier, cassant, lamelleux ; sa densité est égale à 9,9. De tous les métaux, c'est celui qui cristallise le plus facilement : la forme de ses cristaux dérive du cube ; ils présentent généralement diverses couleurs, dues à l'oxidation superficielle du métal lorsqu'on le fond pour le faire cristalliser par le refroidissement. Il fond à 270 degrés ; mais il peut être encore liquide à la température de 250 degrés : cela tient à ce qu'il conserve de la chaleur latente ; et, ce qui le prouve, c'est que le thermomètre, marquant 250 degrés, remonte à 270 degrés lorsque le métal se solidifie : la masse possédait donc une chaleur latente qui peut être évaluée à 20 degrés ($250 + 20 = 270$). Chauffé à l'air, le bismuth s'oxide : on connaît deux oxides de ce métal :

$Bi^2, O^3 =$ protoxide,
$Bi, O^2 =$ bi-oxide.

Chauffé avec le soufre, le bismuth s'y combine : il en résulte du sulfure de bismuth, correspondant au protoxide, et ayant pour formule $S^3, Bi^2$.

En contact avec le chlore, il donne du chlorure de bismuth, $Cl^3, Bi^2$, correspondant au protoxide, au proto-sulfure, et portant le nom vulgaire de *beurre de bismuth.*

Le bismuth est vivement attaqué par l'acide azotique.

(*Usages.*) Il entre dans la composition de quelques alliages :

Ainsi, fondu avec de l'étain, du plomb, dans les proportions suivantes :

Bismuth, 5 p.,
Plomb, 8 p.,
Étain, 3 p.,

on obtient l'alliage fusible de M. Darcet, lequel fond à 98 degrés environ.

Enfin, 9 parties de cet alliage fusible et 1 partie de mercure donnent un alliage qui entre en fusion vers 55 degrés.

(*Préparation.*) On réduit le minerai en petits fragments, et on le chauffe dans des cylindres en fonte : bientôt le bismuth fond, coule et est reçu dans des vases pleins d'eau. Le bismuth du commerce contient de l'arsenic, du soufre, de l'argent. On le purifie, en le fondant avec le dixième de son poids d'azotate de potasse. Quant à l'argent, c'est en transformant le bismuth en nitrate et en ajoutant de l'acide chlorhydrique qu'on le sépare de l'argent qu'il contient.

## Protoxide de Bismuth.

$Bi^2, O^3 = 240.$

(*Propriétés.*) Cet oxide est jaunâtre, fusible, sans action sur l'oxigène. A l'état d'hydrate, il est blanc. Il est réduit par l'hydrogène, le carbone. Il est insoluble dans l'eau, soluble dans les acides chlorhydrique, azotique.

(*Usages.*) Il sert à la préparation du bismuth pur.

(*Préparation.*) On l'obtient en décomposant l'azotate de bismuth par la chaleur.

## Azotate de Bismuth.

$Az, O^5, Bi^2, O^3 = 294.$

(*Propriétés.*) Ce sel cristallise en prismes incolores hydratés.

Il est soluble dans l'acide azotique. L'eau le décompose, et en précipite du sous-azotate de bismuth : lequel, lavé et séché, porte le nom de *blanc de fard*. Ce sel est décomposé par la chaleur : il reste du protoxide de bismuth.

(*Usages.*) C'est le sel de bismuth le plus employé dans les laboratoires.

(*Préparation.*) On le prépare en dissolvant le bismuth dans l'acide azotique ; évaporant la dissolution, et la faisant cristalliser.

## CARACTÈRES DES SELS DE BISMUTH.

Les dissolutions de ce métal donnent :

Avec la potasse, la soude, l'ammoniaque, ou leurs carbonates, un précipité blanc d'hydrate de protoxide de bismuth ;

Avec acide sulfhydrique, proto-sulfures de potassium, de sodium, d'ammonium, un précipité noir de proto-sulfure de bismuth ;

Avec iodure de potassium, un précipité brun ;

Avec cyanure jaune de potassium et de fer, un précipité blanc ;

Avec lames de zinc, d'étain, réduction de bismuth, au bout de quelque temps.

## DES MÉTAUX DE LA SIXIÈME CLASSE
## ET DE LEURS COMPOSÉS.

---

### Mercure.

$Hg = 100.$

Le mercure est le seul métal liquide à la température ordinaire. Sa découverte date des temps les plus reculés. Son principal minerai est le sulfure connu sous le nom de *cinabre*, lequel renferme souvent du mercure natif, que l'on rencontre en Espagne, en Hongrie, en Chine, etc.

(*Propriétés.*) Ce métal est liquide, blanc, solide à — 40 degrés, fusible à — 39 degrés, d'une densité égale à 13,568. Il cristallise en octaèdres ; entre en ébullition et se volatilise entre 360 et 365 degrés : sa vapeur est délétère. Chauffé à l'air, à une température d'environ 350 degrés, il s'oxide et se transforme en deutoxide qui est rouge. Il forme avec l'oxigène deux oxides :

$Hg^2, O =$ protoxide,
$Hg, O =$ deutoxide.

Le mercure s'unit facilement au soufre : le deuto-sulfure seul est bien connu.

Il est attaqué par le chlore, à froid : il forme avec ce métalloïde deux chlorures correspondant aux oxides.

(*Usages.*) Le mercure a d'assez nombreux usages : à l'état d'amalgame d'étain (lequel est formé d'environ 1 partie d'étain et

3 parties de mercure), il sert à étamer les glaces. Il est fréquemment employé dans les laboratoires, surtout pour recueillir ou manipuler certains gaz.

(*Préparation.*) On l'extrait du sulfure de mercure naturel ou cinabre. Pour cela, on calcine le minerai, soit avec du fer, soit avec de la chaux :

$$\left.\begin{array}{l} S, Hg \ldots \left\{\begin{array}{l} Hg. \\ S\ldots \end{array}\right. \\ Fe \ldots\ldots\ldots\ldots \end{array}\right\} S, Fe.$$

Dans certains pays, on grille seulement le sulfure.

### Deutoxide de Mercure (1).

Hg, O = 108.

A l'état anhydre, on l'appelle vulgairement précipité rouge.

(*Propriétés.*) Cet oxide est jaune plus ou moins rougeâtre, selon le procédé par lequel on l'a obtenu, et son état de division. Il est presque insoluble dans l'eau; hydraté il est jaune. Il est sans action sur l'oxigène. Une chaleur rouge le décompose en mercure qui se volatilise, et en oxigène qui se dégage.

(*Usages.*) Il est employé en chimie, en médecine.

(*Préparation.*) On peut l'obtenir en chauffant pendant longtemps le mercure au contact de l'air : ainsi obtenu, il est d'un rouge foncé. Le procédé suivi généralement consiste à calciner l'azotate de mercure à une température convenable. On l'obtient à l'état d'hydrate, en décomposant le deuto-chlorure de mercure par la potasse ou la soude.

---

(1) D'après les nouveaux équivalents, le monoxide n'est point du protoxide, mais du deutoxide.

## Deuto-Sulfure de Mercure.

S, Hg = 116.

A l'état naturel, il constitue le cinabre; il correspond au deutoxide.

(*Propriétés.*) Il est noir ou rouge, selon la manière avec laquelle on a procédé à sa préparation.

A l'état rouge, il constitue le *vermillon.*

Le deuto-sulfure noir, chauffé, se sublime et devient violet; vient-on à le pulvériser, on obtient une poudre rouge.

Le deuto-sulfure rouge produit le même effet. Chauffé à l'air, le deuto-sulfure est réduit : il se dégage du gaz sulfureux. Il est décomposé par les alcalis.

Le deuto-sulfure noir, comme le rouge, est anhydre.

(*Usages.*) A l'état rouge, on l'emploie en peinture.

(*Préparation.*) On l'obtient noir, en décomposant le deuto-chlorure de mercure par du proto-sulfure de potassium; lavant le précipité et le faisant sécher. Quant au sulfure rouge ou vermillon, on dissout 1 partie de potasse dans 5 parties d'eau, et l'on y ajoute un mélange de 1 partie $\frac{1}{2}$ de soufre et 4 parties de mercure; on agite et l'on chauffe cette bouillie à une température de 45 à 50 degrés au plus, pendant quelques heures, en agitant la matière et renouvelant l'eau à mesure de l'évaporation. La masse devient rouge; et, lorsqu'elle a acquis la couleur convenable, on retire du feu; puis on lave le sulfure à grande eau, et on le fait sécher.

## Proto-Chlorure de Mercure.

Cl, $Hg^2$ = 236.

Il porte les noms de *calomel*, mercure doux, précipité blanc.

*(Propriétés.)* Ce sel est blanc, à peu près insoluble dans l'eau, indécomposable par la chaleur, volatil ; il cristallise en prismes, lors de la sublimation. Il se colore sous l'influence de la lumière. Il est insoluble dans l'acide chlorhydrique ; transformé en deuto-chlorure par le chlore, ou un mélange d'acides chlorhydrique et azotique. Il est décomposé par la potasse, la soude : le précipité passe à l'état de mercure et de deutoxide, le protoxide ne pouvant exister qu'en combinaison et étant altéré dès qu'il est isolé :

$$\begin{array}{ll} \text{Cl, Hg}^2 \ldots & \left\{\begin{array}{l} \text{Cl} \ldots\ldots\ldots\ldots\ldots\ldots \\ \text{Hg}^2 \ldots \left\{\begin{array}{l} \text{Hg.} \\ \text{Hg} \ldots \end{array}\right. \end{array}\right. \\ \text{K, O} \ldots & \left\{\begin{array}{l} \text{O} \ldots\ldots\ldots\ldots \\ \text{K} \ldots\ldots\ldots\ldots\ldots\ldots \end{array}\right. \end{array} \quad \begin{array}{l} \text{Hg}\ldots + \text{O}\ldots = \text{Hg, O.} \\ \text{Cl}\ldots + \text{K}\ldots = \text{Cl, K.} \end{array}$$

*(Usages.)* On l'emploie en médecine.

*(Préparation.)* Pour l'avoir à l'état de précipité blanc, on décompose l'azotate de protoxide de mercure par le chlorure de sodium ; on lave le précipité et on le fait sécher.

Quant à l'obtenir cristallisé, le procédé le plus convenable est de sublimer le précipité blanc ; on chauffe à une température graduée : il est prudent de faire cette opération en plein air.

### Deuto-Chlorure de Mercure.

Cl, Hg = 136.

On l'appel dans le commerce *sublimé corrosif.*

*(Propriétés.)* Il est blanc, très-vénéneux, soluble dans l'eau, l'alcool ; il cristallise en prismes. Il est plus volatil que le proto-chlorure, et se transforme en ce dernier, par son contact avec le mercure. En contact, en dissolution, avec le gaz sulfhydrique non en excès, il se forme un précipité blanc de sulfo-chlorure,

S, Hg, Cl, Hg; le sulfure d'hydrogène est-il en excès, le précipité est noir : c'est du deuto-sulfure. La potasse, la soude donnent un précipité d'hydrate de deutoxide.

L'albumine est l'antidote de ce poison.

(*Usages.*) Il est employé en médecine. On se sert de sa dissolution pour empêcher la putréfaction des pièces d'anatomie : elles acquièrent, ainsi que toutes les matières animales qu'on y tient plongées quelque temps, une grande dureté, et peuvent être parfaitement conservées.

Il est très-employé dans les laboratoires.

(*Préparation.*) On l'obtient, soit en traitant le mercure par un excès de chlore, soit par l'eau régale.

## Azotate de Protoxide de Mercure.

$$Az, O^5, Hg^2, O = 262.$$

(*Propriétés.*) Ce sel est incolore, soluble dans l'eau, cristallisable; il se décompose, lorsqu'on fait chauffer sa dissolution, en azotate basique qui se précipite, et en azotate acide qui reste en dissolution. Il est décomposé par l'acide chlorhydrique, les chlorures solubles. Si la quantité d'acide chlorhydrique employée était trop grande, il se formerait, sous l'influence de l'acide azotique, une certaine quantité de deuto-chlorure soluble. En contact avec la potasse, la soude, il se forme un précipité noir, lequel est un mélange de mercure et de deutoxide. L'azotate de protoxide de mercure est décomposé par la chaleur.

(*Usages.*) Il est souvent employé dans les laboratoires.

(*Préparations.*) On l'obtient en traitant l'acide azotique, étendu d'eau, par un excès de mercure (1).

---

(1) Lorsqu'on traite le mercure par un excès d'acide azotique, en présence de l'alcool, il se forme du *fulminate de mercure*, $(Az^2, C^4, O^2)$. 2 (Hg,O), corps fulminant, dangereux à manier, employé pour préparer les amorces fulminantes.

### Cyanure de Mercure.

$$Az, C^2, Hg = 126.$$

Il correspond au deuto-chlorure.

(*Propriété.*) Ce sel est soluble dans l'eau ; il cristallise en prismes anhydres ; c'est un violent poison. Il est décomposé par la chaleur : le cyanogène se dégage, s'il est bien sec ; s'il est humide, l'eau est décomposée : il y a formation de cyanure d'hydrogène, d'acide carbonique, d'azoture d'hydrogène ; le mercure se volatise. Ce sel est soluble dans la potasse. Il est décomposé par les acides chlorhydrique, sulfhyrique. En dissolution, il possède la propriété de dissoudre du deutoxide de mercure.

(*Usages.*) On l'emploie pour préparer l'acide cyanhydrique anhydre.

(*Préparations.*) On l'obtient en faisant bouillir un excès de deutoxide de mercure avec du bleu de Prusse (1) ; ce dernier décolore bientôt ; on filtre la liqueur, et l'on y fait passer un courant de gaz sulfhydrique, jusqu'à ce qu'il se développe une odeur d'acide cyanhydrique. On filtre de nouveau ; on concentre la liqueur, et on la fait cristalliser. Le gaz sulfhydrique employé sert à enlever l'excès d'oxide de mercure que le cyanure tient en dissolution.

---

(1) Le bleu de Prusse s'obtient en précipitant une dissolution de perchlorure de fer par du cyanure jaune de potassium et de fer ; on lave le bleu de Prusse précipité, et on le fait sécher.

# CARACTÈRES DES SELS DE MERCURE.

### DES PROTO-SELS.

Leurs dissolutions donnent :

Avec la potasse, la soude, l'ammoniaque, un précipité noir;

Avec l'acide sulfhydrique, proto-sulfures de potassium, de sodium, d'ammonium, en excès,. un précipité noir ;

Avec cyanure jaune de potassium et de fer, un précipité blanc ;

Avec acide chlorhydrique, chlorures de potassium, de sodium, un précipité blanc de proto-chlorure;

Avec proto-chlorure d'étain, réduction de mercure;

Avec iodure de potassium, un précipité vert de proto-iodure de mercure ($I, Hg^2$);

Avec chrômate jaune de potasse, un précipité rouge orangé;

Avec lame de cuivre, réduction de mercure.

### DES PER-SELS.

En dissolution, ils donnent :

Avec potasse, soude, un précipité jaune d'hydrate de deutoxide;

Avec ammoniaque, précipité blanc d'hydrate de deutoxide ammoniacal;

Avec acide sulfhydrique, proto-sulfures de potassium, de sodium, d'ammonium, en petite quantité, précipité blanc qui passe au noir par un excès de réactif;

Avec excès de proto-chlorure d'étain, réduction de mercure;

Avec cyanure jaune de potassium et de fer, précipité blanc;

Avec iodure de potassium, précipité rouge de deuto-iodure de mercure (I, Hg), soluble dans un excès réactif;

Avec acide chlorhydrique, chlorures de potassium, de sodium, rien;

Avec lame de cuivre, réduction de mercure.

## DES MÉTAUX DE LA SEPTIÈME CLASSE
## ET DE LEURS COMPOSÉS.

### Argent.

Ag = 108.

Ce métal était connu de toute antiquité.

On le rencontre dans la nature, à l'état natif, à celui d'alliage, de sulfure, de chlorure, de carbonate.

(*Propriétés.*) Ce métal est blanc, malléable, ductile, tenace, d'une densité égale à 10, 51, fusible vers 1,000 degrés, peu volatil. Il est inaltérable à l'air humide, non oxidable à l'air, quelle que soit la température à laquelle il est soumis : on ne peut oxider ce métal que par des voies détournées : on connaît deux oxides d'argent; un seul, c'est le protoxide, Ag, O, est utile à connaître. L'argent a beaucoup d'affinité pour le chlore : aussi est-il attaqué par ce gaz, à la température ordinaire.

L'argent a une grande tendance à se combiner avec le soufre : aussi, réduit-il, à froid, le sulfure d'hydrogène, et noircit-il par son contact avec ce gaz : il se forme de sulfure d'argent, S, Ag. L'argent a peu de dureté : aussi, est-on obligé de l'allier pour l'employer dans les arts.

(*Usages.*) Les alliages d'argent et de cuivre sont très-importants : ils constituent l'argent monnayé, l'argent d'orfévrerie, etc.

La monnaie d'argent française est un alliage de 9 p. d'argent et de 1 p. de cuivre : c'est-à-dire que, d'après la loi, son titre est d'être au $\frac{900}{1000}$. L'alliage des médailles d'argent est formé de 95 p. d'argent de 5 p. de cuivre : il est au titre de $\frac{950}{1000}$.

L'alliage d'argent pour l'orfévrerie, c'est-à-dire pour vaisselle, ustensiles, etc., à deux titres : au $\frac{950}{1000}$ et au $\frac{800}{1000}$ ; celui au $\frac{800}{1000}$ n'est employé que pour l'argenterie commune, attendu qu'il est attaquable par les acides.

(*Préparation.*) Le mode d'extraction de l'argent varie avec le minerai employé. Dans les laboratoires, on obtient l'argent pur, en décomposant le chlorure de ce métal par la potasse ou la soude, à une température élevée : l'addition de charbon facilite la réduction.

### Oxide d'Argent.

$$Ag, O = 116.$$

(*Propriétés.*) Il est légèrement soluble dans l'eau, d'une couleur olive foncée ; il a une réaction alcaline, mais très-faible.

Il est décomposé par la chaleur, la lumière. En contact avec l'ammoniaque, il donne de l'amidure d'argent, Az, $H^2$, Ag, corps très-détonnant. Il se combine parfaitement avec les acides. En contact avec l'acide chlorhydrique, il y a formation de chlorure d'argent blanc, insoluble dans l'eau et les acides.

(*Usages.*) Il est employé pour certaines expériences de laboratoires.

(*Préparation.*) On l'obtient pur, en décomposant l'azotate d'argent par l'eau de chaux.

### Chlorure d'Argent.

Cl, Ag = 144.

Il correspond à l'oxide d'argent.

(*Propriétés.*) Il est blanc, fusible vers 400 degrés (1), indécomposable par la chaleur; il se colore en violet à la lumière. Il est complétement insoluble dans l'eau, l'acide azotique. Il ne se dissout point dans les acides sulfurique, chlorhydrique. Il est insoluble dans la potasse, la soude. Il est, au contraire, très-soluble dans l'ammoniaque, et cristallise en cubes de cette dissolution ammonicale exposée à l'air, par cela même que le gaz se dégage peu à peu. Il absorbe le gaz ammoniac. Il se dissout un peu, à chaud, dans les chlorures alcalins. Il est soluble dans les hypo-sulfites de potasse, de soude, lorsqu'il est nouvellement précipité. Il est décomposé par l'hydrogène, sous l'influence de la chaleur : c'est même un moyen de se procurer de l'argent chimiquement pur. Il est réduit par la potasse, la soude, à une haute température. Il est décomposé par le cuivre, sous l'influence d'une dissolution de chlorure de sodium. Il est également réduit par son contact avec le zinc et l'acide sulfurique.

(*Usages.*) Il sert à préparer l'argent pur.

(*Préparations.*) On l'obtient en décomposant l'azotate d'argent par le chlorure de sodium; on lave le précipité blanc caillebotté formé, et on le fait sécher.

---

(1) Le chlorure d'argent fondu était appelé, autrefois, *argent corné*, attendu que, dans cet état, il a l'aspect de la corne.

## Azotate d'Argent.

$$Az, O^5, Ag, O = 170.$$

(*Propriétés.*) Ce sel est soluble dans l'eau, l'alcool (1) ; sa dissolution tache la peau en violet. Il cristallise en lames rhomboïdales transparentes et anhydres. Il est fusible : fondu, il constitue la *pierre infernale.* Il est décomposé par une chaleur rouge. Le chlore lui enlève son argent et forme du chlorure d'argent ; il en est de même de l'acide chlorhydrique. Si l'on verse du cyanure de potassium dans une dissolution d'azotate d'argent, on obtient un précipité blanc de cyanure d'argent, Az, $C^2$, Ag, lequel se redissout si l'on ajoute un excès de cyanure de potassium : on obtient alors une liqueur dont on se sert pour argenter.

(*Usages.*) Il est employé en médecine ; il est d'un usage continuel dans les laboratoires.

(*Préparation.*) On l'obtient en dissolvant l'argent dans l'acide azotique étendu d'eau ; on concentre la dissolution et l'on fait cristalliser. Si l'on veut avoir le sel complétement neutre, on l'évapore jusqu'à siccité, on le redissout dans l'eau, on évapore la liqueur, etc. La cristallisation est plus facile, lorsque l'azotate d'argent est acide que lorsqu'il est neutre.

---

(1) La dissolution alcoolique doit toujours être faite à froid, attendu qu'à chaud il y aurait formation de *fulminate d'argent,* ($Az^2$, $C^4$, $O^2$), 2 (Ag, O), corps très-détonnant.

## CARACTÈRES DES SELS D'ARGENT.

En dissolution, ils donnent :

Avec la potasse, la soude, un précipité olive d'hydrate d'oxide d'argent;

Avec ammoniaque, rien;

Avec acide sulfhydrique ou proto-sulfures de potassium, de sodium, d'ammonium, un précipité noir de sulfure d'argent;

Avec acide chlorhydrique, chlorures solubles, précipité blanc caillebotté de chlorure d'argent, insoluble dans l'eau, l'acide azotique, soluble dans l'ammoniaque;

Avec cyanure jaune de potassium et de fer, précipité blanc de cyanure double d'argent et de fer;

Avec chrômate de potasse, précipité pourpre de chrômate d'argent;

Avec lame de zinc, de cuivre, réduction d'argent.

### Or.

Au = 100.

L'or était connu des anciens. On le rencontre dans la nature, presque toujours à l'état natif.

(*Propriétés.*) Il est jaune rougeâtre, malléable, le plus ductile de tous les métaux. Il peut être réduit en feuilles de $0^{m}$, 00009 d'épaisseur; sa dureté est peu considérable : aussi l'allie-t'on pour en faire usage. Sa densité est égale à 19,256. Il entre en fusion vers 1100 degrés ; il est un peu volatil. L'or est inaltérable, à l'air sec ou humide, quelle que soit la température à laquelle il est porté. Par des moyens détournés, on arrive cependant à le combiner avec l'oxigène, et l'on obtient deux oxides ayant la composition suivante :

$Au^2, O$ = Protoxide,
$Au^2, O^3$ = Per-oxide ou sesqui-oxide, lequel joue le rôle d'acide et porte le nom d'acide aurique.

En contact avec le chlore, il est attaqué et forme deux chlorures correspondant aux oxides : aussi attaque-t-on toujours l'or par ce métalloïde, lorsqu'on veut avoir une dissolution de ce métal.

(*Usages.*) Il est très-employé. Allié au mercure, il constitue l'alliage avec lequel on dorait avant la découverte de la dorure à l'aide des cyanures. Cet amalgame, chauffé, laisse dégager son mercure et l'or reste.

Les principaux alliages d'or sont ceux de cuivre, d'argent.

La monnaie d'or de France contient 900 d'or et 100 de cuivre : c'est-à-dire qu'elle est au titre de $\frac{900}{1000}$.

L'or des bijoutiers est au $\frac{750}{1000}$.

L'or vert pour la bijouterie est entre les titres de 700 et de 800 : c'est-à-dire que 1000 parties d'or vert renferment de 700 à 800 parties d'or, et de 200 à 300 d'argent.

L'or de vaisselle, d'ustensiles, a plusieurs titres : $\frac{920}{1000}$, $\frac{840}{1000}$, $\frac{750}{1000}$.

(*Préparation.*) C'est en traitant par le mercure les matières terreuses qui renferment de l'or, puis chassant ensuite le mercure de l'amalgame d'or, que l'on extrait ce métal.

### Sesqui-Chlorure d'Or.

$Cl^3, Au^2 = 308$.

(*Propriétés.*) Ce sel est rouge foncé, déliquescent, soluble dans l'alcool ; chauffé à 225 degrés environ, il passe à l'état de proto-chlorure, $Cl, Au^2$, et il se dégage du chlore ; à une température plus élevée, il est complétement décomposé. A l'état de chlorure double d'hydrogène et d'or, ayant pour formule $Cl^3, Au^2$, $Cl, H$, il est jaune ; il cristallise en aiguilles : chauffé à 200 degrés, l'acide chlorhydrique se dégage, et il reste du sesqui-chlorure anhydre, $Cl^3,Au^2$. Le chlorure d'or se combine parfaitement aux chlorures de potassium, de sodium : il se forme des chlorures doubles, ou le chlorure alcalin remplace le chlorure d'hydrogène.

Le chlorure d'or est réduit par le sulfate de protoxide de fer : il y a précipitation d'or, formation de sesqui-chlorure de fer et de sulfate de sesqui-oxide de fer. L'or est également réduit avec le proto-chlorure d'étain ; mais, si l'on verse dans le chlorure d'or un mélange de proto-chlorure et de per-chlorure d'étain, il n'y a plus de réduction d'or : il se forme un précipité pourpre d'un composé connu sous le nom de *pourpre de Cassius* (1). Le chlorure d'or est précipité en jaune par l'ammoniaque : c'est de l'or fulminant ou amidure d'or qui se précipite.

(*Usages.*) Il est employé comme réactif.

(*Préparation.*) On l'obtient, soit en traitant l'or par le gaz chlore en excès, soit par l'eau régale ; dans ce dernier cas, on évapore la dissolution, et on la fait cristalliser : on a alors le chlorhydrate de chlorure d'or.

---

(1) Le pourpre de Cassius est regardé comme un stannate double de protoxide d'or et de protoxide d'étain.

## Platine.

Pt = 98.

La découverte de ce métal paraît dater du milieu du 18e siècle. On le rencontre, ordinairement, à l'état d'alliage, au Brésil, en Sibérie.

(*Propriétés.*) Le platine est blanc, légèrement gris, brillant, très-malléable, très-ductile, très-tenace; d'une densité moyenne égale à 21,5. Ce métal est excessivement difficile à fondre : il n'entre en fusion que par la chaleur du chalumeau à gaz oxigène et hydrogène; c'est-à-dire, vers 2,000 degrés. Il est inaltérable à l'air, quelque haute que soit la température. Il est attaqué par le chlore et l'eau régale qui sont ses dissolvants. On connaît deux oxides de platine :

Pt, O = Protoxide,

Pt, $O^2$ = Bi-oxide.

On connaît les deux chlorures correspondants aux deux oxides, c'est-à-dire (Cl, Pt), ($Cl^2$, Pt). Chauffé avec de l'azotate de potasse ou de la potasse, le platine est oxidé.

(*Usages*). On s'en sert pour fabriquer des ustensiles employés dans les laboratoires et dans les arts.

(*Préparation.*) Après avoir débarrassé le minerai des matières terreuses, on le traite par l'acide chlorhydrique. La matière non dissoute est attaquée par l'eau régale : il se forme du chlorure de platine. On verse dans la liqueur du chlorure d'ammonium; il se forme un précipité jaune (plus ou moins rouge, selon la quantité d'iridium, de palladium que contenait le platine); on lave ce précipité et on le calcine : le chlorure double d'ammonium et de platine est décomposé, et l'on obtient de la mousse de platine pour résidu. On purifie ce platine par des manipulations qu'il est inutile de décrire ici (1). La mousse de platine est ensuite agrégée et rendue en masse malléable par un battage particulier, lequel consiste à presser la mousse dans un cylindre, à l'aide d'un piston. On chauffe après l'agrégation et on forge le métal pour lui donner le brillant métallique.

### Bi-Chlorure de Platine.

$$Cl^2, Pt = 170.$$

Il correspond au bi-oxide de platine.

(*Propriétés.*) Ce sel est brun, très-soluble dans l'eau, l'alcool. A l'état de chlorure double de platine et d'hydrogène, il est orangé ; ses cristaux ont pour formule : $Cl^2$, Pt, Cl, H. Si l'on chasse l'acide chlorhydrique, il reste du bi-chlorure, $Cl^2$, Pt. Chauffé à 215 degrés, il est transformé en proto-chlorure, de couleur verdâtre, insoluble dans l'eau, ayant pour formule Cl,Pt. A une température rouge, le bi-chlorure est décomposé d'une manière complète.

De même que le bi-chlorure de platine s'unit à l'acide chlorhydrique, de même il peut s'unir aux chlorures pour donner des chlorures doubles : ainsi, en contact avec le chlorure d'ammonium, il y a formation de chlorure double de platine et d'ammonium jaune qui se précipite.

Si l'on fait bouillir la dissolution alcoolique de bi-chlorure de platine et qu'on y verse de la potasse, il se précipite une poudre noire, connue sous le nom de *noir de platine*, que l'on emploie quelquefois dans certaines expériences sur les gaz.

En contact avec le zinc, le cuivre, le platine est précipité.

---

(1) Voir, dans un ouvrage de Chimie générale, la séparation du platine du palladium et de l'iridium.

Il n'est point réduit par le sulfate de protoxide de fer.

(*Usages.*) Il est employé comme réactif.

(*Préparation.*) Il se prépare en dissolvant le platine dans l'eau régale, etc. On peut également l'obtenir, en attaquant le métal par le gaz chlore en excès.

# DES QUELQUES SUBSTANCES ORGANIQUES

## LE PLUS SOUVENT EMPLOYÉES

## EN CHIMIE INORGANIQUE.

Dans les différentes expériences de chimie inorganique, on emploie les substances organiques suivantes :

Acide oxalique,
» acétique,
Acétate de plomb,
Acide tartrique,
Bi-tartrate de potasse,[1]
Acide tannique,
Alcool,
Ether,
Essence de térébenthine,
Caoutchouc.

Il est réellement utile de faire l'histoire de ces corps, afin de ne point les employer sans qu'il soit possible de prévoir, ne sachant pas leur composition, la manière dont ils se comporteront, soit par l'effet de leur décomposition, soit par leur manière d'agir sur les autres corps avec lesquels ils seront en présence.

## Acide Oxalique.

$$C^2, O^3 = 36.$$

L'acide oxalique, appelé quelquefois acide carboneux, saccharin, se rencontre principalement, à l'état d'oxalate acide de potasse, dans quelques plantes, et entre autres dans celles appartenant au genre oxalis ; aussi, a-t-on appelé *sel d'oseille*, l'oxalate acide de potasse que l'on retire principalement de l'oseille. Dans certains cas, où l'on n'a nullement besoin d'énoncer la composition de l'acide oxalique, on le formule ainsi : $\overline{Ox}$.

(*Propriétés.*) Cet acide est solide, soluble dans l'eau, l'alcool. Il cristallise en prismes incolores, transparents, hydratés, ayant pour formule $C^2, O^3, 3(H, O)$, lesquels se trouvent ramenés à l'état monohydratés $C^2, O^3, H, O$, par la dessiccation. Ce corps rougit fortement la couleur du tournesol et a une saveur aigre. Il n'est point altéré par le chlore. L'acide chlorhydrique le dissout sans altération. Il est, au contraire, décomposé par l'acide azotique concentré, sous l'influence de la chaleur : il y a formation d'acide carbonique.

L'acide sulfurique le transforme en acide carbonique et oxide de carbone :

$$C^2, O^3 \begin{cases} C, O. \\ C, O^2. \end{cases}$$

Il est décomposé partiellement par la chaleur : il se dégage de l'acide carbonique, de l'oxide de carbone ; il se forme de l'acide formique, et de l'acide oxalique à 1 équivalent d'eau se sublime. En contact avec le chlorure d'or, l'acide oxalique réduit ce dernier : il se dégage de l'acide carbonique ; de l'or métallique se précipite :

$$Cl^3, Au^2 \ldots\ldots \begin{cases} Au^2. \\ Cl^3 \ldots\ldots\ldots\ldots \end{cases} \Big\} Cl^3, H^3 = 3\,(Cl, H).$$

$$C^2, O^3, 3\,(\bar{H}, O) \ldots \begin{cases} 3\,(H, O) = H^3, O^3 \begin{cases} H^3. \\ O^3. \end{cases} \\ C^2, O^3 \ldots\ldots\ldots\ldots \end{cases} \Big\} C^2, O^6 = 3\,(C, O^2).$$

L'acide oxalique a pour caractère de donner, avec les sels solubles de calcium, un précipité blanc d'oxalate de chaux, insoluble dans l'eau, l'acide chlorhydrique.

Combiné aux oxides métalliques ou aux bases organiques, il donne des sels connus sous le nom d'*oxalates*, lesquels sont décomposables par la chaleur.

(*Usages.*) Il est fréquemment employé dans les laboratoires.

(*Préparation.*) Deux procédés se présentent : le 1er consiste à transformer l'oxalate d'acide de potasse en oxalate de plomb insoluble, par l'acétate de plomb. Après avoir lavé l'oxalate de plomb insoluble, on le décompose, soit par l'acide sulfurique, soit par l'acide sulfhydrique : il se forme du sulfate ou du sulfure de plomb insoluble. Le 2e est de traiter l'amidon, le sucre par l'acide azotique, dans le rapport de 1 partie de sucre, d'amidon, et 8 parties d'acide azotique.

## Acide Acétique.

$$C^4, H^3, O^3 = 51.$$

C'est cet acide qui constitue le *vinaigre*.

On le formule souvent ainsi : $\overline{Ac}$. Il se rencontre dans la sève des plantes, etc.

(*Propriétés.*) Cet acide, le plus concentré possible, contient toujours, à l'état de liberté, 1 équivalent d'eau, et a pour formule $C^4, H^3, O^3, H, O$, que l'on représente quelquefois par $C^4$,

$H^4$, $O^4$. Il est solide ; devient liquide à + 17 degrés : ce dernier entre en ébullition à 120 degrés. Il a une odeur forte, suffocante, caractéristique. Sa saveur est très-caustique. Il rougit fortement la couleur du tournesol, absorbe l'humidité atmosphérique.

L'acide acétique est volatil, soluble dans l'eau, l'alcool, l'éther. Il est décomposé par une chaleur rouge : il se forme de l'eau, de l'acide carbonique, de l'*acétone*.

Il donne, avec les oxides métalliques, etc., des sels connus sous le non d'*acétates*, lesquels sont décomposables par la chaleur, et presque tous solubles dans l'eau.

La vapeur d'acide acétique est inflammable : elle brûle avec une flamme bleue. Chauffé avec l'acide sulfurique concentré, il est décomposé : de l'acide sulfureux se dégage. L'acide acétique est décomposé lorsqu'on le chauffe avec un excès de barite, de chaux : il y a formation de carbonates de barite, de chaux et de l'hydrogène carboné :

$$\begin{array}{l} C^4, H^4, O^4 \left\{ \begin{array}{l} C^4. \left\{ \begin{array}{l} C^2 \ldots\ldots \\ C^2. \end{array} \right. \\ H^4 \ldots\ldots \\ O^4 \ldots\ldots\ldots\ldots \end{array} \right. \begin{array}{l} \\ \left. \right\} C^2, H^4. \\ \\ \end{array} \left. \right\} C^2,\ O^4 = 2\,(C,\ O^2) \\ 2\,(Ba,\ O) \ldots\ldots\ldots\ldots\ldots\ldots\ldots\ldots\ldots\ldots \end{array} \left. \right\} \begin{array}{c} 2(C,O^2), 2(Ba,O) \\ \text{ou} \\ 2\,(C, O^2, Ba,\ O). \end{array}$$

L'acide acétique est décomposé par le chlore, sous l'influence des rayons solaires : le chlore se substitue à l'hydrogène.

(*Usages.*) Ses usages sont très-nombreux.

(*Préparation.*) On l'obtient, dans les laboratoires, en décomposant l'acétate de soude par l'acide sulfurique. Dans les arts, on produit l'acide acétique, en oxidant l'alcool ou les liqueurs qui contiennent ce dernier. L'acide acétique, connu sous le nom d'*acide pyroligneux*, est celui qui provient de la distillation du bois.

## Acétate de Plomb.

$C^4, H^3, O^3, Pb, O = 163.$

L'acétate neutre de plomb, appelé sel de Saturne, est presque toujours formulé ainsi : $\overline{Ac}$, Pb, O.

(*Propriétés.*) Ce sel est blanc, soluble dans l'eau, cristallisable en prismes.

Si l'on fait bouillir sa dissolution avec du monoxide de plomb, soit à l'état de litharge, soit à celui de massicot, une grande quantité de cet oxide se dissout, et l'acétate neutre passe à l'état d'acétate tri-basique $\overline{Ac}$, 3 (Pb,O), connu sous le nom de *sous-acétate de plomb*, lequel est soluble dans l'eau et se trouve ramené par un courant d'acide carbonique à l'état d'acétate neutre : il y a précipitation de carbonate de plomb.

(*Usages.*) C'est un réactif souvent employé.

(*Préparation.*) On l'obtient en traitant le monoxide de plomb par l'acide acétique.

## Acide Tartrique.

$C^8, H^4, O^{10} = 132.$

Cet acide se rencontre dans les raisins, à l'état de bi-tartrate de potasse. On le formule souvent par $\overline{Tt}$, ou $\overline{Ta}$.

(*Propriétés.*) Il est soluble dans l'eau, l'alcool, cristallisable en prismes. Chauffé à une température convenable, il est décomposé : il y a formation d'acide pyro-tartrique, $C^5, H^3, O^3$, H, O, dégagement d'acide carbonique.

Chauffé avec l'acide azotique, il se transforme en acide oxalique.

En contact avec l'hydrate de potasse, sous l'influence d'une chaleur de 200 degrés, il y a production d'oxalate et d'acétate de cette base.

Les sels que l'acide tartrique forme, porte le nom de *tartrates*, lesquels sont décomposés par la chaleur.

(*Usages.*) Il a quelques usages.

(*Préparation.* On traite le bi-tartrate de potasse par du carbonate de chaux : il se forme du tartrate de chaux insoluble. Dans la liqueur qui contient du tartrate neutre de potasse, on verse du chlorure de calcium : il se précipite du tartrate de chaux insoluble. Le tartrate de chaux étant réuni et lavé, on le décompose par l'acide sulfurique : il y a formation de sulfate de chaux et d'acide tartrique libre.

## Bi-Tartrate de Potasse.

$$2\,(C^{8},\ H^{4},\ O^{10}),\ K,\ O = 312.$$

Il porte vulgairement le nom de *crème de tartre*. On le rencontre dans les raisins. Sa formule est assez souvent l'une des deux suivantes : $2\,(\overline{Tt}),\ K,\ O$, ou $2\,(\overline{Ta}),\ K,\ O$.

(*Propriétés.*) Ce sel est blanc, très-peu soluble dans l'eau froide, plus soluble dans l'eau bouillante, d'où il cristallise en prismes, par le refroidissement. Il devient très-soluble dans l'eau, sous l'influence de l'acide borique, et constitue un sel soluble, incristallisable, connu sous le nom de *crème de tartre soluble*. Le bi-tartrate de potasse est insoluble dans l'alcool. Il est décomposé par la chaleur : il y a formation de carbonate de potasse. Neutralisé par la soude, le bi-tartrate de potasse donne du tartrate double de potasse et de soude, connu sous le nom de *sel de Seignette*, lequel est soluble dans l'eau et cristallise en prismes. Si c'est par de l'oxide de fer qu'on sature l'excès d'acide tartrique, on forme du tartrate double de potasse et de fer. Enfin, si l'on fait bouillir le bi-tartrate de potasse avec de l'oxide d'antimoine, on obtient du tartrate double de potasse et d'antimoine, lequel porte le nom d'*émétique*, est soluble dans l'eau, cristallisable en octaèdres.

(*Usages.*) Il sert à la préparation de l'acide tartrique, du carbonate de potasse pur, de l'émétique, etc. On l'emploie en teinture.

(*Préparation.*) On l'obtient en faisant cristalliser, à plusieurs reprises, le tartre des vins, auquel on a eu soin d'ajouter de l'argile ou du sable pour enlever la matière colorante.

### Acide Tannique.

$$C^{18}, H^8, O^{12} = 212.$$

Il est généralement appelé *tannin*, et formulé par $\overline{Tn}$. On le rencontre principalement dans l'écorce de beaucoup de végétaux : ainsi, il existe dans la noix de galle, le cachou, l'écorce de chêne, etc.

(*Propriétés.*) Le tannin est soluble dans l'eau, l'alcool, incristallisable, insoluble dans l'éther rectifié (1). Sa saveur est très-astringente. Les acides chlorhydrique, azotique, phosphorique, précipitent en blanc la dissolution aqueuse d'acide tannique. Il précipite, en noir bleuâtre, les per-sels de fer. En contact avec une dissolution de gélatine, il y a précipitation de tannate de gélatine, insoluble dans l'eau. Il forme des sels connus sous le nom de *tannates*, lesquels sont décomposés par la chaleur. Chauffé avec l'acide azotique, le tannin est transformé en acide oxalique. La dissolution aqueuse d'acide tannique, assez étendue d'eau, abandonnée à l'air, se transforme en *acide gallique*, lequel a pour formule $C^7, H^3, O^5, H, O$, et cristallise en aiguilles blanches soyeuses.

---

(1) Rectifié, c'est à dire anhydre.

(*Usages.*) C'est le tannin qui joue le principal rôle dans le tannage des peaux.

Il est la base de l'encre, des teintures noires (1).

On l'emploie en médecine.

(*Préparation.*) On le prépare en traitant la noix de galle, réduite en poudre et placée dans une allonge de verre reposant sur une carafe, par de l'éther non rectifié, ou du commerce. Dans la carafe, vingt-quatre heures après, on trouve deux liquides différents. On sépare le plus lourd, lequel est brunâtre et contient principalement tout le tannin, et on l'évapore : le résidu, après l'évaporation, est l'acide tannique.

## Alcool.

$C^4, H^6, O^2 = 46.$

Il prend naissance par la fermentation de certaines matières organiques, telles que : le sucre, l'amidon, etc. Cette fermentation a lieu à la température de 25 degrés environ, sous l'influence de l'eau, de l'air, et d'une matière azotée appelée *ferment*. La découverte de l'alcool remonte au commencement du XIVe siècle.

(*Propriétés.*) Il est liquide, incolore, d'une odeur agréable, d'une saveur caustique, d'une densité égale à 0,795, à la température de + 15 degrés. Il ne se solidifie pas même par un froid de 90 degrés. L'alcool entre en ébullition à 78 degrés. Il est décomposé, lorsqu'on soumet sa vapeur à une température élevée. Il est inflammable, et brûle avec une flamme bleue pâle. Oxidé par des moyens convenables, il passe à l'état d'acide acétique.

---

(1) L'encre est du tannate de sesqui-oxide de fer, ou d'oxide de cuivre. Le noir des tissus n'est autre que du tannate de sesqui-oxide de fer également, appliqué, par des moyens convenables, sur l'étoffe.

Chauffé avec de l'acide sulfurique, il donne de l'*oxide d'éthyle* ou éther ordinaire.

Si l'on ajoute du chlorure de sodium à l'acide sulfurique, on obtient du *chlorure d'éthyle*. Sous l'influence d'un mélange d'acides sulfurique, acétique, l'alcool se transforme en *acétate d'oxide d'éthyle.*

L'alcool est détruit par le chlore. Il est soluble dans l'eau, l'éther. Pris en quantité suffisante, il détermine l'ivresse, puis la mort.

(*Usages.*) Il est la base de l'esprit de vin, de l'eau-de-vie, du vin, de la bière, du cidre, etc. Ses usages sont des plus nombreux dans les laboratoires et dans les arts.

(*Préparation.*) On l'obtient, en rectifiant, à plusieurs reprises, l'esprit de vin du commerce, sur de la chaux anhydre pulvérisée : il est alors à l'état anhydre, et a la composition ci-dessus indiquée.

## Ether.

$$C^4, H^5, O = 37.$$

Ce corps, appelé *éther sulfurique*, *oxide d'éthyle*, est de l'alcool moins 1 équivalent d'eau : $C^4, H^6, O^2 - H, O = C^4, H^5, O$. Il est l'oxide du radical $C^4, H^5$, appelé *éthyle*, lequel n'a point encore été isolé, mais qui se comporte avec le chlore, le brôme, l'iode, comme l'ammonium, $Az, H^4$, le fait avec ces derniers.

(*Propriétés.*) Il est liquide, incolore, d'une odeur forte, d'une saveur brûlante, d'une densité égale à environ 0,7119, à la température de 25 degrés. L'oxide d'éthyle, chauffé à la température de 35 degrés, entre en ébullition. Il est inflammable, un peu soluble dans l'eau, soluble dans l'alcool. Il est décomposé par une chaleur convenable. Il est détruit par le chlore.

Il se combine parfaitement aux oxacides : ainsi, il forme avec l'acide acétique, de l'acétate d'oxide d'éthyle : $C^4, H^3, O^3, C^4, H^5, O$ ou $\overline{Ac}, C^4, H^5, O$, appelé *éther acétique*. Avec les hydracides, il y a formation d'eau, et l'éthyle s'unit au radical de l'hydracide ; exemple : Il donne avec l'acide chlorhydrique du chlorure d'éthyle, $Cl, C^4, H^5$, appelé *éther chlorhydrique* :

$C^4, H^5, O$ { $C^4, H^5$ ............ ; $O$ ....... } $H, O$.

$Cl, H$... { $H$ ....... ; $Cl$ ............... } $Cl, C^4, H^5$.

Son action, sur l'économie, est la même que l'alcool.

(*Usages.*) Il est souvent employé dans les laboratoires, en médecine, etc.

(*Préparation.*) On l'obtient, en distillant parties égales d'alcool ordinaire et d'acide sulfurique concentré. On lave à l'eau le produit distillé, afin de dissoudre l'alcool non éthérifié, puis on rectifie l'oxide d'éthyle, en le distillant sur du chlorure de calcium fondu : il est alors anhydre, et sa composition est représentée par la formule ci-dessus désignée.

## Essence de Térébenthine.

$C^{20}, H^{16} = 136.$

Elle existe dans la *térébenthine* (matière visqueuse qui s'écoule lorsqu'on pratique des incisions dans certains végétaux : le pin, par exemple).

(*Propriétés.*) L'essence de térébenthine est liquide, incolore, d'une densité égale à 0,860. Elle entre en ébullition et se volatilise à 160 degrés environ. En contact avec l'acide chlorhydrique, ce dernier est absorbé : il y a formation d'un composé, appelé *camphre artificiel*, lequel ressemble au camphre ordinaire, et a pour formule Cl, H, $C^{20}$, $H^{16}$. L'essence de térébenthine est soluble dans l'alcool, l'éther.

Elle est inflammable, décomposée par une chaleur suffisamment élevée.

(*Usages.*) On s'en sert pour dissoudre certains corps : les résines, par exemple.

(*Préparation.*) On l'obtient en distillant la térébenthine avec de l'eau : l'essence se volatilise, ainsi que l'eau, et il reste, dans le vase distillatoire, une résine jaunâtre, appelée *colophane*.

## Caoutchouc.

$C^8, H^7 = 55.$

Le caoutchouc, appelé vulgairement *gomme élastique*, a pour formule, d'après M. Faraday, $C^8$, $H^7$.

(*Propriétés.*) Ce corps est solide, insoluble dans l'eau, soluble dans quelques huiles : dans l'huile essentielle de térébenthine, par exemple.

Chauffé à 235 degrés, il entre en fusion et répand une odeur désagréable. Si la température est assez élevée, le caoutchouc est décomposé : on obtient, si la calcination est faite en vase clos, des produits huileux, lesquels jouissent de la propriété de dissoudre parfaitement le caoutchouc.

(*Usages.*) Il est employé pour rendre les tissus imperméables. On s'en sert, en chimie, pour joindre entre elles les diverses pièces d'un appareil.

*(Préparation.)* Lorsqu'on fait des incisions à certains arbres de l'Amérique, il en découle un liquide visqueux, lequel, abandonné à l'air, se coagule et se prend en une masse solide, élastique, laquelle constitue le caoutchouc.

# DESCRIPTION DES APPAREILS.

*Fig.* n° 1, *pl.* 1.

Article **Oxigène.**

A, cornue de verre contenant l'oxide rouge de mercure (ou le chlorate de potasse, si c'est avec ce dernier qu'on prépare le gaz).

D, tube de sûreté amenant le gaz dans la cuve à eau *k p*, sous l'éprouvette T, pleine d'eau, appuyée sur un vase de terre creux et percé d'un trou à son centre.

C, fourneau servant à chauffer l'oxide de mercure ou le chlorate de potasse.

*Fig.* n° 2, *pl.* 1.

Article **Oxigène.**

U V, fourneau long servant à chauffer le canon de fusil A B, où se trouve le bi-oxide de manganèse. K, tube de sûreté amenant le gaz oxigène dans un flacon P, contenant de la potasse ou de la soude à la chaux, afin d'enlever l'acide carbonique que contient le gaz oxigène, provenant des carbonates que l'oxide de manganèse, ordinaire, employé contient. H, tube à gaz ordinaire amenant le gaz oxigène dans la cuve à eau.

*Fig.* n° 3, *pl.* 1.

Article **Hydrogène.**

B, flacon, à deux tubulures, contenant l'eau, le zinc. V, tube de sûreté, en S et à boule, pour introduire l'acide sulfurique. R, tube ordinaire amenant le gaz dans la cuve à eau.

*Fig.* n° 4, *pl.* 1.

Article **Eau.**

D, flacon d'où on dégage l'hydrogène. *m*, tube de sûreté pour verser l'acide sulfurique. T, tube amenant le gaz hydrogène dans le flacon R, contenant une dissolution de chlorure d'or, et le priver de l'arseniure d'hydrogène qu'il peut contenir. V Z, tube dirigeant le gaz sur de la chaux anhydre, en fragments, placée dans l'éprouvette tubulée P, pour enlever les autres gaz étrangers : acide carbonique, par exemple, que l'hydrogène peut renfermer.

O, tube de la forme d'un U, contenant du chlorure de calcium fondu. S, tube à boule, contenant l'oxide de cuivre, pesé avant et après l'opération. H, lampe à alcool servant à chauffer l'oxide de cuivre : on ne chauffe ce dernier que lorsque l'appareil est rempli d'hydrogène : la présence de l'air, par l'oxigène qu'il contient, donnerait une erreur pour le poids de l'eau obtenu, et, par conséquent, l'analyse de l'eau serait fausse. B, tube en U, pesé avant et après l'opération, contenant du chlorure de calcium fondu, lequel absorbe l'eau formée. E, tube plongeant dans un verre G, contenant du mercure : ce dernier sert à intercepter toute communication de l'air atmosphérique avec l'intérieur de l'appareil.

*Fig.* n° 5, *pl.* 1.

Article **Acide Sulfureux.**

N, ballon, chauffé par le fourneau C, contenant de l'acide sulfurique et du cuivre. R, tube pour introduire l'acide sulfurique, et employé, principalement, comme tube de sûreté. S, tube amenant le gaz dans un flacon X, contenant de l'acide sulfurique concentré, pour commencer à dessécher le gaz (ce flacon sert, de plus, à guider l'opérateur, relativement au dégagement du gaz).

Z, tube en U, contenant de la pierre-ponce imprégnée d'acide sulfurique concentré, pour achever la dessiccation du gaz sulfureux. P, tube ordinaire faisant arriver le gaz sec dans une éprouvette sèche O, entourée d'un mélange de glace et de sel marin, contenu dans le vase *g h*.

*Fig.* n° 6, *pl.* 1.

Article **Acide Sulfurique.**

D, ballon contenant du cuivre et de l'acide sulfurique, pour dégager du gaz sulfureux. G, tube pour verser l'acide sulfurique. B, fourneau pour chauffer le ballon, puisque l'acide n'est décomposé par le cuivre que sous l'influence de la chaleur. *m*, tube amenant le gaz sulfureux dans un flacon Y vide, et servant à réunir ce dernier gaz avec le gaz oxigène provenant du chlorate de potasse fondu, contenu dans la cornue X, et chauffé par le fourneau T. L'oxigène arrive dans le flacon Y, par le tube *n*. S, tube contenant de la pierre-ponce imbibée d'acide sulfurique où les gaz se dessèchent complétement. P R, tube de verre, entouré de clinquant, contenant de la mousse de platine : on le chauffe, graduellement et légèrement, à l'aide du fourneau Z, Z' : le mélange d'acide sulfureux et d'oxigène, arrivant du tube S, se transforme en acide sulfurique anhydre, qui se rend dans un tube V V′, entouré d'un mélange de glace et de sel marin, contenu dans le vase *h p*.

*Fig.* n. 7, *pl.* 1.

Article **Mono-Sulfure d'Hydrogène.**

Y, verre plein de mercure, dans lequel plonge la petite cloche courbe A B, où est mesuré le gaz sulfhydrique. R, petit fragment d'étain que l'on chauffe à l'aide de la lampe à alcool, et servant à décomposer le gaz sulfure d'hydrogène.

*Fig.* n° 8, *pl.* 1.

Article **Bi-Sulfure de Carbone.**

O O′, tube en porcelaine contenant des fragments de charbon, et chauffé par le fourneau long C D, placé sur une table inclinée R S. Le charbon étant rouge, on introduit des fragments de soufre par l'ouverture P, que l'on ferme, aussitôt le soufre introduit, à l'aide d'un bouchon.

V, allonge recourbée amenant le sulfure de carbone dans un flacon X, plein d'eau. *y*, tube pour laisser dégager l'air. L'allonge ne doit plonger que très-peu dans le liquide, en cas d'absorption.

*Fig.* n° 9, *pl.* 2.

Article **Chlore.**

R, ballon contenant les matières propres à dégager le gaz chlore. C, tube d'introduction de l'acide sulfurique ou chlorhydrique, et en même temps de sûreté. Le feu du fourneau A doit être d'abord très-modéré. B, tube amenant le gaz chlore dans le flacon V, contenant de l'eau, où il se lave. De là, il passe dans le tube Y, contenant du chlorure de calcium fondu, où il se dessèche. Z, tube ordinaire amenant le gaz chlore sec dans le flacon N, plein d'air.

*Fig.* n° 10, *pl.* 2.

### Article **Acide Chlorhydrique.**

R, fourneau chauffant le ballon D, contenant le sel marin et l'acide sulfurique. C, tube de sûreté par lequel on introduit l'acide. B, tube ordinaire amenant le gaz dans le flacon A, contenant peu d'eau, où il se lave. Ensuite, il passe, à l'aide du tube H, dans le flacon V, contenant de l'eau, placé dans un vase *g n*, plein d'eau, pour refroidir constamment l'eau du flacon où il se dissout. Il n'est point utile que le tube H plonge bien avant, vu que l'acide chlorhydrique étant plus dense que l'eau gagne toujours la partie inférieure du vase.

I, tube amenant le gaz en excès dans une éprouvette Z, contenant une dissolution de carbonate de soude, afin d'absorber le gaz chlorhydrique non dissous, comme cela arrive, surtout lorsque l'eau du flacon V en est presque saturée.

*Fig.* n° 11, *pl.* 2.

### Article **Phosphore.**

K N, fourneau à réverbère chauffant la cornue de grès lutée C D, contenant le mélange de phosphate acide de chaux et de charbon. A, allonge en cuivre, plongeant peu dans l'eau, amenant le phosphore dans le flacon P contenant de ce dernier. *n*, petit tube de sûreté droit en cas d'absorption : il doit plonger peu dans l'eau. *h*, tube de dégagement pour les gaz, entraînant plus ou moins de phosphore en vapeur, qui se dégagent pendant l'opération.

*Fig. n° 12, pl. 2.*

Article **Acide Phosphorique.**

K, tube en U, dessiccateur, contenant du chlorure de calcium, pour dessécher l'air arrivant, par le courant d'eau qui se fait en *p*, dans le flacon N, plein de ce liquide, dans le ballon sec Y, contenant un tube B creux, en porcelaine, auquel est suspendue une capsule de porcelaine T, contenant du phosphore. R, second tube de chlorure de calcium, pour empêcher toute communication humide entre le ballon Y et le flacon d'eau N. Après avoir enflammé le phosphore, à l'aide d'une tige métallique chauffée, l'eau coulant déjà, on bouche le tube B, à l'aide d'un bouchon. Dès que le phosphore est brûlé, on l'ouvre de nouveau, et l'on fait tomber, dans la capsule placée sous son orifice, une nouvelle quantité de ce métalloïde ; et ainsi de suite, selon la quantité d'acide phosphorique que l'on veut obtenir, en ayant le soin de renouveler l'eau écoulée en *p*, afin de brûler constamment le phosphore dans un courant d'air assez rapide.

*Fig. n° 13, pl. 2.*

Article **Acide Phosphorique.**

Cet appareil est le ballon tubulé, dont on se sert souvent en chimie, que l'on adapte à la cornue dans laquelle on chauffe le phosphore avec l'acide azotique. On en ferme toujours la tubulure à l'aide d'un bouchon portant un tube ordinaire assez long.

*Fig. n° 14, pl. 2.*

Article **Azote.**

V X, tube de verre, entouré de clinquant, contenant du cuivre que l'on chauffe, à l'aide du fourneau long P R, sous l'influence d'un courant d'air, privé d'acide carbonique à l'aide du tube à 6 boules C, contenant une dissolution de potasse ou de soude, que l'on fait passer par l'écoulement de l'eau du flacon A, à l'aide du robinet *h*, dans le flacon d'air B, portant un tube droit et à entonnoir, plongeant déjà, avant l'opération, dans un peu d'eau. *n*, *m*, robinets servant, l'un, *n*, à empêcher l'eau de la cuve de remonter dans le tube contenant le cuivre ; l'autre, *m*, servant à mettre en communication, au moment où l'on veut, l'air atmosphérique, privé d'acide carbonique, avec le cuivre chauffé. On remplit, d'abord, l'appareil d'air privé d'acide carbonique, et l'on ferme le robinet *m* ; on chauffe alors le cuivre, le robinet *n* étant resté ouvert ; lorsque le cuivre est rouge, on ouvre le robinet *m*, et en même temps on fait couler l'eau du flacon A dans le flacon B. L'air de ce dernier, étant déplacé par l'eau, passe sur le cuivre, y laisse son oxigène, et l'on recueille le gaz azote à l'extrémité du tube recourbé H.

*Fig.* n° 14 *bis*, *pl.* 2.

Article **Azote.**

Cet appareil, appelé tube de Liebig, peut remplacer le tube à 6 boules, de M. Jacquelain, figuré dans l'appareil n° 14.

*Fig.* n° 15, *pl.* 2.

Article **Air Atmosphérique.**

Le fourneau C chauffe le ballon V, contenant seulement de l'air. Retirant le feu, l'ascension de l'eau de l'éprouvette R, dans le flacon Y, est presque inévitable. En effet, les tubes *m n*, plongeant avant dans l'eau, le liquide de l'éprouvette R arriverait dans le flacon Y (1) avant que l'air arrivant par le tube de sûreté D, et ayant une assez forte colonne d'eau à vaincre, soit en-

(1) Le liquide du flacon Y ne peut monter dans le ballon V, vu que le tube *m* est suffisamment long.

tré dans l'appareil pour faire équilibre à la pression exercée par l'atmosphère sur la surface du liquide de l'éprouvette R. De là, pour remédier à cet inconvénient, l'emploi du tube droit B, fonctionnant comme les tubes de sûreté, pour permettre la rentrée de l'air dans le flacon Y, faire équilibre à la pression atmosphérique agissant sur l'eau de l'éprouvette, et empêcher que cette dernière n'arrive dans le flacon Y. Il est évident qu'il faut que le tube B ne plonge que peu dans le liquide du flacon Y; car il deviendrait inutile, si la colonne d'eau à vaincre par l'air, dans ce tube B, était plus élevée que la hauteur existant entre le niveau de l'eau de l'éprouvette R, et le haut du tube *n*.

Un tube en S, à la place du tube B, remplirait le même but que ce dernier; mais nous avons placé ici un tube droit, afin de faire connaître aux élèves tous les tubes de sûreté qu'ils peuvent employer.

*Fig.* n° 16, *pl.* 2.

### Article **Acide Hypo-Azotique.**

A, cornue en verre, contenant l'azotate de plomb desséché, chauffée graduellement à l'aide du fourneau B. Le tube à boule, C D, est adapté à la cornue sans tube de caoutchouc, attendu que ce dernier pourrait céder de l'humidité, et l'acide hypo-azotique obtenu serait coloré en vert. La cornue et le tube à boule doivent s'adapter parfaitement (on y parvient par l'usure, à l'aide de l'émeri, de l'extérieur du col de la cornue et de l'intérieur du col du tube à boule). Le tube à boule est placé dans le vase *h g*, contenant un mélange de glace et de sel marin.

*Fig.* n° 20, *pl.* 3.

### Article **Air Atmosphérique.**

V, cornue contenant de l'eau, surmontée d'un tube de sûreté H, muni d'un robinet *n*. Cet appareil sert à prouver l'utilité des *tubes de sûreté ;* en effet, si, après avoir chassé l'air de l'appareil, celui-ci s'étant dégagé par le tube K, plongeant dans l'éprouvette C, on retire le feu, l'eau, de l'éprouvette, remontera dans la cornue : cette dernière étant encore chaude, rencontrant un liquide froid, sera brisée. Cette ascension de l'eau aura lieu si le robinet est fermé ; mais, s'il est ouvert, c'est-à-dire si le tube de sûreté peut fonctionner et permettre la rentrée de l'air dans l'appareil, l'eau ne montera point : l'air introduit par le tube de sûreté, faisant alors équilibre à la pression atmosphérique extérieure.

*Règle générale.* Les tubes de sûreté à boule ne doivent contenir de liquide qu'à moitié de la boule au plus. Les figures n^os^ 17, 18, 19, *pl.* 2, sont les principaux tubes de sûreté employés. Quant au tube de sûreté simple, fig. n° 18, lequel ne porte point de boule, on y introduit du liquide jusqu'en A B : c'est-à-dire jusqu'aux $\frac{2}{3}$, environ (à l'exception du mercure), de la branche C D, avant que l'appareil qui le porte ne soit en action.

*Fig.* n° 21, *pl.* 3.

### Article **Bi-Oxide d'Azote.**

D, flacon contenant eau, zinc, acide sulfurique pour dégager de l'hydrogène, lequel se lave dans le flacon K, contenant de l'eau, puis se dessèche dans le tube R contenant du chlorure de calcium. Après s'être desséché dans le tube en U, l'hydrogène se rend dans un flacon d'air V où il se mélange avec le gaz bi-oxide d'azote dégagé du ballon Z (contenant du mercure et de l'acide azotique, chauffé à l'aide du fourneau H), lavé dans l'eau du flacon Y, et desséché par du chlorure de calcium dans le tube X. Le mélange d'hydrogène et de bi-oxide d'azote secs, passe du flacon V dans le tube de verre I I', entouré de clinquant, contenant de la mousse de platine, et chauffé légèrement à l'aide du fourneau E F. L'ammoniaque produit, ainsi que le gaz hydrogène en excès (car il faut que le dégagement de l'hydrogène soit plus rapide que celui du bi-oxide d'azote) se dégage par le tube T, où l'on peut constater la présence de l'ammoniaque, au moyen du papier de tournesol rougi par un acide, lequel deviendra bleu.

*Fig.* n° 22, *pl.* 3.

Article **Air Atmosphérique.**

La figure n° 22 est une cornue contenant de l'eau, dont le tube S, servant à laisser dégager l'air, plonge dans du mercure, contenu dans l'éprouvette R. Ce tube S doit porter plus de 76 centimètres depuis le point R jusqu'en D. La longueur R D, généralement employée, est de 1 mètre environ. Ce tube S, d'une longueur de 1 mètre, et plongeant dans le mercure, fait plus que de remplacer le tube de sûreté, puisque, outre la non-ascension du liquide de l'éprouvette R dans la cornue K, l'air n'entre nullement dans l'appareil, quoique la cornue soit froide : elle se trouve, de cette manière, après l'opération, sinon tout à fait, du moins en partie vide d'air.

*Fig.* n° 23, *pl.* 3.

Article **Azoture d'Hydrogène.**

A, fourneau chauffant un mélange de sel ammoniac et de chaux anhydre, recouvert de fragments de cette dernière. Le ballon B, contenant ces matières, communique avec un tube C contenant des fragments de potasse ou de soude (et non du chlorure de calcium, ce dernier ayant la propriété d'absorber une grande quantité de gaz ammoniac), où l'ammoniaque achève de se dessécher. Le gaz sec passe ensuite sur du charbon contenu dans le tube X Y, chauffé à l'aide du fourneau R T. Le cyanure d'ammonium formé se volatilise, et se rend dans le tube D, desséché, placé dans un vase *l n*, contenant de la glace et du sel marin. Le tube V donne issue à l'excès de gaz ammoniac et à l'hydrogène devenu libre dans l'opération.

*Fig.* n° 24, *pl.* 3.

### Article **Cyanogène.**

D, ballon d'essayeur, contenant le cyanure de mercure desséché, que l'on chauffe à l'aide de la lampe à alcool. C, tube ordinaire amenant le gaz sous la cuve à mercure.

*Fig.* n° 25, *pl.* 3.

### Article **Acide Cyanhydrique.**

D, fourneau chauffant la cornue A, contenant le cyanure de mercure (que l'on introduit d'abord) et l'acide chlorhydrique (versé par le tube de sûreté C, après que l'appareil est complétement monté), d'une manière graduée et légère. L'acide cyanhydrique se rend dans un long tube de verre un peu incliné, où il rencontre, d'abord, du marbre en morceaux (le marbre occupe l'espace R B et sert à enlever, à l'acide cyanhydrique, l'acide chlorhydrique qu'il peut contenir : il y a formation de chlorure de calcium et d'acide carbonique ; celui-ci, étant gazeux, se dégage par le tube V).

Après avoir traversé la couche de marbre, la vapeur d'acide cyanhydrique passe sur une couche de chlorure de calcium fondu, B S, en petits fragments, où elle se dessèche complétement. Elle se condense ensuite, à l'état anhydre, dans le flacon K, parfaitement desséché (1), entouré d'un mélange de glace et de sel marin

(1) Pour dessécher parfaitement un vase, on y passe une certaine quantité d'alcool ordinaire, puis on l'égoutte ; on le chauffe ensuite, en ayant soin

contenu dans le vase *h t*. Cette préparation demande de grandes précautions.

*Fig.* n° 26, *pl.* 3.

Article **Arseniure d'Hydrogène.**

B, flacon d'où se dégage l'arseniure d'hydrogène. A, tube de sûreté pour introduire l'acide sulfurique : ce tube A, pour éviter que de l'hydrogène arseniqué se perde, doit toujours être en S et non droit; celui à boule est même préférable encore au tube en S simple : c'est-à-dire non à boule. C, tube à boule contenant de l'amiante pour arrêter les matières étrangères que le gaz peut entraîner. D R, tube de verre, chauffé par le fourneau X Y, où l'arseniure d'hydrogène se décompose, et forme un anneau d'arsenic brillant. *n*, tube pour laisser dégager l'hydrogène privé de son arsenic.

*Fig.* n° 27, *pl.* 3.

Article **Arseniure d'Hydrogène.**

Cet appareil est celui employé par M. Jacquelain dans les expériences où l'on est à la recherche de petites quantités d'arsenic. Il se compose d'une carafe C, où l'on dégage de l'hydrogène, et où les liqueurs provenant des matières supposées arsenicales ont été mises, avec de l'eau et du zinc, avant l'addition d'acide sulfurique, par le tube en S à boule A, lequel plonge dans le liquide, et est recourbé à sa partie inférieure; d'un tube laveur Jacquelain D, à 6 boules, contenant une dissolution de chlorure d'or.

---

d'y faire arriver un courant d'air, à l'aide d'un soufflet muni d'un long tube de verre; on essuie, de temps en temps, ce dernier pour enlever l'alcool volatilisé qui s'est condensé sur ses parois.

*Fig.* n° 28, *pl.* 3.

Article **Arseniure d'Hydrogène.**

Cet appareil est celui de Marsh, employé dans les recherches en cas d'empoisonnements supposés être par l'arsenic.

Il se compose d'un flacon ordinaire V, contenant de l'eau, du zinc, de l'acide sulfurique, les liqueurs arsenicales ; il communique avec un tube K, effilé à la lampe, et portant une gorge Y remplie d'amiante. Après que l'air a été chassé de l'appareil par l'hydrogène dégagé, on enflamme l'hydrogène qui se dégage en *n*, et s'il contient de l'arsenic, ce dernier se dépose, à l'état de taches, lorsqu'on approche de la flamme un corps froid : une soucoupe, par exemple. Il est bon, pour ne point perdre d'arsenic (puisqu'il faut dégager une certaine quantité d'hydrogène afin de chasser l'air et éviter qu'il n'y ait détonnation par l'inflammation du mélange d'air et d'hydrogène), d'adapter à l'appareil de Marsh un tube de sûreté, au moyen duquel (après avoir versé l'acide sulfurique, non par le tube de sûreté, mais par le goulot du flacon V) on introduit la liqueur arsenicale dans le vase V (on met alors, préalablement, de l'eau seule dans le tube de sûreté).

*Fig.* n° 29, *pl.* 3.

Article **Potassium.**

A B, fourneau servant à chauffer le vase en fer C D, contenant le mélange de charbon et de carbonate de potasse bien secs. Ce vase C D communique avec un autre vase en fer Y X, divisé en deux parties par la cloison *n n'*. Il porte une ouverture M, où l'on adapte un tube de verre Z, plongeant dans un verre P contenant du mercure. La partie inférieure du vase de fer Y X se ferme par une boîte en fer R U, laquelle entre, à léger frottement, dans l'intérieur du vase Y X, jusqu'à ce qu'elle soit arrêtée par la cloison *n n'*. On remplit aux $\frac{2}{3}$ la boîte R U d'huile de naphte ; puis, après l'avoir fait entrer dans le vase Y X, on lute le rebord formé par ce dernier vase (vu qu'il ne doit descendre qu'aux $\frac{2}{3}$ de la boîte R U, cette dernière touchant, par sa partie supérieure, avec la cloison *n n'*), et l'on chauffe le vase C D. Le potassium se volatilise, et se condense dans l'huile de naphte. L'oxide de carbone, passant par l'espace entre la cloison *n*, *n'* et l'huile de naphte, se rend dans le tube Z qui le conduit dans l'air en traversant la couche de mercure. La tige de fer H, mobile, laquelle entre, à volonté, dans le col du vase C D, sert, en la faisant aller de temps en temps, à empêcher que le col du vase C D s'obstrue. Au cas où le col viendrait à se boucher, on en serait averti par le gaz oxide de carbone cessant de se dégager. Cette opération demande quelques soins, sous ce dernier point de vue.

*Fig.* n° 30, *pl.* 3.

### Tube en Caoutchouc.

Le tube représenté fig. n° 30 est un tube en caoutchouc, semblable à ceux qui ont été figurés dans les appareils ci-dessus décrits. Les tubes de caoutchouc sont de la plus grande utilité, pour joindre ensemble diverses pièces d'un appareil, sans chance de les briser à chaque instant, comme cela a lieu lorsqu'on ne se sert que de bouchons.

FIN.

## DES ÉQUIVALENTS.

Comme les travaux de M. Dumas, sur les Équivalents Chimiques, ont apporté de grands changements dans les Équivalents anciennement admis, nous croyons devoir mettre sous les yeux de nos lecteurs les Éléments avec leurs anciens Équivalents, afin qu'ils puissent les comparer avec les nouveaux, et apprécier le service que M. Dumas a rendu à la Science, en rectifiant des erreurs qui entravaient au plus haut dégré les calculs dans les opérations chimiques.

# ÉQUIVALENTS ANCIENS.

| ORDRE dans lequel on rangeait alors les Éléments. | ÉQUIVALENTS, l'Hydrogène étant pris pour terme de comparaison. | ÉQUIVALENTS, l'Oxigène étant représenté par 100. |
|---|---|---|
| Oxigène | 8. » | 100. » |
| Hydrogène | 0.9984 | 12.48 |
| Bore | 21.7928 | 272.41 |
| Silicium | 22.1848 | 277.31 |
| Carbone | 6.1152 | 76.44 |
| Phosphore | 15.6920 | 196.15 |
| Soufre | 16.0928 | 201.16 |
| Sélénium | 39.5664 | 494.58 |
| Fluor | 18.7040 | 233.80 |
| Chlore | 35.4112 | 442.64 |
| Brôme | 78.2640 | 978.30 |
| Iode | 126.3600 | 1579.50 |
| Azote | 14.1624 | 177.03 |
| Zirconium | 22.4104 | 280.13 |
| Thorinium | 59.5920 | 744.90 |
| Potassium | 39.1936 | 489.92 |
| Sodium | 23.2720 | 290.90 |
| Lithium | 6.4296 | 80.37 |
| Barium | 68.5544 | 856.93 |
| Strontium | 43.7824 | 547.28 |
| Calcium | 20.4824 | 256.03 |
| Magnésium | 12.6680 | 158.35 |
| Yttrium | 32.2008 | 402.51 |
| Glucinium | 17.6672 | 220.84 |
| Aluminium | 9.1288 | 114.11 |
| Manganèse | 27.6712 | 345.89 |

| ORDRE dans lequel on rangeait alors les Éléments. | ÉQUIVALENTS, l'Hydrogène étant pris pour terme de comparaison. | ÉQUIVALENTS, l'Oxigène étant représenté par 100. |
|---|---|---|
| Fer | 27.1368 | 339.21 |
| Zinc | 32.2584 | 403.23 |
| Cadmium | 55.7416 | 696.77 |
| Étain | 58.8232 | 735.29 |
| Cobalt | 29.5192 | 368.99 |
| Nickel | 29.5736 | 369.67 |
| Arsenic | 37.6096 | 470.12 |
| Molybdène | 47.8816 | 598.52 |
| Chrôme | 28.1456 | 351.82 |
| Vanadium | 68.5472 | 856.84 |
| Tungstène | 94.6400 | 1183. » |
| Tantale | 92.2976 | 1153.72 |
| Antimoine | 129.0320 | 1612.90 |
| Titane | 24.2928 | 303.66 |
| Tellure | 64.1392 | 801.74 |
| Uranium | 216.9088 | 2711.36 |
| Cérium | 45.9760 | 574.70 |
| Bismuth | 70.9536 | 886.92 |
| Plomb | 103.5600 | 1294.50 |
| Cuivre | 63.3112 | 791.39 |
| Mercure | 202.5312 | 2531.64 |
| Osmium | 99.5584 | 1244.48 |
| Iridium | 98.6800 | 1233.50 |
| Palladium | 53.2720 | 665.90 |
| Rhodium | 52.1104 | 651.38 |
| Argent | 108.1288 | 1351.61 |
| Or | 198.8816 | 2486.02 |
| Platine | 98.6800 | 1233.50 |

# TABLE DES MATIÈRES.

## A

B



C

D



E



F



H

## N



## O

Pages.



# P



# S

---

## ERRATA.

Au lieu de la formule : Ph, $O^5$ (3 Ca, O), lisez : Ph, $O^5$, 3 (Ca, O) ..... 29
Au lieu de la formule : (2 Ph, $O^5$) Ca, O, lisez : 2 (Ph, $O^5$), Ca, O...... 29
Au lieu de la formule : (1 $\frac{1}{2}$ C, $O^2$) Az, $H^4$, O, lisez : 1 $\frac{1}{2}$ (C, $O^2$), Az, $H^4$, O. 131
Au lieu de la formule : 3 (Fl, K) 12 ($Fl^3$, Si), lisez : 3 (Fl, K), 2 ($Fl^3$, Si)... 181

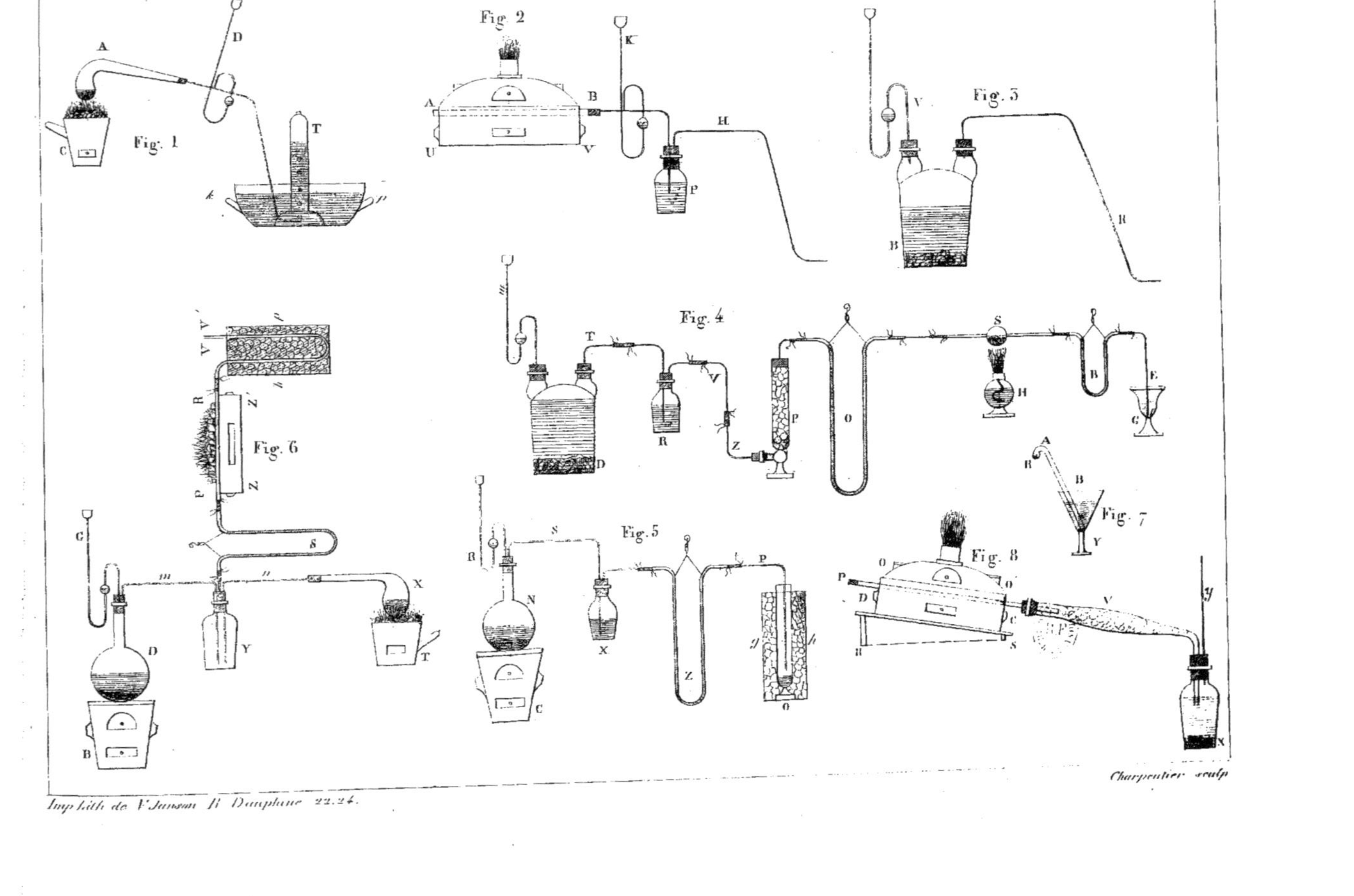


Imp. Lith. de V. Janson R. Dauphine 22.24.

Charpentier sculp

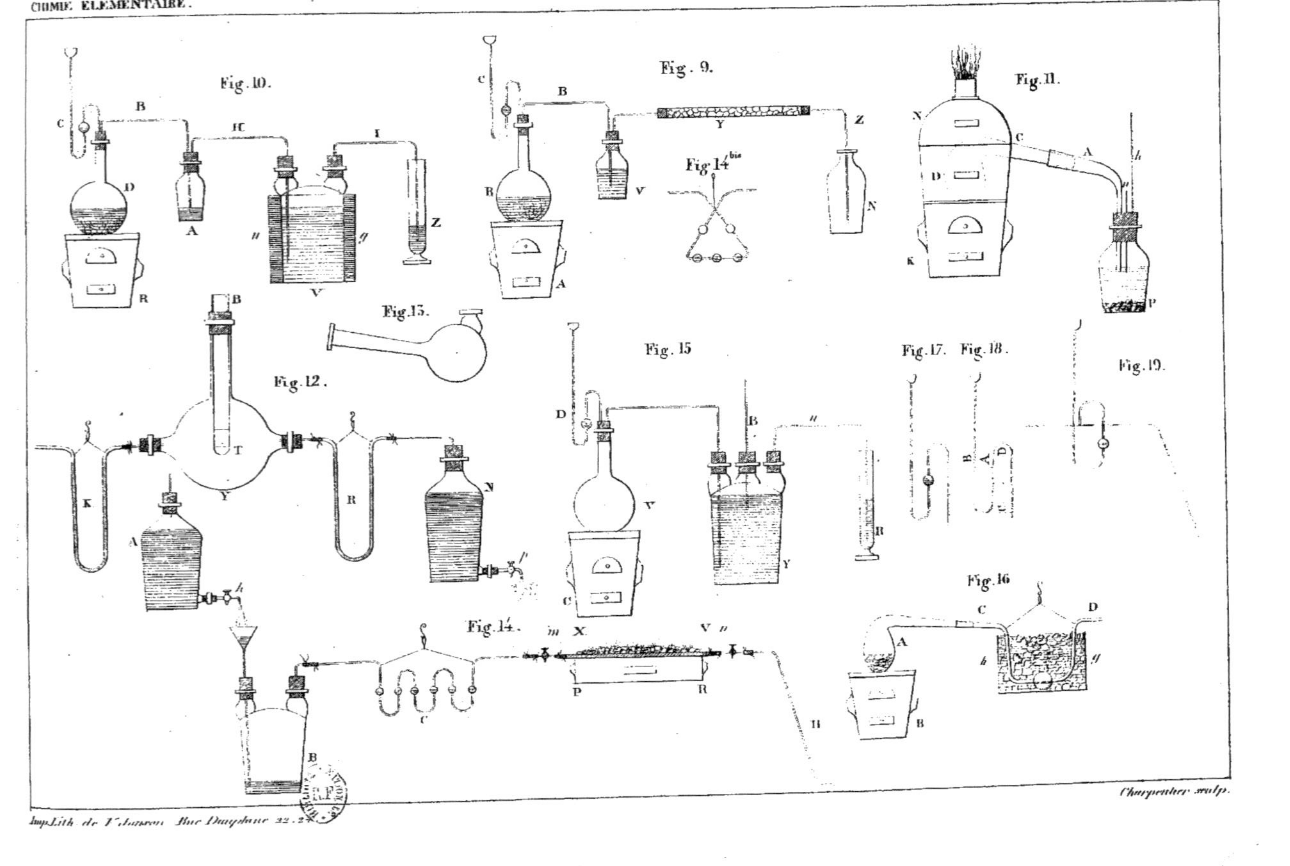


Charpentier sculp.

Imp. Lith. de V. Janson Rue Dauphine 22.24

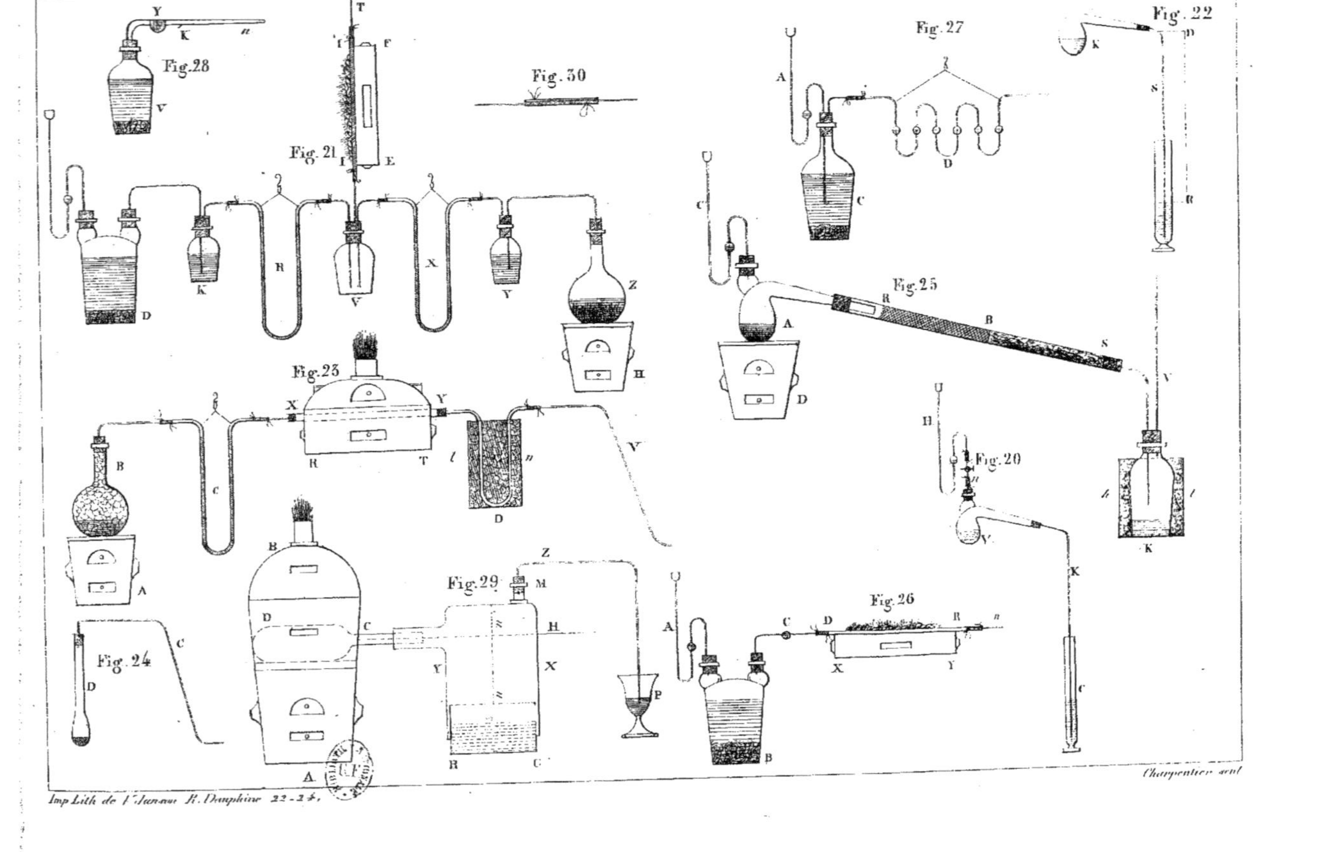


Imp. Lith. de F. Janson R. Dauphine 22-24.

Charpentier sculp.

www.ingramcontent.com/pod-product-compliance
Ingram Content Group UK Ltd.
Pitfield, Milton Keynes, MK11 3LW, UK
UKHW020429200726
13857UKWH00002B/346